आयुर्वेद-निदेशिका

SELECTED BOOKS ON
AYURVEDA

- ❑ Alchemy and Metallic Medicines in Ayurveda/**Vaidya Bhagwan Dash** Rs. 250
- ❑ Ayurvedic System of Medicine (The) or an Exposition in English of Hindu Medicine as Occurring in Charka, Sucruta, Bagbhata, and other authoritative works, ancient and modern, in Sanskrit/**Kaviraj Nagendranath Sen Gupta** Rs. 1000 per set of 2 vols.
- ❑ Complete Herbal and English Physician Enlarged/**Nicholas Culpeper** (with a Prologue by **Vaidya Bhagwan Dash**) Rs. 800
- ❑ Handbook of Ayurveda (A)/**Vaidya Bhagwan Dash** and **Acharya Manfred M. Junius** Rs. 150
- ❑ History of Hindoo Medical Science/**H.H. Bhagat Sing Jee** Rs. 300
- ❑ Massage Therapy in Ayurveda *(Pancakarma Therapy of Ayurveda Series No. 1)*/**Vaidya Bhagwan Dash** (PB Rs. 100) Rs. 200
- ❑ Studies in the Medicine of Ancient India: Osteology or the Bones of the Human Body / **A.F. Rudolf Hoernle** (with an Introduction by Vaidya Bhagwan Dash) Rs. 150
- ❑ आयुर्वेदिक निदेशिका/**वैद्य भगवान दाश** (PB Rs. 70) Rs. 350
- ❑ आयुर्वेद का सैद्धान्तिक अध्ययन/**वैद्य भगवान दाश एवं कु0 कन्चन गुप्ता** (PB Rs. 100) Rs. 600

TODARANANDA-AYURVEDA SAUKHYAM SERIES

- ❑ Materia Medica of Ayurveda:/**Vaidya Bhagwan Dash** and **Lalitesh Kashyap** Rs. 500
- ❑ Basic Principles of Ayurveda:/**Vaidya Bhagwan Dash** and **Lalitesh Kashyap** Rs. 500
- ❑ Diagnosis and Teatment of Diseases in Ayurveda Part One/**Vaidya Bhagwas Dash** and **Lalitesh Kashyap** Rs. 500
- ❑ Diagnosis and Treatment of Diseases in Ayurveda Part Two/**Vaidya Bhagwan Dash** and **Lalitesh Kashyap** Rs. 500
- ❑ Diagnosis and Treatment of Diseases in Ayurveda Part Three/**Vaidya Bhagwan Dash** and **Lalitesh Kashyap** Rs. 500
- ❑ Diagnosis and Treatment of Diseases in Arurveda Part Four/**Vaidya Bhagwan Dash** and **Lalitesh Kashyap** Rs. 500
- ❑ Diagnosis and Treatment of Diseases in Ayurveda Part Five/**Vaidya Bhagwan Dash** and **Lalitesh Kashyap** Rs. 500
- ❑ Five Specialised Therapies of Ayurveda *(Panca Karma)*/**Vaidya Bhagwan Dash** and **Lalitesh Kashyap** Rs. 500
- ❑ Iatro-Chemistry of Ayurveda *(Rasa Sastra)*/**Vaidya Bhagwan Dash** and **Vaidya Lalitesh Kashyap** Rs. 500

आयुर्वेद-निदेशिका

वैद्य भगवान दाश
आचार्य मानफ्रेद एम. जुनियस

अनुवादिका
वैद्य ललितेश कश्यप

कॉनसेप्ट पब्लिशिंग कम्पनी, नई दिल्ली-110059

ISBN 81-7022-610-4 (HB)
ISBN 81-7022-611-2 (PB)

प्रथम संस्करण 1998

प्रकाशकः

अशोक कुमार मित्तल

कॉनसेप्ट पब्लिशिंग कम्पनी

A/15-16 कमर्शियल ब्लॉक, मोहन-गार्डन

नई दिल्ली-110059

फोन 5648039, 5649024

फैक्स 91-11-5648053

प्रस्तावना

जिज्ञासु समाज में आज आयुर्वेद के प्रति बढ़ती रुचि को दृष्टि में रखते हुए ग्रन्थकार ने आयुर्वेदीय सिद्धान्तों की वैज्ञानिकता को और इसके सार्वभौम तथ्यों को उपलब्ध इतिहास के आधार पर प्रमाणित किया है। इस प्रकार आधुनिक सन्दर्भ में इसकी उपयोगिता को बहुत सरल ढ़ंग से प्रस्तुत किया है। सभी पक्षों को इस पुस्तिका में इस प्रकार प्रस्तुत किया गया है कि अध्यापकों, छात्रों व अनुसन्धान करने वाले छात्रों को सभी तथ्य इस छोटी-सी पुस्तिका में क्रमबद्ध रूप में उपलब्ध हो जाते हैं।

ज्ञान के आदान–प्रदान की परम्परा आयुर्वेद जगत् में कोई नई नहीं है। हमारे देश के अनेक विद्वान् इस कार्य में सतत प्रयत्नशील हैं। इस दृष्टि से आयुर्वेदीय चिकित्सा जगत् में वैद्य भगवान दाश का नाम उल्लेखनीय है, जो विश्व के अनेक देशों में अपने विद्वत्तापूर्ण ज्ञान के प्रकाश द्वारा चिकित्सा जगत् को अभिभूत कर रहे हैं। इस प्रकार आयुर्वेद को विश्व में लोकप्रिय बनाने में प्रयत्नशील हैं। यह पुस्तिका डा॰ दाश के आस्ट्रेलिया में दिये गये भाषणों का संकलन है। इसकी संक्षिप्तता और उपयोगिता को देखते हुए मुझे इसके हिन्दी रूपान्तरण की आवश्यकता अनुभव हुई, जिससे आंग्ल भाषा से अनभिज्ञ जिज्ञासु भी इससे पूरा लाभ उठा सकें। डा॰ दाश अभी तक अनेक ग्रन्थों को लिख कर आयुर्वेदीय साहित्य को समृद्ध बना चुके हैं और निरन्तर लेखन कार्य में रत हैं। इसी श्रृंखला में यह पुस्तिका प्रस्तुत है। गागर में सागर के रूप में इस पुस्तिका में आयुर्वेद के मूल तथ्यों को डा॰ दाश ने इतने सुन्दर और व्यवस्थित ढंग से क्रमबद्ध किया है कि गम्भीर विषय भी स्वयं मुखरित हो उठे हैं। यह पुस्तिका निम्नलिखित चार भागों में विभक्त है :

अध्याय 1. – आयुर्वेद के मूल-सिद्धान्त

अध्याय 2. – चिकित्सा-व्यवस्था

अध्याय 3. – प्रमुख औषधीय द्रव्य

अध्याय 4. – प्रमुख रोग एवं उनकी चिकित्सा

मूल पुस्तिका की संरचना के लिए आचार्य मानफ्रेद एम. जुनियस भी धन्यवाद के पात्र हैं, जिन्होंने वैद्य भगवान दाश के उन सभी भाषणों को संगृहीत (संकलित) कर 'A Hand Book of Ayurveda' नामक पुस्तिका का स्वरूप प्रदान किया ।

इस कार्य को सम्पन्न करने में कु. कञ्चन धन्यवाद की पात्र हैं, जिन्होंने निरन्तर योगदान दिया है । ईश्वर उनका मंगल करें व उन्हें स्वस्थ रखें ।

ललितेश कश्यप

विषय विन्यास

पृष्ठ संख्या

पृष्ठ संख्या

प्रथम अध्याय

आयुर्वेद के मौलिक सिद्धान्त

1. आयुर्वेद क्या है ?

'आयुर्वेद' शब्द एक यौगिक शब्द है । इसकी व्युत्पत्ति और अर्थ को खोजने पर ज्ञात होता है कि यह शब्द 'आयुष् + वेद', इन दो शब्दों से मिलकर बना है । 'आयुष्' का अर्थ है – 'जीवन' तथा 'वेद' का अर्थ है – 'ज्ञान-विज्ञान' । इस प्रकार जीवन-सम्बन्धी विज्ञान को आयुर्वेद कहा जाता है ।

वस्तुतः आयुर्वेद 'जीवन से सम्बन्धित विज्ञान' है, अर्थात् वह ज्ञान जिसके द्वारा जीवन को उत्तम रूप से व अर्थपूर्ण ढंग से जीने से सम्बन्धित सभी उपयोगी साधनों का निर्देश प्राप्त होता है । इस प्रकार 'आयुर्वेद' नामक विज्ञान द्वारा जीने के लिए आवश्यक सम्पूर्ण ज्ञान को प्राप्त किया जा सकता है ।

सीमित अर्थ में, आयुर्वेद एक चिकित्सा-प्रणाली है, क्योंकि यह विज्ञान स्वास्थ्य और रोग–दोनों के लिए व्यवस्थित व क्रमबद्ध ज्ञान को प्रस्तुत करता है व इस ज्ञान को व्यवहार में लाने के लिए श्रेष्ठ उपायों का निर्देश भी करता है । इस प्रकार, यह जीवन को सामान्य व सन्तुलित बनाता है । अर्थात् यह वह चिकित्सा-शैली है, जो बताती है कि एक चेतन-प्राणी की संतुलित (स्वस्थ) और असन्तुलित (रुग्ण) अवस्थाएँ कौन-कौन सी हैं ? दूसरे शब्दों में, आरोग्य क्या है ? रोग क्या है ? तथा असन्तुलन या रोग को किस प्रकार ठीक किया जा सकता है और इस प्रकार प्राप्त स्वास्थ्य की रक्षा किस प्रकार की जा सकती है ?

प्रायः आयुर्वेद शब्द से हम मात्र आयुर्वेदीय चिकित्सा-प्रणाली के सम्बन्ध में ही सोचते हैं । शायद हम नहीं जानते हैं कि ग्रीक शब्दावली के अनुसार चिकित्सा-प्रणाली (therapy-therapeia) शब्द का अर्थ 'सेवा' (service) है व 'सेवा' (service) का एक पहलू है – आरोग्यता (healing) । इस प्रकार, 'Phytotherapy' का शाब्दिक अर्थ है–(phyton = पौधा तथा therapeia = सेवा) 'पौधों के द्वारा सेवा', न कि केवल मात्र वानस्पतिक औषधियाँ । मूल रूप से इन शब्दों का शाब्दिक अर्थ

बड़ा विशद है। 'वनस्पतियों के द्वारा सेवा' केवल चिकित्सा का ही बोध नहीं कराती, अपितु वनस्पतियों के पोषक गुणों के सम्बन्ध में भी प्रकाश डालती है। अर्थात् भोजन इस प्रकार का हो कि वह औषधि का कार्य करे और औषधि इस प्रकार की हो कि भोजन का कार्य करे, जैसा कि 'हिप्पोक्रेटस' ने कहा है। पादप (वनस्पति) चिकित्सा (सेवा) विज्ञान सम्पूर्ण वनस्पति जगत् के साथ मिल-जुलकर जीने का संदेश देता है, जो वनस्पति जगत् हमें प्राणवायु (ऑक्सीजन), अनेक प्रकार की जीवनोपयोगी वस्तुओं का निर्माण करने वाली तथा कागज़ (जो ज्ञान के प्रसार का मुख्य स्रोत है) बनाने में सहायक लकड़ी, सुगन्धित द्रव्य, बहुमूल्य इत्र, वस्त्र बनाने वाले रेशे (धागे) तथा भूमि को उपजाऊ बनाने वाली हरी खाद प्रदान करता है। पेड़-पौधों की सुन्दरता, विशेषकर पुष्पों की सुन्दरता हमारी भावनाओं को उच्च बनाती है और उनमें हम प्रकृति की उत्कृष्ट रचना को भी पहचान पाते हैं। वास्तविक पादप चिकित्सा-विज्ञान में मनोरंजन और आनन्द प्राप्ति के लिए वनों-उपवनों को लगाना तथा प्राणी मात्र के कल्याण के लिए पेड़-पौधों की उचित रूपेण देखभाल करना, जैसे कृत्य भी उसी प्रकार का एक महत्वपूर्ण अंग हैं, जैसे कि जड़ी-बूटियों (वनस्पतियों) से रस (सार) निकालना, चूर्ण या वटी आदि बनाने की प्रक्रिया और उनका प्रयोग करना।

इसी प्रकार 'आयुर्वेद' भी प्राणीमात्र के कल्याण के लिए उनके जीवन से सम्बन्धित शारीरिक, मानसिक व आध्यात्मिक सभी पक्षों पर प्रकाश डालता है। 'आयुष्' की परिभाषा करते हुए कहा गया है कि शरीर (कर्मेन्द्रियों), ज्ञानेन्द्रियों, मन और आत्मा का संयोग ही 'आयुष्' या जीवन है।

आयुर्वेद के अनुसार, स्वास्थ्य से तात्पर्य शरीर का मात्र व्याधियों से रहित होना नहीं है, अपितु शरीर, मन व आत्मा का पूर्ण रूप से प्रसन्न रहना व सुखोपभोग तथा सन्तोष की प्राप्ति करना भी स्वास्थ्य के अन्तर्गत आता है। वास्तविक रूप में सन्तुलन या साम्यावस्था का अर्थ शरीर के सभी अंगों, शारीरिक क्रियाओं, मानसिक क्रिया-कलापों व आत्मिक विभूतियों का व्यवस्थित होना मात्र नहीं है, बल्कि इसके साथ-साथ अपने आस-पास के समस्त जीवों व प्रकृति के साथ सन्तुलन व सम्पूर्ण रूप से सन्तुलित व रचनात्मक सम्बन्धों का पाया जाना भी आवश्यक है। यदि इसे और स्पष्ट शब्दों में व निकट से समझने का प्रयास करें तो कह सकते हैं कि व्यक्ति व परिवार का सम्बन्ध, व्यक्ति व मित्र का सम्बन्ध, व्यक्ति व उसके कार्यक्षेत्र का सम्बन्ध, उस वातावरण और सभ्यता से सम्बन्ध जिसमें हम और हमारे सम्बन्धी रहते हैं; व्यक्ति का ऋतुओं से सम्बन्ध, सामाजिक नियमों, सिद्धान्तों (आदर्शों) और रीति-रिवाजों के साथ व्यक्ति का सम्बन्ध, सत्य व ईश्वर के साथ व्यक्ति का सम्बन्ध, आदि। इसी प्रकार के अनेकानेक सम्बन्धों की सौम्यता, साम्यता के आधार पर जिनकी गणना

नहीं की जा सकती, ऐसे ही हम अपने सम्बन्धों को शून्य (infinity) अर्थात् परमात्मा तक सन्तुलित बनाए रखने के बारे में विचार कर सकते हैं । अतः इसमें कोई आश्चर्य नहीं है कि 'आयुर्वेद' जीवन-सम्बन्धी सभी पक्षों पर प्रकाश डालता है । अतः यह सभी विज्ञानों का मूल स्रोत है । इसे विज्ञान की जननी कहा जा सकता है । इसकी अनेक शाखाएं हैं । यह केवल मानव के कल्याणकारी पक्षों पर ही प्रकाश नहीं डालता, अपितु पशु-पक्षियों व वनस्पतियों से सम्बन्धित पक्षों पर भी प्रकाश डालता है । महर्षि चरक के अनुसार, आयुर्वेद वह विज्ञान है जो हितकर व अहितकर तथा सुखी व दुःखी जीवन के विषय में, इस प्रकार के जीवनों के लिए पथ्यापथ्य पदार्थों के विषय में, जीवन की अवधि (आयु के परिमाण) और जीवन के लक्षणों के विषय में ज्ञान प्रदान करता है ।

इससे यह सिद्ध हो जाता है कि आयुर्वेद का अन्य चिकित्सा-शास्त्रों के प्रति बहुत उदार दृष्टिकोण है । महर्षि चरक ने तो यहाँ तक कहा है कि बुद्धिमान पूरे विश्व को अपना शिक्षक मानता है । केवल बुद्धिविहीन अपने चारों ओर शत्रुओं को टटोलता है । अतः किसी के भी द्वारा दी गयी उचित सलाह व जानकारी से युक्त ज्ञान को निःसंकोच स्वीकार कर लेना चाहिए । भले ही वह सलाह किसी शत्रु द्वारा दी गयी हो । और ज्ञान का प्रयोग सबके हित के लिए करना चाहिए ।

सर्वविदित है कि आधुनिक युग में, पाश्चात्य जगत् में योग का प्रचार बहुत हुआ है । अनेक प्रकार की यौगिक क्रियाएं (हठयोग), आसन, प्राणायाम वहाँ बहुत लोकप्रिय हुए हैं । इनके अभ्यास से लाखों लोगों को लाभ भी हुआ है । ऐसी स्थिति में उनका आयुर्वेद के पठन-पाठन व आयुर्वेद-चिकित्सा के प्रति झुकाव होना स्वाभाविक है ।

पाठ्यक्रम की पुस्तकों में यह प्रथम भाग आपके सम्मुख प्रस्तुत है । इसमें हम आयुर्वेद के पारम्परिक सिद्धान्तों को रूपरेखा के रूप में प्रस्तुत करेंगे । ये सिद्धान्त कहाँ तक प्रामाणिक हैं, इसका परीक्षण व्यक्तिगत अनुभव पर छोड़ते हैं । परिणाम स्वतः प्रकट हो जायेंगे ।

इस प्रस्तुत पुस्तक का मुख्य उद्देश्य आयुर्वेद के विद्यार्थियों के लिए सूचनात्मक (परिचयात्मक) विषय-सामग्री प्रदान करना है । आयुर्वेद रूपी उत्तम विज्ञान के ऊपर लिखित यह पुस्तिका पूर्वनिर्धारित रचना नहीं है, अपितु आयुर्वेद के क्षेत्र में चल रहे अध्ययन-अध्यापन और चिकित्सा से जो नये-नये अनुभव निरन्तर प्राप्त होते रहते हैं, उनका सीधा ज्ञान प्राप्त करने के लिए यह एक प्रकार का स्रोत है । रोग, उनके निदान तथा चिकित्सा के विषय में केवल एक स्थान अथवा एक ही अध्याय में लिखने की अपेक्षा, पाठ्यक्रम के दौरान हम अगले-अगले भागों में इन विषयों पर बार-बार

नई विषय-सामग्री प्रस्तुत करेंगे। इस प्रकार, हर बार पहले अधीत ज्ञान के साथ नई-नई सूचनाएँ भी सम्मिलित होती जायेंगी। इस ढंग से पच्चीकारी के एक-एक टुकड़े (खण्ड) के समान यह सम्पूर्ण ज्ञान एक स्थान पर एकत्र होता जायेगा। और प्रत्येक भाग के साथ यह ज्ञान अधिकाधिक पूर्ण होता जायेगा।

आयुर्वेद एक उदार चिकित्सा-प्रणाली है। इस दृष्टि से किसी भी अन्य यथार्थ ज्ञान के समान ही इस विज्ञान का भी न कोई आदि है और न अंत। अतः इस विषय पर लिखी गई कोई भी पुस्तक या ग्रन्थ कभी सम्पूर्ण नहीं हो सकता। विज्ञान-सम्बन्धी आयुर्वेद के सिद्धान्त यद्यपि अपने विषय क्षेत्र से सम्बद्ध हैं और नितान्त तर्कसम्मत सिद्धान्त हैं, परन्तु ये किसी खास देश या स्थान की नीतियों में बद्ध नहीं हैं। इन सभी नियमों व सिद्धान्तों का आधार सार्वभौमिक है। सार्वभौमिक होने से ये सभी स्थानों पर एक जैसे मान्य हैं। जिस प्रकार जीवन सत्य है, ठीक उसी तरह से ये मान्यताएँ भी सत्य हैं। विज्ञान-सम्बन्धी विचार किसी एक विचारधारा व तर्क के अधीन नहीं होते हैं। इन विचारों की गति कभी सीमित नहीं होती है और न किसी एक बिन्दु पर रुकती है। यह वैज्ञानिक विचारधारा तो जीवन के समान असीम है व प्राकृतिक रूप सें शाश्वत है। इस विचारधारा के अनुरूप आयुर्वेद-विज्ञान में प्राणी-मात्र की निरोगता को बनाए रखने की चाह निहित है। इसी सार्वभौमिकता और एकता से प्रेरित आयुर्वेद का एक सच्चा अध्येता इस मन्त्र का प्रतिदिन उच्चारण करता है :

सर्वे भवन्तु सुखिनः
सर्वे सन्तु निरामयाः।
सर्वे भद्राणि पश्यन्तु
मा कश्चिद् दुःखभाग् भवेत्॥

[संसार में सभी सुख से पूर्ण हों।
सब को सुन्दर स्वास्थ्य मिले।
सब एक-दूसरे के सुख का विचार करें।
न ही किसी को दुःख मिले॥]

यही वह मूलमन्त्र है, जो आयुर्वेद के चिकित्सकों व छात्रों के लिए प्रेरणा स्रोत है।

2. आयुर्वेद का सार्वभौमिक व शाश्वत रूप

1. आयुर्वेद किसी विशेष समाज, देश व संस्कृति की बपौती नहीं है। अपितु इसका लक्ष्य प्रत्येक प्राणी का कल्याण करना है।

2. आयुर्वेद अनादि है । इसका कोई आदि या अन्त नहीं है ।
3. आयुर्वेद किसी विशेष धर्म से सम्बन्ध नहीं रखता ।
4. आयुर्वेद किसी निश्चित ऐतिहासिक अवधि व समय से सम्बन्धित नहीं है, अपितु शाश्वत है ।

आयुर्वेद के शाश्वत होने के निम्न कारण हैं:

1. इसका कोई प्रारम्भ नहीं है ।
2. यह उन विषयों का वर्णन करता है, जिनका मूल स्रोत प्रकृति है ।

अतः प्रकृति और इसकी अभिव्यक्ति अपने आप में शाश्वत है ।

स्थान विशेष के औषधीय द्रव्य व आहार-विषयक आदतें भिन्न हो सकती हैं, परन्तु उनके सिद्धान्तों में कोई अन्तर नहीं है ।

3. आयुर्वेद का मूल स्वरूप

1. सम्पूर्ण व्यक्तित्व की चिकित्सा

आयुर्वेदीय चिकित्सा रोग के लक्षणों के आधार पर नहीं की जाती । आयुर्वेद के सिद्धान्त के अनुसार व्यक्ति के मन, शरीर व आत्मा को दृष्टि में रखते हुए पूर्ण व्यक्तित्व के दोष, दूष्य, धातु आदि की अवस्था को देखकर चिकित्सा की जाती है ।

2. सस्ती चिकित्सा

इस चिकित्सा में प्रयुक्त औषधियाँ व द्रव्य अपेक्षाकृत सस्ते हैं।

3. कुप्रभाव से मुक्त

आयुर्वेद की औषधियों के सेवन से किसी प्रकार के कुप्रभाव की आशंका नहीं है । ये औषधियाँ शरीर के अन्य अवयवों का तर्पण भी करती हैं।

4. रासायनिक प्रभाव

प्रत्येक आयुर्वेदिक औषधि अपने आप में रसायन है, जो किसी न किसी रूप में मन व शरीर का पोषण करती है । जैसे कि पैन्सिलिन स्वस्थ व्यक्ति को नहीं दी जा सकती, परन्तु 'चन्द्रप्रभा वटी' या 'च्यवनप्राश' का प्रयोग रुग्ण व स्वस्थ दोनों ही समान रूप से कर सकते हैं । क्योंकि रोग को दूर करने के साथ-साथ ये औषधियाँ शरीर को पुष्ट भी करती हैं ।

5. व्याधियों का मनो-दैहिक स्वरूप

आयुर्वेद में व्याधियों का सम्बन्ध मन व शरीर दोनों के साथ माना गया है ।

6. **रोगप्रतिरोधकता व स्वास्थ्य को प्राथमिकता**

आयुर्वेद स्वस्थवृत्त व रोग से बचने के उपायों पर अधिक बल देता है ।

7. **पथ्याहार का महत्त्व**

आयुर्वेद में उन भोज्य व पेय पदार्थों के सेवन पर अधिक बल दिया गया है जो अपने आप में सम्पूर्ण भोजन हैं । जैसे—दूध, आंवला आदि जो भोजन के वाञ्छित तत्वों से भरपूर हैं ।

(यदि रोगी उचित आहार लेता है तो उसे औषधि लेने की क्या आवश्यकता है ? यदि व्यक्ति उचित आहार का सेवन करता है तब भी उसे औषधि की आवश्यकता नहीं रह जायेगी ।)

8. **निदान के सरल उपाय**

इस पद्धति में रोग के निदान के उपाय सरल हैं ।

9. **प्रकृति से सामीप्य**

आयुर्वेद के सिद्धान्त व चिकित्सा प्रकृति के समीप हैं ।

10. **योग में सहायक**

आयुर्वेद योगाभ्यास में सहायक है । आयुर्वेद व योग दोनों एक दूसरे के पूरक हैं ।

11. **उदार दृष्टिकोण**

आयुर्वेद सभी चिकित्सा-प्रणालियों के प्रति उदार विचार रखता है ।

12. **व्यक्ति की प्रकृति का महत्त्व**

आयुर्वेदीय चिकित्सा में प्रत्येक व्यक्ति की प्रकृति, शारीरिक बल व आयु को प्राथमिकता दी गई है ।

इन्हीं के आधार पर आयुर्वेदिक चिकित्सक रोग का निदान व चिकित्सा करते हैं ।

4. आयुर्वेद का लक्ष्य

1. स्वस्थ व्यक्ति का स्वास्थ्य रक्षण, जिससे मानव जीवन के निम्न चार लक्ष्यों (पुरुषार्थों) को प्राप्त कर सके :

(i) धर्म – उन उचित आचरणों का पालन कर सके जो व्यक्ति व समाज दोनों के लिए कल्याणकारी हों ।

(ii) अर्थ – धन तथा जीवनयापन के अन्य साधनों (सन्तान आदि) का अर्जन कर पाये ।

(iii) काम – स्वस्थ शरीर के द्वारा अर्जित सुख साधनों का उपभोग कर पाये ।

(iv) मोक्ष – इस शरीर रूपी साधन के द्वारा पापकर्मों से बचकर आत्मा की मुक्ति व ईश्वर की प्राप्ति के लिए उपाय कर सके ।

2. रुग्णों के रोग व कष्ट का निवारण ।

5. अष्टाङ्ग आयुर्वेद

आयुर्वेद के निम्न आठ अंग हैं :

1.	काय-चिकित्सा	शारीरिक चिकित्सा या औषधि सेवन।
2.	शालाक्य तन्त्र	सिर व गर्दन से सम्बन्धित रोगों की चिकित्सा। जैसे – आंख, नाक, कान, मुख, कण्ठ आदि से सम्बन्धित रोग।
3.	शल्य तन्त्र	सामान्य/विशेष व्याधियों की चीरफाड़ के द्वारा चिकित्सा ।
4.	अगद तन्त्र	विष से सम्बन्धित रोगों की चिकित्सा ।
5.	भूत-विद्या	मानसिक रोगों व ग्रहों से सम्बन्धित व्याधियों की चिकित्सा ।
6.	कौमारभृत्य या बालतन्त्र	नवजात शिशु व बच्चों में होने वाले रोगों की चिकित्सा ।
7.	रसायन	शरीर को पुष्ट करने व जरावस्था के विकारों से मुक्ति हेतु चिकित्सा तथा काया-कल्प चिकित्सा ।
8.	वाजीकरण	शुक्र से सम्बन्धित व्याधियों की चिकित्सा ।

आयुर्वेद की उपरिलिखित सभी शाखाओं पर मुनियों व विद्वानों ने अलग-अलग ग्रन्थ लिखे हैं । दुर्भाग्यवश इनमें से कुछ ग्रन्थ मध्यकाल में नष्ट हो गये । तत्कालीन इतिहास के अनुसार बाहर से आने वाले विदेशी कुछ ग्रन्थों को तो अपने साथ ले गये व कुछ ग्रन्थों को युद्ध के दौरान तहस-नहस कर डाला गया ।

6. आयुर्वेद का उद्भव और जन-सामान्य में इसका विस्तार

पौराणिक दृष्टिकोण के अनुसार आयुर्वेद के उद्भव व जन-मानस में इसके विस्तार की श्रृंखला को निम्न रेखाचित्र द्वारा स्पष्ट किया जा सकता है :

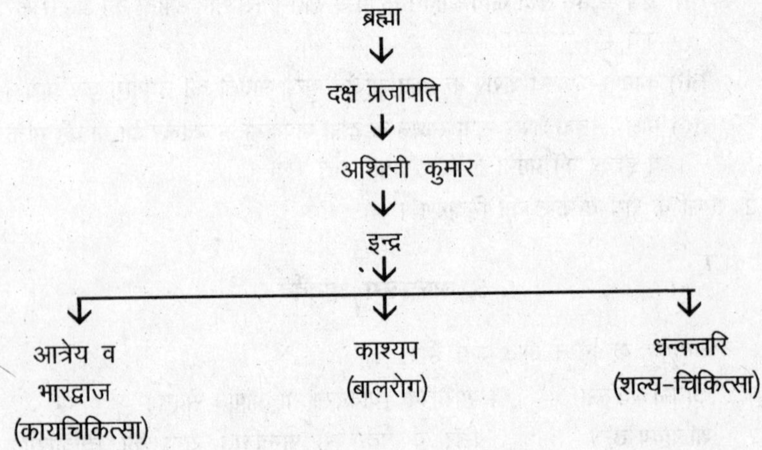

अन्य भारतीय शास्त्रों की भांति चिकित्सा शास्त्र की मूल उत्पत्ति भी देवताओं के माध्यम से मानी गई है ।

ब्रह्मा, जो विश्व की उत्पत्ति के आदि स्रोत माने जाते हैं, आयुर्वेद के मूल स्रोत भी माने गये हैं । इन्होंने आयुर्वेद की खोज ही नहीं की, अपितु जनकल्याण व प्राणीमात्र के कल्याण हेतु सृष्टि के प्रारम्भ में ही आयुर्वेद की लक्ष श्लोकमयी संहिता का निर्माण भी किया था । यह तथ्य सृष्टि की रचना के साथ-साथ ही आयुर्वेद के प्राचीन अस्तित्व का सूचक भी है ।

ब्रह्मा ज़ी ने यह ज्ञान दक्षप्रजापति को दिया, जिन्हें ब्रह्मा जी का पुत्र माना जाता है । दक्षप्रजापति सृष्टि के सृजन के आदि ऋषि भी हैं ।

दक्षप्रजापति ने यह ज्ञान अश्विनीकुमारों को प्रदान किया । ये अश्विनीकुमार स्वर्ग में देवताओं के दैवी चिकित्सक के रूप में प्रसिद्ध हुए । एकत्व को प्रकट करते हुए ये द्वित्व के सूचक भी माने गये हैं ।

पौराणिक कथाओं के अनुसार यह माना जाता है कि चन्द्रदेव व भगवान शिव की शक्तियाँ ही अश्विनीकुमारों में निहित हैं । बहुत सी कथाओं में अश्विनी-कुमारों का सम्बन्ध मधु से भी माना गया है ।

अश्विनीकुमारों ने यह ज्ञान देवताओं के राजा इन्द्र को प्रदान किया । जहाँ शक्ति का ज्ञान में प्रवर्त्तन होता है, उस अवस्था के द्योतक देवराज इन्द्र माने जाते हैं । देवराज इन्द्र ने यह ज्ञान अपने शिष्यों आत्रेय, भारद्वाज, काश्यप व धन्वन्तरि को दिया ।

'आत्रेय' नाम ऋषि अत्रि के पुत्र या शिष्य का समझा जाता है। वास्तव में, आयुर्वेद के इतिहास में अनेक आत्रेयों का उल्लेख मिलता है, ये सभी चिकित्सा शास्त्र के अध्यापक थे व एतत्विषयक ग्रन्थों के रचयिता भी थे। उनमें से एक आत्रेय महात्मा बुद्ध के समकालीन थे, जो तक्षशिला विश्वविद्यालय में प्राध्यापक थे। जहाँ महात्मा बुद्ध के चिकित्सक आचार्य जीवक उनके शिष्य बने। आत्रेय के छः और प्रसिद्ध शिष्य अग्निवेश, भेल, जतूकर्ण, पराशर, हारीत व क्षारपाणि थे। इन सब शिष्यों ने आयुर्वेद पर संहिताओं की रचना की, जिनमें अधिकतर नष्ट हो गयी हैं। अग्निवेश द्वारा रचित संहिता या उसका कुछ भाग हमारे पास चरक संहिता के रूप में उपलब्ध है। हालांकि समय के प्रवाह में इसमें कई परिवर्तन हुए होंगे, कई भाग निकाल कर कई भाग जोड़ दिये गये होंगे व समयानुसार कई भागों के अर्थों में परिवर्तन आया होगा। अनुमान है कि मूल अग्निवेश संहिता ईसा से 1000 वर्ष पूर्व के आसपास ऋषि आत्रेय की देखरेख में लिखी गयी होगी।

ऋषि भारद्वाज के सम्बन्ध में चरक संहिता का निम्न प्रसंग उल्लेखनीय हैं :

श्रेष्ठ तपस्वी और दीर्घायु के इच्छुक ऋषि भारद्वाज यह जान कर कि आयुर्वेद-विषयक ज्ञान देवराज इन्द्र के पास है, वे अमरत्व के स्वामी और शरणागत की रक्षा करने वाले देवराज इन्द्र के पास गये और वह ज्ञान देवराज इन्द्र ने ऋषि भारद्वाज को जनकल्याण हेतु दिया।

(चरक संहिता : सूत्र 1 : 3)

आयुर्वेद की वह शाखा जिसका प्रारम्भ ऋषि आत्रेय व भारद्वाज ने किया 'काय-चिकित्सा' के नाम से प्रसिद्ध है। इस शाखा में मुख्यतया काय चिकित्सा सम्बन्धी पठन-पाठन होता था।

दूसरी शाखा देवराज इन्द्र के अन्य शिष्य ऋषि काश्यप के निर्देशन में फली-फूली। इस सम्प्रदाय ने 'बालरोग' में विशेष निपुणता प्राप्त की। इन्द्र के एक अन्य शिष्य धन्वन्तरि के द्वारा स्थापित सम्प्रदाय ने 'शल्य क्रियाकलाप' में विशेष सिद्धहस्तता प्राप्त की। सुश्रुत जो कि ईसा से 700 वर्ष पूर्व हुए, इसी सम्प्रदाय से सम्बद्ध थे। इन्होंने प्रसिद्ध ग्रन्थ 'सुश्रुत संहिता' की रचना की। काय-चिकित्सा के सामान्य ज्ञान के साथ इसका मुख्य विषय शल्य-चिकित्सा ही है। अभी भी यह ग्रन्थ शल्य चिकित्सा का उच्चकोटि का ग्रन्थ माना जाता है। इस ग्रन्थ से ज्ञात होता है कि भारत में प्राचीन काल में भी शल्य क्रिया बहुत उन्नत थी। इस शल्य शास्त्र में कुक्षिछेदन कर गर्भ उत्पत्ति (caesarean section) व चर्म प्रतिरोपण (plastic surgery) आदि शल्य क्रियाओं का विस्तृत वर्णन मिलता है।

आयुर्वेद के उद्भव के विषय में ब्रह्मा, दक्षप्रजापति, अश्विनीकुमार, देवराज इन्द्र आदि के योगदान को लेकर तत्कालीन सभी सम्प्रदाय लगभग एक मत हैं । परन्तु इसके पश्चात् आयुर्वेद का विस्तार किस प्रकार हुआ तथा जन सामान्य तक यह ज्ञान कैसे पहुंचा ? इस विषय में सभी सम्प्रदायों में मतवैविध्य है । यहाँ इस विवाद की चर्चा की आवश्यकता प्रतीत नहीं होती ।

7. आयुर्वेद की संक्षिप्त ऐतिहासिक पृष्ठभूमि

वैदिक काल
↓
उपनिषद् काल
↓
पौराणिक काल
↓
बौद्धकाल
↓
उत्तरकालीन युग
↓
मध्यकालीन युग
↓
आधुनिक युग

वैदिक काल (ईसा से 5000 वर्ष पूर्व या उससे भी पहले का समय) भारतीय संस्कृति के प्रारम्भ का समय माना जाता है । गृह-निर्माण विज्ञान (archery), सूक्ष्मकला विज्ञान (fine arts), वास्तुशिल्प विज्ञान (architecture), चिकित्सा विज्ञान (आयुर्वेद)—इन वैज्ञानिक शास्त्रों को क्रमशः ऋग्वेद, यजुर्वेद, सामवेद और अथर्ववेद के उपवेदों के रूप में स्वीकार किया गया है । वेदों में अनेक स्थलों पर चिकित्सा-विषयक वर्णन मिलते हैं । इनमें त्रिदोष, सप्तधातु, पाचन क्रिया (digestion), चयापचय क्रिया (metabolism), शारीरिक रचना व व्याधियों का उल्लेख प्रमुख विषय हैं । विभिन्न जीवाणुओं व क्रिमियों (bacteria) का विस्तृत उल्लेख मिलता है, जो विशेष व्याधियों के कारण हैं । ऋग्वेद में 67 औषध वनस्पतियों का वर्णन मिलता है । यजुर्वेद में 81 ऐसी वनस्पतियों का उल्लेख है, जो औषध के रूप में प्रयुक्त की जाती थीं तथा अथर्ववेद में 290 औषध वनस्पतियों का वर्णन है ।

उपनिषद् काल (ईसा से एक हजार वर्ष पूर्व) में चिकित्सा-सम्बन्धी ज्ञान-विज्ञान का और अधिक विस्तार हुआ । साधनों का विस्तार हुआ। आत्रेय व धन्वन्तरि सम्प्रदायों

ने चरक संहिता व सुश्रुत संहिता का संकलन अपनी-अपनी शाखाओं में कराया। चरक संहिता व सुश्रुत संहिता के वर्तमान समय में उपलब्ध संस्करण भी 700 वर्ष ईसा पूर्व के ही हैं। ये संस्करण अपनी मौलिक संहिताओं से बहुत कुछ भिन्न रूप में हैं।

इसके बाद पौराणिक काल में इस ज्ञान का और अधिक विस्तार हुआ। वस्तुतः यह वह काल था जब वनस्पतियाँ व अन्य ज्ञान-विज्ञान के विस्तार के लिए विभिन्न साधन प्रचुर मात्रा में उपलब्ध थे। मौखिक ज्ञान को क्रमबद्ध व लिपिबद्ध कर संहिताओं का रूप दिया गया। इस प्रकार विभिन्न प्रकार के ज्ञान-विज्ञानों का भारत व विदेशों में धीरे-धीरे प्रचार होने लगा।

भगवान बुद्ध के समय में (लगभग ईसा से 600 वर्ष पूर्व) तक्षशिला व नालन्दा विश्वविद्यालय चिकित्सा-विज्ञान के प्रमुख केन्द्र थे। इस काल में वनस्पति विज्ञान का विस्तार हो चुका था और इस ज्ञान को क्रमबद्ध भी किया जा चुका था। जैसा कि भगवान बुद्ध के चिकित्सक 'जीवक' की कहानी से प्रमाणित होता है।

तक्षशिला विश्वविद्यालय में चिकित्सा विभाग में प्रवेश से पूर्व विद्यार्थियों की परीक्षा ली जाती थी। परीक्षा हेतु उनको समीपवर्ती जंगलों में भेजा गया था कि ऐसी वनस्पतियाँ खोज कर लायें, जिन में कोई भी औषधीय गुण न हों। बहुत से विद्यार्थी विभिन्न वनस्पतियों के साथ लौटे, परन्तु जीवक खाली हाथ लौटे। उन्होंने द्वारपाल (परीक्षक) को बताया कि मुझे तो एक भी वनस्पति औषधीय गुण से रहित नहीं मिली। जीवक के सम्बन्ध में अनेक अन्य कथाओं का भी प्रचलन है जो उनकी तीक्ष्ण बुद्धि, अनुपम कार्यकुशलता व तत्कालीन चिकित्सा-पद्धतियों के विकास पर प्रकाश डालती हैं।

परन्तु शल्य-शास्त्र, जो उस समय अत्यन्त विकसित अवस्था में था, भगवान् बुद्ध की मृत्यु के उपरान्त अवनति की ओर जाने लगा। क्योंकि शल्य क्रिया को ही भगवान बुद्ध की मृत्यु का कारण समझा गया। इस कारण, लोगों में इसके प्रति आस्था कम हो गई। परिणामतः शल्य-शास्त्र का विस्तार व प्रचार, दोनों रुक गये और यह शास्त्र धीरे-धीरे लुप्तप्रायः होने लगा।

वस्तुतः हुआ यह कि महात्मा बुद्ध अपने जीवन के अंतिम काल में भगन्दर से पीड़ित थे। उनके भगन्दर का शल्यकर्म द्वारा उपचार किया गया था। शल्य चिकित्सा के उपरान्त उन्हें आयुर्वेद के सिद्धान्तों के अनुरूप पथ्य लेने के लिए निर्देश दिया गया था। चूंकि महात्मा बुद्ध भिक्षा के अन्न को ही भोजन के रूप में ग्रहण करते थे, अतः वे अपने चिकित्सक द्वारा दी गयी हिदायतों का पालन नहीं कर पाये। ऐसा कहा जाता है कि महात्मा बुद्ध ने सुअर का मांस भोजन में लिया जो उन्हें भिक्षा में मिला था। जबकि शल्यकर्म के बाद उनके चिकित्सक ने इस प्रकार के

भोजन व मांस सेवन का सख्त निषेध किया था । जिसके कारण महात्मा बुद्ध का देहावसान हुआ । इस कारण शल्य चिकित्सा व अन्य कई क्रिया-कलापों का बहिष्कार किया गया व उन पर प्रतिबन्ध लगा दिया गया । इस प्रकार बौद्ध-पश्चात् काल में शल्य चिकित्सा अधिकांशतः लुप्तप्रायः हो गई । परन्तु इसी काल में रस-शास्त्र का तीव्र गति से विकास हुआ । क्योंकि चिकित्सा शास्त्र में अनेक प्रकार के अनुसंधान किये जाने लगे जिससे रोगों की चिकित्सा में शीघ्र व पूर्ण लाभ प्राप्त किया जा सके । पारद, स्वर्ण, हीरा व अन्य धातुओं व खनिजों का चिकित्सा के क्षेत्र में प्रयोग प्रारम्भ हुआ और यह सब क्रमबद्ध रूप में किया गया । बहुत सी रासायनिक औषधियों का निर्माण किया गया । ऐसा माना गया है कि नागार्जुन, जो बौद्ध धर्म के महायान सम्प्रदाय के दार्शनिक हुए हैं, ने अपने प्रारम्भिक जीवन का बहुत-सा समय नाग जाति में बिताया । वहीं पर उन्होंने इस गुप्त नाग शास्त्र अर्थात् 'रस शास्त्र' का अध्ययन किया । इन्हीं नागार्जुन ने 'रसरत्नाकर' नामक रस शास्त्र के ग्रन्थ की रचना भी की ।

मध्यकाल बहुत विषमताओं का युग रहा है । इस काल में मूल रचनाएँ अधिक नहीं लिखी गईं, अपितु पहले रचित ग्रन्थों की सामग्री का संग्रह ही अधिक किया गया । बहुत से ग्रन्थ नष्ट कर दिये गये थे । इस काल में हिन्दुओं व बौद्धों के आपसी झगड़े के कारण बहुत से शास्त्रों को नष्ट कर दिया गया । आपस में विचार-विनिमय के अभाव में अविश्वास बढ़ जाने के कारण असत्य व सत्य में भेद कठिन हो गया । बहुत से ग्रन्थ व संहिताएं विदेशी आक्रामकों द्वारा नष्ट कर दी गयीं और अनेक ग्रन्थ उचित देखभाल के अभाव में नष्ट हो गये । यह युग भारतीय संस्कृति के पतन का युग था, जिसका प्रभाव आज भी महसूस किया जाता है ।

19वीं शताब्दी के अन्तिम चरण में व 20वीं शताब्दी में आयुर्वेद को पुनर्जीवित करने का कार्य प्रारम्भ हुआ । इसके परिणामस्वरूप विद्यालयों व विश्वविद्यालयों में पुनः आयुर्वेद का पठन-पाठन होने लगा । नये अनुसन्धान कार्य प्रारम्भ हुए, जिससे देश-विदेश में आयुर्वेद के प्रति जिज्ञासा जागृत हुई ।

आयुर्वेद का दार्शनिक आधार व सृष्टि का उत्पत्ति क्रम

प्राचीन भारत के विभिन्न वैज्ञानिक शास्त्र बहुत-सी दार्शनिक विचारधाराओं पर आधारित हैं । इन विभिन्न दार्शनिक विचारधाराओं को सामूहिक रूप में 'दर्शन' कहा जाता है । दर्शन दो भागों में विभक्त है — (i) आस्तिक, (ii) नास्तिक ।

जो दर्शन वेदों को मूल प्रमाण मानते हैं, वे आस्तिक दर्शन हैं । और जो दर्शन वेदों को मूल प्रमाण स्वीकार नहीं करते, वे नास्तिक दर्शन कहलाते हैं ।

ये विभिन्न दर्शन-शास्त्र अनेक सत्यों का प्रतिपादन विभिन्न दृष्टिकोणों के आधार पर करते हैं। वास्तविकता या सत्य का कोई एक निश्चित अस्तित्व नहीं है कि जिसे किसी एक आधार पर आंका जा सके, अपितु हमारे अनुभवों की तीव्रता और स्तरों के आधार पर ये सत्य अनेक व भिन्न-भिन्न हो सकते हैं। इस प्रकार प्रत्येक अनुभव के स्तर अथवा परिमाण के आधार पर एक सत्य के अनेक पक्ष होते हैं। अतः अनुभवों के प्रत्येक स्तर के अनुरूप ही सत्य का निर्धारण हो जाता है। यही कारण है कि इन विभिन्न दर्शन-शास्त्रों में भी मतवैविध्य दिखाई पड़ता है। हमारे प्रमुख आस्तिक व नास्तिक दर्शन निम्नलिखित हैं:

आस्तिक दर्शन	*नास्तिक दर्शन*
सांख्य	बौद्ध
योग	जैन
न्याय	चार्वाक
वैशेषिक	
पूर्वमीमांसा	
उत्तरमीमांसा	

सांख्य दर्शन के अनुसार, चौबीस जड़ + एक चेतन (पुरुष) सृष्टि की उत्पत्ति के लिए आधारभूत तत्त्व हैं।

योग दर्शन ने इन 25 तत्त्वों के अतिरिक्त ईश्वर की कल्पना भी की है।

वैशेषिक के मतानुसार नौ प्रकार के मूल द्रव्य सारे विश्व की उत्पत्ति के कारणभूत तत्त्व हैं। यथा—पृथ्वी, जल, तेज (अग्नि), वायु, आकाश, आत्मा, मन, काल व अवकाश (रिक्त स्थान)।

पूर्व मीमांसा दूसरे आस्तिक सम्प्रदायों के सिद्धान्तों को ही मानता है। परन्तु उसका मत है कि मात्र ज्ञान से सन्तुष्टि नहीं होती, अपितु आत्मा की सन्तुष्टि के लिए कर्मकाण्ड और धार्मिक अनुष्ठानों का आचरण भी आवश्यक है।

उत्तर मीमांसा या वेदान्त के अनुसार, ब्रह्म ही सब कुछ है। शेष सब भ्रम अथवा मिथ्या है।

बौद्ध दर्शन के अनुसार सभी सत्य निरन्तर अपने आप संचालित होते रहते हैं। इन्हें संचालित करने वाली किसी भी स्वतन्त्र सत्ता (परमात्मा और आत्मा) को यह दर्शन स्वीकार नहीं करता। अतः दिखने वाले सभी रूप अथवा पदार्थ शून्य हैं अर्थात् इनमें कोई स्वतन्त्र या पूर्ण सत्ता (आत्मा या परमात्मा) विद्यमान नहीं है।

जैन दर्शन असंख्य आत्माओं की सत्ता पर विश्वास करता है। सभी आत्माएँ शून्य में विलीन हो जाती हैं। चार्वाक दर्शन का दृष्टिकोण एकदम भौतिकवादी है। यह भौतिक

पदार्थों को ही सब कुछ मानता है । व्यापक दृष्टि से देखा जाए तो ऊपर से ये सब दृष्टिकोण एक-दूसरे के विरोधी प्रतीत होते हैं । परन्तु उदार बुद्धि व गम्भीरता से इन दर्शनों के सिद्धान्तों की व्यापकता में परस्पर कोई विरोध नहीं है । ये सब दर्शन-शास्त्र एक-दूसरे की बात काटते हों, ऐसा नहीं है । चूंकि सभी दर्शन सत्य को भिन्न-भिन्न दृष्टिकोणों से स्थापित करते हैं तथा एक ही सत्य के भिन्न-भिन्न पहलुओं को महत्त्व प्रदान करते हैं, अतः विरोधी प्रतीत होते हैं । चूंकि सत्य की स्वतन्त्र सत्ता नहीं। सम्बन्ध ाों के आधार पर सत्य परिवर्तित हो सकता है। अतः सत्य अनेक प्रकार का माना गया है। भारतीय दर्शन सत्य के निम्नलिखित तीन रूपों को स्वीकारता है :-

1. **पारमार्थिक सत्य** – परमार्थ (वास्तविक सत्ता) से सम्बद्ध, जिसे आत्मिक सुख भी कहा जाता है, जिस में व्यक्ति आत्मविभोरता की स्थिति में पहुंच कर सच्चे आनन्द को अनुभव करता है । यह शाश्वत सत्य है ।
2. **व्यावहारिक सत्य** – व्यवहार (आचरण, कर्म) व दैनिक क्रियाओं से सम्बद्ध सत्य।
3. **प्रातिभासिक सत्य** – प्रतिभास (रूप, भ्रम) अर्थात् यह भ्रमात्मक सत्य है जो वास्तव में सत्य नहीं होता परन्तु जिससे सत्य जैसी प्रतीति होती है ।

आयुर्वेद के उदार दृष्टिकोण के कारण, भिन्न-भिन्न दर्शन-शास्त्रों के आधार पर आयुर्वेद के विभिन्न सिद्धान्तों व पक्षों को ग्रहण किया गया है । आयुर्वेद की भौतिक और रासायनिक विचारधाराएँ व प्रक्रियाएँ मूलतः न्याय, वैशेषिक व बौद्ध दर्शनों के सिद्धान्तों पर आधारित हैं और सृष्टि की उत्पत्ति की प्रक्रिया के सम्बन्ध में सांख्यदर्शन को मूल आधार माना गया है । यहाँ अव्यक्त से तात्पर्य 'प्रकृति' और 'पुरुष' से है। 'प्रकृति' आदि जड़ पदार्थ का तथा 'पुरुष' आदि चेतन तत्त्व का द्योतक है । इन दोनों के संयोग से ही सृष्टि की उत्पत्ति प्रारम्भ हुई । सर्वप्रथम इस अव्यक्त से महान् (बुद्धि) की और महत्तत्त्व (बुद्धि) से अहंकार की उत्पत्ति हुई । अहंकार के तीन गुण हैं – सत्त्व, रजस् और तमस्। इन में सत्त्व गुण पवित्रता का; रजस् क्रियाशीलता का; तथा तमस् निष्क्रियता का द्योतक है । तदनन्तर सत्त्व व रजस् के संयोग से ग्यारह इन्द्रियों की उत्पत्ति हुई, जिनमें पांच ज्ञानेन्द्रियाँ, पांच कर्मेन्द्रियां और एक मन सम्मिलित हैं । तमस् व रजस् गुणों के संयोग से पांच तन्मात्राओं की उत्पत्ति हुई । गन्ध, रस, रूप, स्पर्श और शब्द, ये पांच तन्मात्राएँ हैं और इन पांच तन्मात्राओं से पांच महाभूतों (पृथ्वी, जल, अग्नि, वायु और आकाश) की उत्पत्ति हुई। इन पांच महाभूतों द्वारा ही समस्त भौतिक सृष्टि (पदार्थ व उनके परमाणुओं) की रचना हुई।

सृष्टि में जितने भी जड़ पदार्थ व चेतन प्राणी हैं, उन सबकी रचना पंचमहाभूतों से हुई है । जड़ पदार्थों में केवल पांच महाभूत विद्यमान हैं, तो चेतन पदार्थों में पांच महाभूत और इन्द्रियाँ (ज्ञानेन्द्रियां + कर्मेन्द्रियाँ + मन) विद्यमान रहते हैं । (इस सृष्टिक्रम का चित्रण तालिका-1, पृष्ठ-15 द्वारा किया जा रहा है।)

8. आयुर्वेद के मतानुसार सृष्टिक्रम

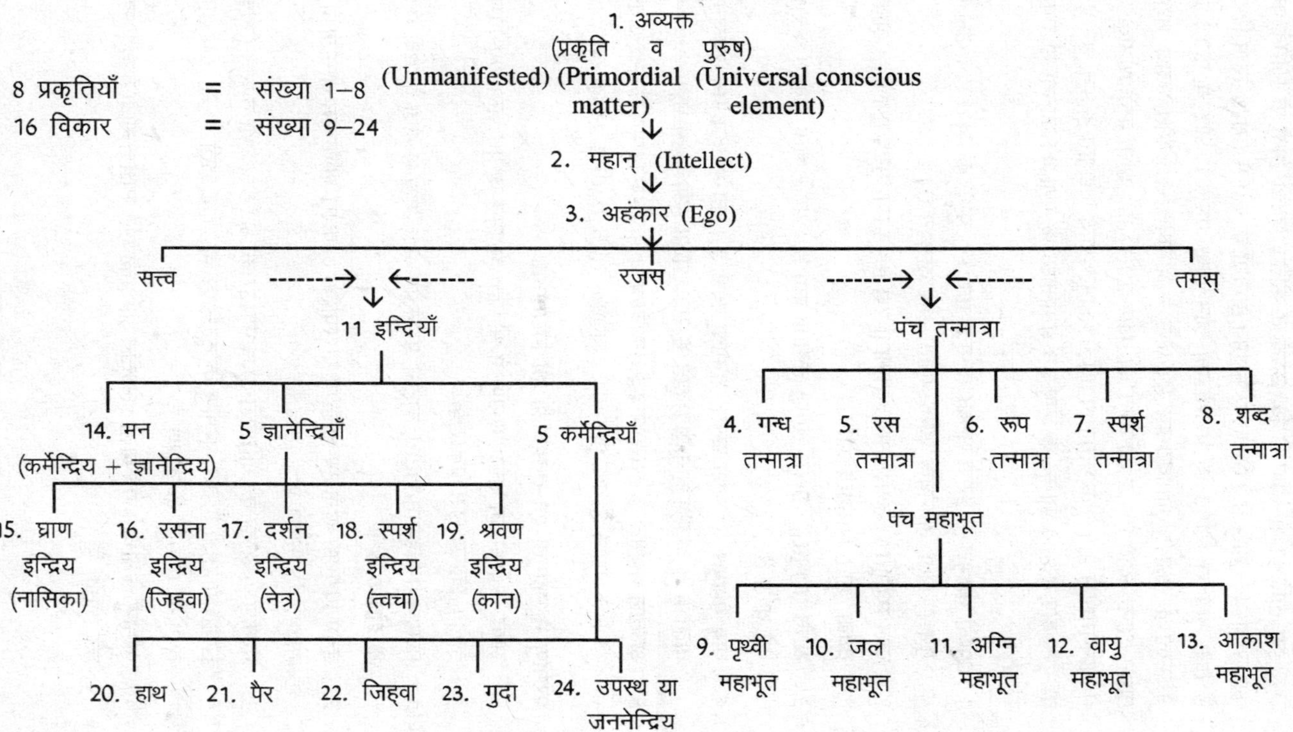

इस तालिका से स्पष्ट है कि ऊर्जा व भौतिक पदार्थ (भूतों से निर्मित पदार्थ) परस्पर परिवर्तनशील हैं । अर्थात् ये महाभूत इन्द्रियों के रूप में (जो शरीर में विद्यमान हैं तथा भूतों से निर्मित हैं) पदार्थों का ज्ञान प्राप्त करते हैं और ये पदार्थ शरीर में ऊर्जा के रूप में भी विद्यमान हैं। जैसे – अग्निभूत से निर्मित पदार्थ शरीर में पाचन-शक्ति बढ़ाते हैं और अग्निभूत की प्रधानता लिए हैं । शक्ति व पदार्थ एक-दूसरे में विनिमयशील हैं । चूंकि प्रत्येक पदार्थ में महाभूत आदि विद्यमान हैं, अतः उन पदार्थों के गुण, दोष, स्वभाव जानने के लिए इन तन्मात्राओं के गुणों को जानना भी उपयोगी रहेगा ।

1. **पृथ्वी महाभूत** – इससे सम्बद्ध तन्मात्रा **गन्ध** है । पृथ्वी के प्रकट होने वाले मुख्य गुण स्थिरता, अवरोधक शक्ति, गुरुता और ठोसपन हैं।
2. **जल महाभूत** – इससे सम्बद्ध तन्मात्रा **रस** है । इसके मुख्य गुण हैं – आकर्षण, द्रवता, शीत, स्निग्धता आदि ।
3. **अग्नि महाभूत** – इससे सम्बद्ध तन्मात्रा **रूप** है । यह उष्णता, प्रकाश व सूक्ष्मता देने वाला है ।
4. **वायु महाभूत** – इससे सम्बद्ध तन्मात्रा **स्पर्श** है । यह गति, कम्पन, स्पन्दन देने वाला है व व्यवायी होने से प्रकृति में सर्वत्र फैला हुआ रहता है ।
5. **आकाश महाभूत** – इससे सम्बद्ध तन्मात्रा **शब्द** है । इसका गुण फैलना, अवकाश या रिक्त स्थान है तथा ये पदार्थ अवरोधक शक्ति से रहित, लघुकारक हैं।

परमाणु में महाभूतों एवं तन्मात्राओं की विद्यमानता

सृष्टि के सूक्ष्मतम तत्त्व परमाणु में भी पांच महाभूत व पंच तन्मात्राएं विद्यमान हैं । इनका विवरण इस प्रकार है :

1. परमाणु में विद्यमान प्रोटोन, न्यूट्रोन, इलेक्ट्रोन आदि गन्ध तन्मात्रा व पृथ्वी महाभूत के द्योतक हैं ।
2. इनमें विद्यमान संयोजन शक्ति व पारस्परिक आकर्षण शक्ति रस तन्मात्रा व अप् महाभूत के कारण हैं ।
3. परमाणु के अन्दर की गतिशील ऊर्जा जो उसकी अटूट अवस्था में सुप्त (निष्क्रिय) स्थिति में रहती है तथा परमाणु के टूटने पर ही प्रकट होती है, वह रूप तन्मात्रा व अग्नि महाभूत के कारण है ।
4. परमाणु के बीच में होने वाली इलेक्ट्रॉन आदि की गति स्पर्श तन्मात्रा व वायु महाभूत की द्योतक है ।

5. जिस अवकाश या खाली स्थान में इलेक्ट्रॉन गति करते हैं वह स्थान शब्द तन्मात्रा व आकाश महाभूत का द्योतक है ।

स्पष्टतः एक ही परमाणु में पांचों महाभूतों की सत्ता है ।

न्यूक्लीयर विस्फोट क्या होता है ?

जब वायु तन्मात्रा परमाणु के प्रति क्रियाशील होती है तो इसके फलस्वरूप जल महाभूत बाहर निकलता है अर्थात् उसकी संयोजन शक्ति छिन्न-भिन्न हो जाती है। इस प्रकार तेजस् महाभूत अथवा अग्नि मुक्त हो जाती है। और अग्नि का यह मुक्त स्वरूप ही विस्फोट कहलाता है ।

9. कण, अणु व परमाणु

1. **परमाणु** – अर्थात् परम या अत्यन्त सूक्ष्म तत्त्व, जिसके अवयव का और विभाजन न हो सके । सृष्टि का सूक्ष्मतम तत्त्व होने के कारण इसे परमाणु कहते हैं । जैसे कि पहले बताया गया है, प्रत्येक परमाणु में पांच महाभूत एवं उनकी सूक्ष्म तन्मात्राएँ विद्यमान होती हैं । परन्तु प्रत्येक परमाणु या उनसे निर्मित पदार्थों में पांच तन्मात्राओं में से एक तन्मात्रा प्रधान होती है, जिस कारण उसे प्रधान तन्मात्रा का नाम दे दिया जाता है। शेष चारों तन्मात्राएँ अल्पांश में विद्यमान रहती हैं । इस आधार पर, प्रत्येक परमाणु में 50% उसकी अपनी तन्मात्रा तथा शेष चार तन्मात्राएँ 12.5%–12.5% की मात्रा में विद्यमान रहती हैं । इनका स्पष्टीकरण निम्न रेखाचित्रों द्वारा किया जा रहा है :

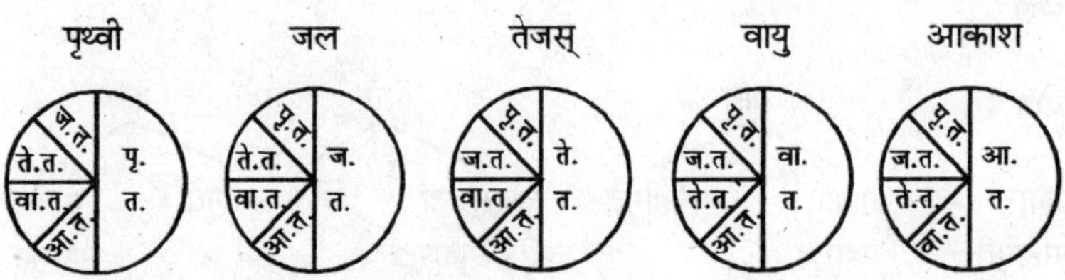

2. **अणु** – जब उपरोक्त परमाणु (जो सूक्ष्मतम हैं) आपस में मिलते हैं तो उनसे अणु का निर्माण होता है। प्रत्येक अणु में पांचों प्रकार के परमाणुओं का मिश्रण होता है । परमाणु के सदृश ही विशेष तन्मात्रा वाले अणु में उसी प्रकार के परमाणु अधिक मात्रा में पाये जाते हैं । इनका चित्रण भी रेखाचित्र द्वारा किया जा रहा है :

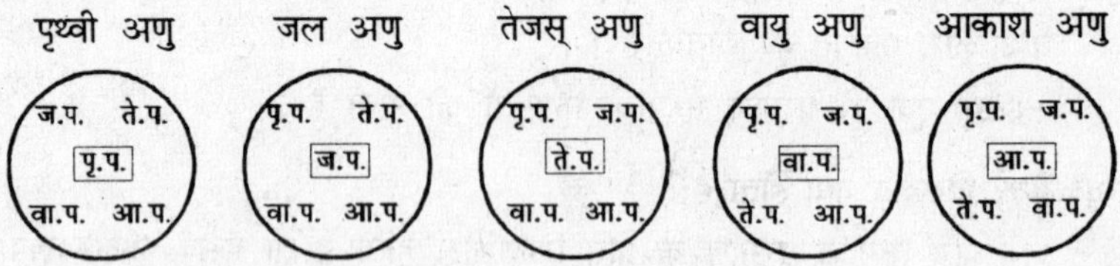

3. **कण** (Molecules) — कण अनेक अणुओं के विभिन्न परिमाण से बनते हैं । अर्थात् सभी प्रकार के कणों में इन अणुओं की संख्या अलग-अलग अनुपात में होती है, जिसके फलस्वरूप असंख्य प्रकार के स्थूल पदार्थों का निर्माण होता है । जल, अग्नि, वायु, धातु, रत्न, मणि, भोजन आदि इसी प्रकार के अणुओं के संयोग से बनते हैं ।

10. त्रिदोष सिद्धान्त

आयुर्वेद के अनुसार मनुष्य के शरीर का निर्माण तीन प्रकार के मूलभूत तत्वों से हुआ है । ये तत्त्व तीन श्रेणियों में बाँटे गये हैं — (1) दोष, (2) धातु, व (3) मल।

यहाँ सर्वप्रथम इनमें से सूक्ष्मतत्त्व दोष का वर्णन सर्वप्रथम किया जा रहा है।

ये दोष संख्या में तीन माने गये हैं : (1) वायु, (2) पित्त, एवं (3) कफ । सृष्टि के अन्य भौतिक पदार्थों के समान ही ये दोष भी पांच महाभूतों के संयोग से बने हैं, परन्तु इनमें एक या एक से अधिक महाभूत प्रधान रूप से विद्यमान रहता है । जैसे

दोष :	वायु	पित्त	कफ
प्रधान महाभूत :	आकाश महाभूत, वायुमहाभूत	तेजस् या अग्नि महाभूत, जल महाभूत	जल महाभूत, पृथ्वी महाभूत

शरीर के अच्छे स्वास्थ्य के लिए तीनों दोषों में समता होना अत्यावश्यक है क्योंकि समावस्था में ही तीनों दोष शरीर का धारण करते हैं अर्थात् अपना-अपना कार्य सुचारु रूप से करते हैं । इन तीनों दोषों में वायु अत्यधिक चपल व गतिशील है । पित्त व कफ अपेक्षाकृत निष्क्रिय हैं । तात्पर्य यह है कि यदि वायु दोष प्रकुपित है तो वह कफ व पित्त को भी अपने स्थान से शरीर के दूसरे स्थानों (अंगों) तक पहुँचा देता है । जब ये दोष साम्यावस्था में न रह कर असंतुलित (प्रकुपित या क्षीण) हो जाते हैं, तो शरीर में इनकी क्रियाओं में भी असंतुलन हो जाता है । परिणामतः

विभिन्न रोगों की उत्पत्ति होती है। यही कारण है कि रोगों के निदान के लिए दोषों की सामान्य या विषम स्थिति का निर्धारण करना बहुत आवश्यक है। क्योंकि दोषों की स्थिति पर ही रोग की चिकित्सा की जाती है। इस विषय में इन तीनों दोषों के सामान्य कार्यों का ज्ञान होना भी आवश्यक है, जो निम्नलिखित है:

1. **वायु या वात** – इस शब्द की निरुक्ति 'वा' धातु से हुई है, जिसका अर्थ है – 'गति' तथा गंधन अर्थात् संवेदन या इन्द्रिय जनित ज्ञान। वायु शरीर में होने वाली गतियों का उत्पादक कारण है। नाड़ी मण्डल की सारी क्रियाओं का नियन्त्रण भी वायु करता है। वायु के प्रकोप से शरीर में 80 प्रकार के उपद्रव या रोग उत्पन्न हो सकते हैं। पीड़ा, जकड़ाहट, पक्षाघात, उच्च रक्तचाप, हृदय रोग – ये सभी रोग वायु के प्रकोप के कारण होते हैं।

2. **पित्त** – इस शब्द की निरुक्ति 'तप्' धातु से है, जिसका अर्थ है–संताप, उष्णता, दाह, ऐश्वर्य। यह पित्त शरीर में उत्पन्न होने वाले पाचक रसों **(enzymes)** व पुष्टिकारक रसों **(hormons)** का नियमन करता है। यह दोष शरीर में होने वाली पाचन क्रियाओं, रंजन, शारीरिक तापमान, क्षुधा, तृषा, दृष्टि, साहस आदि सभी क्रियाओं व अनुभूतियों का संचालक भी है। पित्त के प्रकोप के कारण शरीर में 40 प्रकार के रोग या उपद्रव हो सकते हैं। दाह, तापाधिक्य, तिल, मस्से, कामला, शीत्तपित्त, कण्ठशोथ आदि पित्त के कुछ उपद्रवों के उदाहरण हैं।

3. **कफ या श्लेष्मा** – 'श्लेष्मा' शब्द की निरुक्ति 'शिलष्' धातु से है, जिसका अर्थ आलिंगन–गले लगाना, संयोग व लगाव है। यह दोष उपर्युक्त दोनों (वायु व पित्त) दोषों को नियमित करता है। शरीर में संधियों को जोड़ने, शरीर के गठन, अवलम्बन, काम–शक्ति, बल, धैर्य आदि का निर्धारक कफ दोष है। शरीर में कफ के प्रकोप से होने वाले उपद्रव या रोग 20 प्रकार के माने गये हैं। अरुचि, चेतनहीनता, आलस्य, श्लेष्मा का थूक के साथ आना, रस–रक्त वाहिनियों में कठोरता, मेदोवृद्धि, अग्निमान्द्य आदि कुछ उदाहरण कफ के उपद्रवों[1] के हैं।

मन के समान ये तीनों दोष सारे शरीर में व्याप्त हैं। यद्यपि मन केश, नख व अन्य मल–पदार्थों में नहीं पहुंच पाता परन्तु, दोष इन मल–पदार्थों में भी उपस्थित रहते हैं। शरीर में प्रत्येक दोष निम्नलिखित अवस्थाओं में रह सकता है –

1. वृद्धि अवस्था (सामान्य से अधिक मात्रा या प्रकुपित स्थिति)
2. क्षयावस्था (सामान्य से न्यून मात्रा में)
3. साम्यावस्था (सामान्य या सन्तुलित स्थिति)

---

1. तीनों दोषों के उपद्रवों की सूची लेखक की 'आयुर्वेद का सैद्धान्तिक अध्ययन' नामक पुस्तक में देखें।

किसी भी व्यक्ति की शारीरिक बनावट व उसके स्वभाव का निर्धारण वायु, पित्त व कफ दोषों की स्थिति पर आधारित है। उसमें जिस दोष की अधिकता होती है, उसी के गुणों के आधार पर उसके शरीर व स्वभाव का निर्माण होता है। अतः तीनों दोषों के सामान्य गुणों, और उनका मानव-शरीर और स्वभाव पर पड़ने वाले प्रभाव का संक्षिप्त उल्लेख आवश्यक है।

वायु के गुण

गुण	*शारीरिक बनावट*
1. रूक्ष (Ununctuous)	शरीर में रूक्षता, कृशता, बौनापन, बहुत लटकी हुई, शुष्क, धीमी, छिन्न, क्षुब्ध व भारी आवाज़ तथा निद्रा की कमी।
2. लघु (Light)	लघुता व चाल, गति, भोजन ग्रहण और गति में असम्बद्धता या लड़खड़ाहट।
3. चर (Mobile)	संधियों की गति, आखों, अक्षिभ्रू, हनुसंधि, ओष्ठ, जिह्वा, सिर, स्कन्ध, हाथ व टांगों में अस्थिरता।
4. प्रचुरता (Abundance)	वाचालता तथा शरीर में कण्डराओं व शिराओं की प्रचुरता।
5. वेगवान् या शीघ्र चर (Swift)	निर्णय लेने में तीव्रता, जल्दी क्रुद्ध होना व चिढ़ जाना, विकारों व रोगों की शीघ्र उत्पत्ति, जल्दी भयभीत होना, किसी पदार्थ को शीघ्र पसन्द करना और तुरन्त ही नापसन्द कर देना, बात को जल्दी समझ लेना व जल्दी ही भूल जाना।
6. शीत (Cooling)	शीत पदार्थों के प्रति असहिष्णुता, शीत रोगों से शीघ्र आक्रान्त हो जाना, कम्पन व शरीर में जकड़ाहट की अधिकता।
7. खर (Rough)	सिर के बालों, चेहरे व शरीर के अन्य अंगों–नख, दाँत, मुख व हाथ-पैरों में रूक्षता व खुरदरापन।
8. विशद (Non-slimy)	फैलने व मोड़ने पर संधियों में कर्कश आवाज, तथा अंग–प्रत्यङ्गों का फटना व उनमें फड़फड़ाहट।

पित्त के गुण

1. उष्ण (Hot)	उष्णता के प्रति असहिष्णुता, चेहरे का उष्ण होना, शरीर में कोमलता व स्वच्छता, मस्से व व्यङ्ग (छाइयाँ) होना,

	अधिक भूख व प्यास, जल्दी झुर्रियां पड़ना, बाल जल्दी सफेद होना व झड़ जाना, चेहरे, सिर व अन्य अंगों पर कुछ कोमल व भूरे बालों का पाया जाना।
2. तीक्ष्ण (Sharp)	तीक्ष्णता, शारीरिक शक्ति का प्रदर्शन, तीव्र पाचक-शक्ति, भोजन व पेय पदार्थों का अधिक मात्रा में सेवन, कठिन परिस्थितियों को सहने में अक्षमता, लालची व पेटू ।
3. द्रव (Liquid)	संधियों में शिथिलता व कोमलता, स्वेद, मूत्र व मल का प्रचुर मात्रा में विसर्जन ।
4. विस्र (मांस की-सी गंध) (Fleshy smell)	कक्षा, मुख, सिर व अन्य अंगों से दुर्गन्ध आना ।
5. कटु व अम्ल (Pungent and sour taste)	शुक्र में कमी, सम्भोग की इच्छा व जनन शक्ति में न्यूनता ।

कफ के गुण

1. स्निग्ध (Unctuous)	अंगों में स्निग्धता ।
2. श्लक्ष्ण (Smooth)	अंगों में चिकनाहट ।
3. मृदु (Soft)	प्रसन्न वदन, कोमलता व साफ रंग ।
4. स्वादु (Sweet)	शुक्र की अधिकता, अधिक सम्भोग की इच्छा, सन्तानों की अधिक संख्या।
5. दृढ़ (Firm)	शरीर में दृढ़ता (गठीलापन), स्थिरता व मजबूती ।
6. सान्द्र (Dense)	स्थूलता तथा सभी अंगों की गोलाकृति।
7. मन्द (Slow)	क्रियाकलाप, भोजन के ग्रहण व गति में धीमापन ।
8. स्थैर्य (Stable)	किसी कार्य को करने में प्रारम्भ में धीमापन, क्रोध का कम आना तथा व्याधि की गम्भीरता का धीरे-धीरे प्रकट होना।
9. गुरु (Heavy)	स्थिर व गम्भीर चाल तथा चलते हुए पैरों के तलुवों को पृथ्वी पर पूरी तरह से टिका कर चलना।
10. शीत (Cold)	भूख, प्यास तथा गर्मी कम लगना व गर्मी में भी पसीना कम आना।
11. स्निग्ध (Viscous)	जोड़ों में मजबूती व सुडौलता।
12. स्वच्छ या चमकीला (Clear)	आंखों व चेहरे पर प्रसन्नता का भाव। स्वर तथा त्वचा में कोमलता व चमक।

उपरोक्त गुणों के अनुसार कफज प्रकृति वाला व्यक्ति बल, धन, ज्ञान व शक्ति से सम्पन्न होता है। ऐसा व्यक्ति शांतचित्त व दीर्घायु होता है।

जैसा कि पहले भी बताया गया है, वात-पित्त-कफ तीनों दोष सारे शरीर में व्याप्त रहते हैं, परन्तु ये दोष मूलतः शरीर के विशिष्ट भागों में प्रधान रूप से विद्यमान रहते हैं। ये भाग तथा अंग इन दोषों का 'आश्रय स्थान' कहलाते हैं। निम्न रेखाचित्र के माध्यम से तीनों दोषों के आश्रय स्थानों का निर्देश किया जा रहा है :

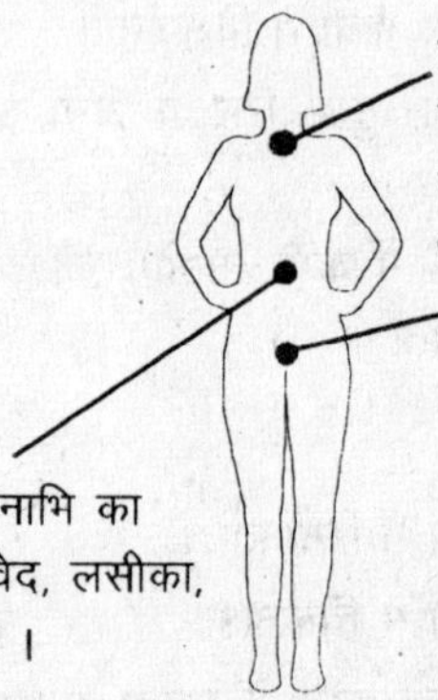

प्रत्येक दोष के पांच-पांच भेद हैं। हरेक प्रकार के वायु आदि के आश्रय स्थान, सामान्य कार्य आदि भी भिन्न-भिन्न हैं। इन सभी के आश्रय स्थान, क्रिया-कलाप व इनके प्रकोप से होने वाले रोगों का विवरण निम्न प्रकार से है :

वायु के पांच प्रकार

वायु के भेद	आश्रय स्थान	प्राकृत कार्य	प्रकोप से होने वाले रोग
1. प्राण वायु	हृदय, मस्तिष्क, मुख, वक्ष, कर्ण, नासा व जिह्वा।	श्वास लेना, भोजन निगलना, जीवन-दायक हृदय, मन, बुद्धि व ज्ञानेन्द्रियों को धारण करना, रक्तवाहिनियों, शिराओं व नाड़ियों का समुचित कार्य।	हिक्का, कास, श्वास, प्रतिश्याय, आवाज़ में भारीपन।
2. उदान वायु	कण्ठ, नाभि व फुफ्फुस। ऊपर की ओर यह वायु कण्ठ व नासा में तथा नीचे की ओर नाभि प्रदेश तक गति करती है।	वक्तृत्व शक्ति व आवाज की उत्पत्ति, ऊपर की ओर गति की प्रवृत्ति, शारीरिक शक्ति की रक्षा, मन, बुद्धि व स्मृति वर्धक।	आंख, नाक, कान व गले के विकार।
3. समान वायु	उदर, क्षुद्रान्त्र, नाभि प्रदेश, सम्पूर्ण आन्त्र प्रदेश।	पाचक-रसों के कार्य में सहायक, भोजन की पाचन-क्रिया व विपाक में सहायक, भोजन के उपोत्पादों (end products) का शरीर में आचूषण और उनका रस, रक्त आदि धातुओं में विभाजन करना, आमाशय के रस को उत्तेजित करना, भोजन के पोषक तत्त्वों को आवश्यकता–नुसार शरीर के विभिन्न अंगों में पहुंचाकर अवशिष्ट भाग को बृहद् आन्त्र में लाना, आदि क्रियाएं।	अग्निमान्द्य, अपच, अति-सार व दोषपूर्ण आचूषण (assimilation)।

वायु के भेद	आश्रय या स्थान	प्राकृत कार्य	प्रकोप से होने वाले रोग
4. अपान वायु	बृहद् आन्त्र व कटि के सभी अंग।	मल, मूत्र, शुक्र व आर्त्तव के निष्कासन में सहायक। गर्भावस्था में भ्रूण को गर्भ में स्थिर रखना व नौ मास पश्चात् नीचे की ओर अग्रसर कर प्रसव में सहायता प्रदान करना।	मूत्राशय के रोग, गुदा, अण्डकोष व गर्भाशय के रोग, मूत्र-सम्बन्धी व्याधियाँ, मधुमेह, आदि।
5. व्यान वायु	हृदय।	रक्तवह स्रोतों आदि की परिसंचरण क्रिया और स्वेद की क्रिया में सहायक, पोषक रसों और रक्त को सारे शरीर में पहुंचाना। आंखों की पलकों का खुलना व बन्द होना तथा जम्भाई लेना।	रस, रक्त, स्वेद, आदि को वहन करने वाले स्रोतों की परिसंचरण क्रिया में विकार तथा ज्वर, अतिसार आदि रोग।

पित्त के पांच प्रकार

पित्त के भेद			
1. पाचक पित्त या पाचक अग्नि	आमाशय, क्षुद्रान्त्र एवं ग्रहणी।	भोजन का पाचन, शेष चारों पित्तों का आश्रय रूप, पाचन के पश्चात् पोषक-रसों को अनुपयोगी भाग से पृथक् करना।	अग्निमान्द्य।
2. रञ्जक पित्त (चमकीला लाल वर्ण प्रदान करने वाला)	यकृत्, प्लीहा व आमाश्य	रक्त निर्माण।	रक्ताल्पता, कामला, आदि।

पित्त के भेद	आश्रय या स्थान	प्राकृत कार्य	प्रकोप से होने वाले रोग
3. साधक पित्त	हृदय	स्मृति व अन्य मानसिक कार्य, पांचों पित्तों में सूक्ष्म है।	मानसिक विकार।
4. आलोचक पित्त	नेत्र	नेत्रों को सामान्य दृष्टि प्रदान करने में सहायक।	नेत्र-दृष्टि सम्बन्धी विकार
5. भ्राजक पित्त	त्वचा	त्वचा के वर्ण में चमक प्रदान करना, त्वचा की मालिश करने पर स्नेह पदार्थ को अन्दर तक सोखने में सहायक।	त्वचा के रोग, श्वित्र आदि।

कफ के पांच प्रकार

कफ के भेद			
1. क्लेद (जो नमी प्रदान करता है)	आमाशय (आमाशय में झागदार द्रव के रूप में स्रवित)।	भोजन को नम बना कर उसके पचने में मदद करता है। पाँचों कफों में सर्वाधिक महत्त्वपूर्ण है व शेष चारों कफों को पुष्ट करता है।	पाचन में दुर्बलता।
2. अवलम्बक (जो किसी को आश्रय प्रदान करता है)	हृदय	अंगों में शक्ति प्रदान करना, हृदय को अधिक गर्मी से बचाना व शक्ति प्रदान करना, रस धातु की सहायता से हृदय को सशक्त बनाना।	आलस्य।

कफ के भेद	आश्रय या स्थान	प्राकृत कार्य	प्रकोप से होने वाले रोग
3. बोधक कफ (जो अनुभव क्षमता को बनाये रखता है)	जिह्वा	स्वाद की अनुभूति, जिह्वा के सम्पर्क में आने वाले पदार्थों को द्रवयुक्त करना, भोजन को देखने पर जिह्वा में लालास्राव की उत्पत्ति में सहायक।	स्वाद का विकृत होना ।
4. तर्पक कफ (जो संतुष्टि प्रदान करता है)	शिर	ज्ञानेन्द्रियों को पुष्टि व शीतलता प्रदान करना, संतुष्टि का प्रभाव उत्पन्न करना ।	स्मृतिनाश व ज्ञानेन्द्रियों के कार्यों का विकृत होना ।
5. श्लेषक कफ (जो संयोजन करता है)	संधियाँ	संधियों में स्निग्धता व सुदृढ़ता प्रदान करना। स्निग्धता के कारण संधियों को गर्मी व रगड़ से बचाकर गति को सुगम करता है ।	संधिशूल, संधियों की गतिविधि में विकार।

शरीर में दोषों के मुख्य आश्रय-स्थान

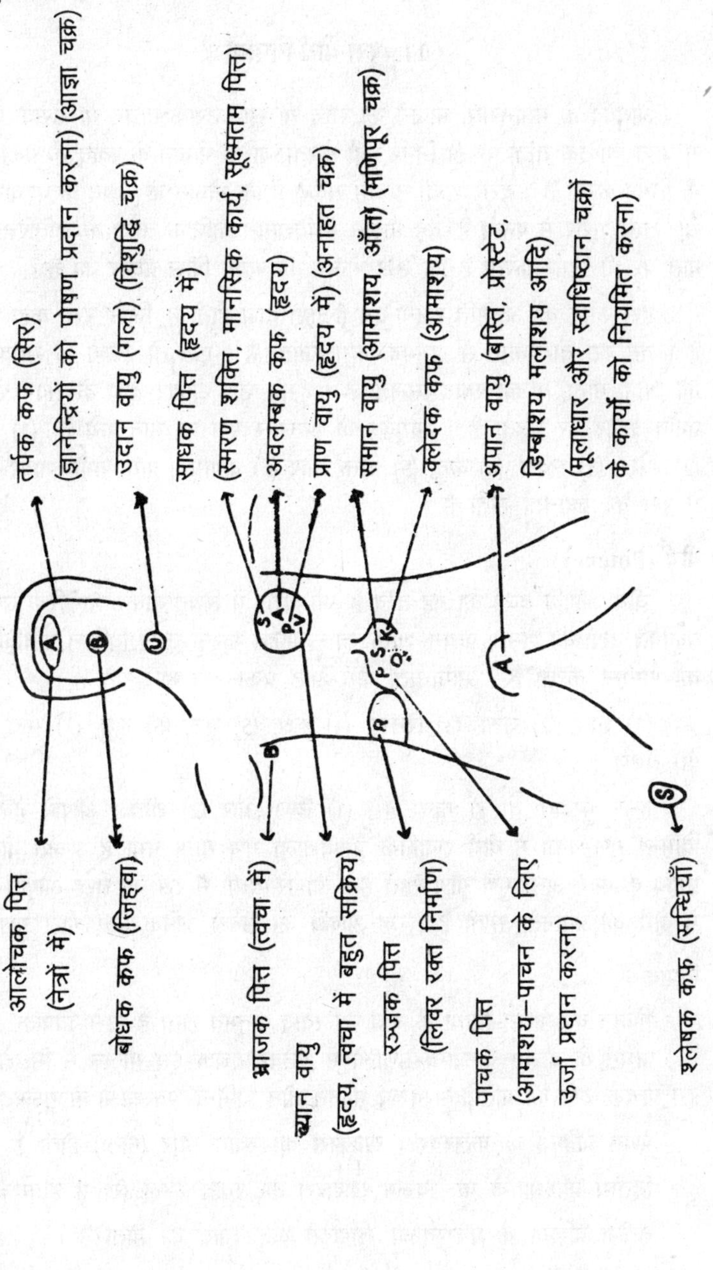

11. रस-वीर्य-विपाक

आयुर्वेद के मतानुसार, भोजन का सत्त्व या सार उसके पाचन या उसके पाचन से प्राप्त पौष्टिक तत्वों पर ही निर्भर नहीं करता, बल्कि भोजन के स्वाद के प्रकार पर भी निर्भर करता है । दूसरे शब्दों में कह सकते हैं कि भोजन के पाचन के पश्चात् जो सार-तत्त्व शरीर में बनता है, वह भोजन में विद्यमान पौष्टिक तत्त्वों के अतिरिक्त इस बात पर भी निर्भर करता है कि उस भोजन का स्वाद किस प्रकार का है ?

इस स्वाद की अनुभूति रसनेन्द्रिय (जिह्वा) द्वारा होती है, जिसे 'रस' कहा जाता है । यह रस दो प्रकार से अनुभव किया जाता है । एक तो, जिह्वा के माध्यम से जो खट्टा, मीठा, कड़वा स्वाद मिलता है । दूसरे, उस आहार-द्रव्य के सेवन से जो प्रभाव शरीर पर पड़ता है । आयुर्वेद के अनुसार रस छः माने गये हैं–(1) मधुर, (2) अम्ल, (3) लवण, (4) कटु, (5) तिक्त, और (6) कषाय । प्रायः सभी आहार-द्रव्यों में रस की प्रधानता होती है ।

वीर्य (Potency)

'वीर्य' औषधि द्रव्यों का वह तत्त्व है, जो शरीर में स्थित होकर शारीरिक उष्णता, प्रकुपित दोषों का शमन, पाचन-शक्ति को उत्तेजित करना जैसी विभिन्न प्रतिक्रियाओं को सम्पन्न करता है । सामान्यतः वीर्य आठ प्रकार के माने गये हैं :

(1) शीत, (2) उष्ण, (3) स्निग्ध, (4) रूक्ष, (5) गुरु, (6) लघु, (7) मन्द, और (8) तीक्ष्ण ।

इनमें मुख्यतः दो ही मान्य हैं : (1) उष्ण, और (2) शीत । औषधि-द्रव्यों के विभिन्न गुण-कर्मों में वीर्य सर्वाधिक प्रभावशाली गुण माना गया है अर्थात् वीर्य के प्रभाव के आगे अन्य गुण गौण रहते हैं । आहार-द्रव्यों में रस की तरह औषधि द्रव्यों में वीर्य की प्रधानता रहती है । यह औषधि का सबसे अधिक क्रियाशील गुण है ।

विपाक

भोजन की पाचन-क्रिया के बाद जो स्वाद अनुभव होता है, उसे 'विपाक' कहते हैं । पाचन के दौरान जठरान्त्र-प्रणाली में अनेक पाचक-रस भोजन में मिलते हैं । इन पाचक रसों की प्रतिक्रियास्वरूप भोजन तीन विभिन्न अवस्थाओं से गुजरता है :

प्रथम प्रक्रिया के फलस्वरूप खाद्यरस का स्वाद मधुर (मीठा) होता है ।

द्वितीय प्रक्रिया के फलस्वरूप खाद्यरस का स्वाद अम्ल (खट्टा) होता है ।

तृतीय प्रक्रिया के फलस्वरूप खाद्यरस कटु स्वाद का होता है ।

अगली तालिका द्वारा रस, महाभूत, दोष, चयापचय क्रिया, वीर्य और विपाक के बीच सम्बन्ध को प्रकट किया जा रहा है :

1. महाभूत	पृथ्वी	जल	तेजस्	वायु	आकाश	
2. रस	मधुर	अम्ल	लवण	कटु	तिक्त	कषाय
3. दोष प्रकोप	कफ (वृद्ध)] अधिक कुपित	कफ पित्त] अल्प कुपित	कफ पित्त] अल्प कुपित	वायु पित्त] अल्प कुपित	वायु (अधिक कुपित)	वायु (अल्प कुपित)
4. दोष क्षय	वायु (अधिक क्षय)	वायु (अल्प क्षय)	वायु (अल्प क्षय)	कफ (अधिक क्षय)	कफ पित्त] अधिक क्षय	कफ पित्त] अल्प क्षय
5. चयापचय प्रक्रिया पर प्रभाव	उपचय (अधिक)	उपचय (कम)	उपचय अपचय (अल्प)	अपचय (कम)	अपचय (अधिक)	अपचय उपचय (पृथ्वी महाभूत के साथ संयोग के कारण)
6. वीर्य (दो प्रकार)	शीत	उष्ण	उष्ण	उष्ण	शीत	शीत
7. वीर्य (आठ प्रकार)	शीत गुरु	स्निग्ध मन्द	उष्ण तीक्ष्ण	रूक्ष लघु	लघु	शीत गुरु
8. विपाक (पाचन के पश्चात् का रस)	मधुर	अम्ल	मधुर		कटु	

(नोट : अहार-द्रव्यों में रस की प्रधानता होती है। औषधि-द्रव्यों में वीर्य की प्रधानता होती है)।

इस तालिका से स्पष्ट है कि प्रत्येक रस में दो-दो महाभूतों की प्रधानता हैः

मधुर	–	पृथ्वी + जल
अम्ल	–	जल + तेजस्
लवण	–	पृथ्वी + तेजस्
कटु	–	वायु + तेजस्
तिक्त	–	वायु + आकाश
कषाय	–	वायु + पृथ्वी

12. सप्त धातु

धातु वह तत्व है, जो शरीर की मूल रचना को सम्पूर्णता प्रदान करता है अथवा जो शरीर को धारण करता है। अतः धातुओं को मूलभूत तन्तु-तत्त्वों (रचना करने वाले सूक्ष्म कोश तत्त्व) के रूप में माना गया है। भौतिक शरीर की मौलिक रचना करने वाले ये पदार्थ संख्या में सात माने गये हैं– (1) रस, (2) रक्त, (3) मांस, (4) मेदस्, (5) अस्थि, (6) मज्जा, एवं (7) शुक्र।

ये सातों धातु भी पांच महाभूतों के मिश्रण से बने हैं। वायु आदि दोषों के समान ही प्रत्येक धातु में एक या दो महाभूत प्रधान रूप से विद्यमान हैं।

धातु हमारे शरीर को धारण करते हैं। सम्पूर्ण शरीर धातुओं के द्वारा ही बना हुआ है। निम्न तालिका द्वारा प्रत्येक धातु में प्रधानतया विद्यमान महाभूत को दर्शाया गया है।

सप्त धातु

रस	रक्त	मांस	मेदस्	अस्थि	मज्जा	शुक्र
(काईल, लिम्फ, प्लाज़्मा)	(रक्त का हीमोग्लोबिन अंश)	(मांस तन्तु)	(चिकनाहट व चर्बी)	(अस्थि तन्तु व कण्डराएँ)	(अस्थि का अंतः भाग)	(वीर्य, शुक्राणु या डिम्ब)
जल महाभूत	तेजस् महाभूत	पृथ्वी महाभूत	पृथ्वी महाभूत	वायु + आकाश महाभूत	तेजस् महाभूत	जल महाभूत (सूक्ष्म रूप)

13. मल–पदार्थ

भोजन के पाचन के पश्चात् उसका सार भाग रस, रक्त आदि धातुओं में बंट जाता है व अवशिष्ट भाग मल-मूत्रादि व्यर्थ के पदार्थों में परिवर्तित हो जाता है। इन पदार्थों को ही 'मल' कहा जाता है। मूत्र, शकृत् (मल) व स्वेद–ये तीन प्रमुख मल हैं। इन्हें 'किट्ट' अथवा व्यर्थ के उपोत्पाद भी कहा जाता है। स्वस्थ रहने के लिए इन मल–पदार्थों का शरीर से विसर्जित होना अत्यावश्यक है। शरीर में कुछ

अन्य किट्ट पदार्थ भी हैं, जैसे — आंतों में उत्पन्न हुए कुछ चर्बी युक्त मल पदार्थ, कान का मैल, त्वचा के कुछ तैलीय स्राव, नासा से उत्पन्न श्लेष्मा, लाला स्राव, शिर, दाढ़ी व शरीर के बाल, हाथों और पैरों के नाखून, आंसू आदि । इन सभी मलों की रचना भी पंचभौतिक है ।

मल -पदार्थ

शकृत् (Stool)	मूत्र (Urine)	स्वेद (Sweat)	अन्य (Others)

'शकृत्' केवल खाये हुए भोजन के पाचन के बाद का असार तत्त्व ही नहीं है, अपितु इसमें चयापचय क्रिया के उपरान्त शरीर के ऊतक कोषों द्वारा निकाले गये व्यर्थ के पदार्थ भी सम्मिलित होते हैं ।

शरीर को स्वस्थ रखने के लिए भोजन का उचितरूपेण पाचन व मल का शरीर से विसर्जन, ये दोनों ही तत्व महत्त्वपूर्ण स्थान रखते हैं । यदि मल का त्याग ठीक प्रकार से न हो तो केवल उदरगत व्याधियाँ ही नहीं, बल्कि शरीर के दूसरे भागों में भी रोग उत्पन्न हो जाते हैं । जैसे कि आमवात, गृध्रसी, कास व श्वास, आदि। इनकी चिकित्सा के लिए आयुर्वेद में सर्वप्रथम मल-विसर्जन की उचित व्यवस्था पर विशेष महत्त्व दिया जाता है ।

'मूत्र' एक दूसरा महत्त्वपूर्ण मल पदार्थ है, जिसके माध्यम से कई अन्य विषैले तत्त्व शरीर से बाहर फेंक दिये जाते हैं । दिन में कम से कम छः बार मूत्र-विसर्जन के लिए जाना चाहिए । इसके लिए जल व अन्य पेय पदार्थों का सेवन प्रचुर मात्रा में करना चाहिए ।

'स्वेद' (पसीना) एक तीसरा मल है, जिसके द्वारा अनेक व्यर्थ के पदार्थ व लवण शरीर से बाहर निकाले जाते हैं । आयुर्वेदीय चिकित्सा में अनेक रोगों के उपचार के रूप में भी स्वेदन क्रिया (अधिक पसीना लाना) का प्रयोग किया जाता है ।

14. पाचक अग्नियाँ

अग्नि या पाचक-रसों का मुख्य कार्य भोजन को पचाना व इन खाद्य-तत्त्वों का परिपाक करके उन्हें शरीर के अनुरूप बनाना है। यह प्रक्रिया शरीर में निरन्तर चलती रहती है।

शरीर में 13 प्रकार की अग्नियों के समूह हैं, जो शरीर में निम्न प्रकार से निरन्तर कार्यान्वित रहती हैं :

1. जाठराग्नि

यह अग्नि संख्या में एक है, जो आमाशय तथा जठरान्त्र–प्रणाली (क्षुद्रान्त्र व बृहदन्त्र) में सक्रिय रहती है। यह अग्नि खाये गये सभी पदार्थों को तोड़कर सूक्ष्म कणों में परिवर्तित करती है। चूँकि जितने भी पदार्थ प्रतिदिन खाये जाते हैं उनकी पंचभौतिक रचना शरीर की रचना से भिन्न होती है, अतः उन्हें शरीर के अनुरूप बनाने के लिए यह अग्नि इन भोज्य पदार्थों को तोड़कर सूक्ष्म तत्त्वों में विभक्त करती है।

2. पांच भूताग्नियाँ

ये मुख्यतः यकृत् में स्थित रहती हैं। ये अग्नियाँ जाठराग्नि द्वारा खण्ड-खण्ड किए गये खाद्य-तत्त्वों को शरीर के अनुरूप सजातीय रस में परिवर्तित करती हैं। इन भूताग्नियों का प्रमुख कार्य इन खाद्य-रसों की महाभौतिक रचना को शरीर के महाभूतों के समान ही परिवर्तित करना है। पाचक रस जो यकृत् में विद्यमान है, वह इन तत्त्वों की पंच भौतिक रचना को शरीर के अनुकूल पंच महाभूतों में परिवर्तित कर देता है। इस प्रकार, पाचन के बाद भोजन पांच विभिन्न श्रेणियों में बंट जाता है और प्रत्येक श्रेणी का खाद्य-रस शरीर में विद्यमान पंचभूतों के अपने-अपने गुणों को पुष्ट करता है।

3. सप्त धात्वग्नियाँ

पाचक-रसों के ये सात समूह उपरोक्त प्रक्रिया से पाचित भोजन द्वारा सातों धातुओं का पोषण करते हैं। अर्थात् जो भोजन जाठराग्नि और पांच भूताग्नियों की प्रतिक्रिया के फलस्वरूप शरीर के अनुरूप भूतों में परिवर्तित हो जाता है, उस खाद्य रस को ये सातों धात्वग्नियाँ शरीर की आवश्यकतानुसार रस, रक्तादि सातों धातुओं में बदल देती हैं। इस प्रकार, भोजन के पाक द्वारा धातुओं का पोषण होता है।

जब ये अग्नियाँ धातुओं के प्रति क्रियाशील होती हैं, तो इसके परिणामस्वरूप कुछ मल-पदार्थ भी उत्पन्न होते हैं। ये मल-पदार्थ कान के मैल, पुरीष (जिसका

निमार्ण भोजन व रक्त दोनों के पाचक रसों के प्रतिक्रिया स्वरूप होता है), नासास्राव व आंखों से होने वाले स्राव के रूप में शरीर से बाहर आते हैं ।

इस प्रकार हम देखते हैं कि शरीरगत सात धातुओं की सात व पांच महाभूतों की पांच अपनी-अपनी अग्नियाँ हैं । यहाँ इन उपरोक्त अग्नियों व इनकी प्रक्रियाओं का स्पष्टीकरण संक्षिप्त रूप में इस रूपरेखा के माध्यम से किया जा रहा है :

1. जाठराग्नि

यह अग्नि लालास्राव, आमाशयिक रस, पित्त, क्लोम रस व अन्य रसों की सहायता से खाये गये अन्न को खण्डित कर के सूक्ष्म कणों में विभाजित करती है । इस स्थिति में भोजन दो भागों में विभक्त हो जाता है :

↓

आहार रस (chyle) — मल (पुरीष)

↓

(यह सूक्ष्म तन्तुओं (villi) द्वारा सम्पूर्ण शरीर में अवशोषित होकर यकृत् में पहुँचता है ।)

2. पाँच भूताग्नियाँ

(यहाँ पांच भूताग्नियों की प्रक्रिया प्रारम्भ होती है ।) इन अग्नियों द्वारा आहार-रस को शरीर के सजातीय तत्वों में परिवर्तित किया जाता है । अब यह आहार-रस रस धातु के रूप में रक्तवह स्रोतों के माध्यम से सारे शरीर में परिसंचरण करता है । यह एक पोषक द्रव के रूप में शरीर के सभी अंगों में गति करता है । इसमें सातों धातुओं के पोषक तत्व मूल रूप में विद्यमान रहते हैं ।

3. सात धात्वग्नियाँ

(इस स्थिति में सात धात्वग्नियों की प्रक्रिया प्रारम्भ होती है) ये अग्नियाँ उपरोक्त रस द्वारा सातों धातुओं का निर्माण करती हैं और प्रत्येक धातु की निर्माण-प्रक्रिया में कुछ उपोत्पादों का भी निर्माण होता है ।

प्रक्रियाएँ व उनसे उत्पन्न उपोत्पाद निम्न हैं :

1. रस धात्वग्नि

धातु → **रस**
जिसके ऊपर रक्त धात्वग्नि की प्रक्रिया होती है ।

उपोत्पाद → **कफ**
कफ (बलगम, यह थूक के रूप में है व कफ दोष से भिन्न है), यह पुरीष में मिल जाता है ।

2. रक्त धात्वग्नि

रक्त कण (Haemoglobin) का निर्माण (रक्तधात्वग्नि की प्रक्रिया के कारण)

पित्त बनता है, जो मल में मिल जाता है ।

3. मांस धात्वग्नि

मांस तन्तुओं का निर्माण (मांस धात्वग्नि की प्रक्रिया के कारण)

सभी मल (आंख, कान, मुख आदि से निकलने वाले)

4. मेदो धात्वग्नि

स्नेह तन्तुओं (मेदस् Adipose tissue) का निर्माण (मेदो धात्वग्नि की प्रक्रिया के कारण)

स्वेद जो कि स्वेद ग्रन्थियों द्वारा शरीर से बाहर निकलता है । इससे शरीर की सारी वसा शुद्ध हो जाती है ।

5. अस्थि धात्वग्नि

अस्थि व कोमलास्थियों का निर्माण (अस्थि धात्वग्नि की प्रक्रिया के कारण)

मल पदार्थ के रूप में **केशों** की उत्पत्ति (यही कारण है कि यदि केशों में कुछ रोग या विकार होते हैं तो अस्थि-धातु की चिकित्सा की जाती है)

6. मज्जा धात्वग्नि

अस्थियों में स्थित **मज्जा** (जो सफेद व लाल दो प्रकार का है) का निर्माण (मज्जा धात्वग्नि की प्रक्रिया के कारण)

आंखों की चमक जो एक प्रकार का मल पदार्थ है ।

7. शुक्र धात्वग्नि

शुक्र, शुक्राणु या रज एवं ओज (शारीरिक शक्ति व कान्ति) का निर्माण (शुक्र धात्वग्नि की प्रक्रिया के कारण)

मल रूप में **दाढ़ी** (पुरुषों में) व स्त्रियों में अन्य लिंग सम्बन्धी परिवर्तन आदि होते हैं ।

रस धातु से लेकर शुक्र धातु का निर्माण होने तक की समस्त प्रक्रियाओं के फलस्वरूप एक अन्य सार तत्त्व की उत्पत्ति भी होती है, जिससे शरीर में शक्ति व कान्ति उत्पन्न होती है । इसे 'ओजस्' कहते हैं । इस ओजस् को चिकित्सा विज्ञान की भाषा में 'बल' भी कहा जाता है । इसी बल या शक्ति के कारण ही शरीर में मांस धातु में स्थिरता व पौष्टिकता बनी रहती है और व्यक्ति उत्साहित होकर क्रियाशील बना रहता है । इसी के कारण व्यक्ति में कान्ति व स्वर की गम्भीरता बनी रहती है । बाह्य व अन्तः इन्द्रियाँ भी इसी ओज तत्त्व के कारण अपना कार्य पूरी कुशलता से कर पाती हैं।

जैसे मधुमक्खियाँ फूलों के सार (पराग) से शहद एकत्रित करती हैं, इसी प्रकार पाचक पित्त व अन्य अग्नियाँ धातुओं के सार से ओज तत्त्व को एकत्र करती हैं । ओज रक्ताभ, पीताभ व श्वेत वर्ण का तत्व है जो हृदय में स्थित रहता है । यदि किसी व्यक्ति का ओज नष्ट हो जाता है, तो वह व्यक्ति मृत्यु को प्राप्त होता है ।

15. आम और इसका निर्माण

यदि अग्नि मन्द हो जाए व ऊपर वर्णित पाचन प्रक्रिया उचित प्रकार से सम्पन्न न हो पाए या किन्हीं स्रोतों की संचार क्रिया में किसी कारणवश अवरोध या विकार उत्पन्न हो जाए तो 'आम' दोष की उत्पत्ति होती है । इस प्रकार यह 'आम' दोष एक अपक्व या अधपचा खाद्य रस है जो शरीर में विषाक्तता फैला कर अनेक रोगों की उत्पत्ति का कारण बनता है । यह 'आम' स्रोतों में ठीक प्रकार से गति न कर

पाने के कारण शरीर के विभिन्न अंगों, जैसे – फुफ्फुस, हृदय या किसी अन्य आशय में एकत्र हो जाता है। इसका एकत्रीकरण प्रायः शरीर की चार बड़ी गुहाओं (मस्तिष्क, वक्ष, उदर या बस्ति) से जुड़े अंगों में, विशेष रूप से उदरगुहा के किसी अंग में देखा जाता है। इन अंगों में यह 'आम' अन्य दोषों के साथ मिश्रित होकर रोग के अधिष्ठान (रोग की अभिव्यक्ति का स्थान) तक पहुंच जाता है। और फिर व्याधि के लक्षण अभिव्यक्त होते हैं, जैसे—तमक श्वास। इस प्रकार के रोगियों के विषय में सर्वप्रथम प्रश्न होता है कि अग्नि कहाँ दूषित है? उदाहरण के तौर पर तमक श्वास के रोगी से पूछना होता है कि क्या जाठराग्नि (पाचकाग्नि) ठीक है? कोष्ठबद्धता तो नहीं है?

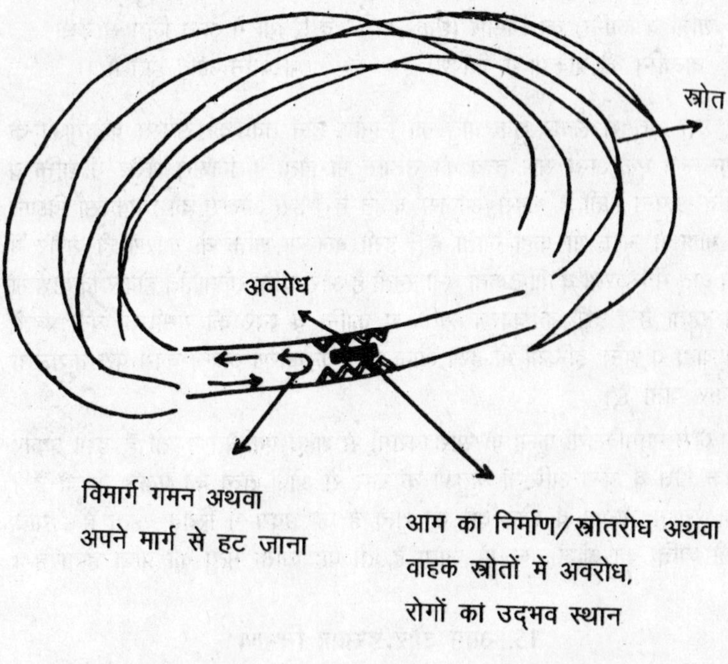

इसी कारण इन रोगियों के लिए वमन और विरेचन चिकित्सा के प्रथम चरण हैं।

'आमय' शब्द का अर्थ है – व्याधि या रोग। क्योंकि प्रायः व्याधियाँ किसी न किसी रूप में आम दोष से ही उत्पन्न होती हैं। अन्तः व्याधियाँ प्रायः आम के कारण ही उत्पन्न होती हैं।

आगन्तुज व्याधियाँ (जो बाह्य कारणों से उत्पन्न होती हैं) भी आम दोष को उत्पन्न करती हैं और उस उत्पन्न हुए आम दोष के अनुरूप चिकित्सा देने पर समाप्त भी हो जाती हैं।

आम दोष का कुप्रभाव अग्नि पर पड़ता है, जिससे भोजन का पाचन ठीक प्रकार से नहीं हो पाता। इस अपक्व अन्न के कारण स्रोत अवरुद्ध हो जाते हैं। आम दोष शरीर के किसी भी भाग में उत्पन्न हो सकता है। प्रायः जो अंग दबाव के कारण कमजोर होता है या जो अंग महाभौतिक संरचना में आम के सदृश होता है, वहाँ यह आम दोष बहुत आसानी से व शीघ्र संचित हो जाता है। उदाहरणार्थ यदि उदान वायु प्रकुपित होता है, तो यह आम दोष फुफ्फुस या हृदय में पहुंच जाएगा।

16. तेरह प्रकार के स्रोतस्

शरीर में अनेक स्रोत हैं जिनके माध्यम से मूल सात धातु, तीन दोष व मल पदार्थ शरीर के एक स्थान से दूसरे स्थान पर लगातार गतिमान रहते हैं। इन वाहिनियों या परिसंचरण मार्गों को ही 'स्रोत' कहा जाता है। इस प्रकार, स्रोत ही ग्रहण किए गये भोजन के पौष्टिक तत्त्वों को जठरान्त्र–प्रणाली (gastro-intestinal tract - आमाशय, क्षुद्रान्त्र व बृहदन्त्र) से शरीर के रस, रक्तादि सभी धातुओं तक ले जाते हैं और उनके पोषण का कार्य करते हैं।

हमारे शरीर के अन्दर विद्यमान बड़े से बड़े संचरण (circulating) मार्गों से लेकर सूक्ष्म से सूक्ष्म (जो अनुवीक्षण यन्त्र की सहायता से देखे जाते हैं) मार्ग स्रोत कहलाते हैं। इस प्रकार जठरान्त्र प्रणाली (आमाश्य, क्षुद्रान्त्र व बृहदन्त्र), रक्तवाहिनियाँ, शिराएं, रस या लसीका वाहिनियाँ, जनन–मूत्र–प्रणाली (genito-urinary tract= डिम्ब-अण्ड-मूत्र वाहिनियाँ), सूक्ष्म कोशिकाएँ आदि सभी स्रोतों के अन्तर्गत आते हैं।

स्वस्थ शरीर के लिए आवश्यक है कि स्रोतों में कोई अवरोध न हो व सभी धातु, मल व दोष बिना किसी रुकावट के गतिशील रहें। इससे शरीर की सभी क्रियाएं सुचारु रूप से होती रहती हैं। यदि किसी स्रोत के प्रवाह में किसी कारणवश धीमापन या अवरोध हो जाता है तो उस स्रोत में गतिमान पदार्थ (मल–रक्तादि) वहीं एकत्र हो जाते हैं व उससे सम्बद्ध धातु की चयापचय की क्रिया भी असंतुलित हो जाती है। इससे आस–पास की धातुओं के प्रवाह में भी अवरोध उत्पन्न हो सकता है। इसके परिणामस्वरूप 'आम' दोष उत्पन्न होता है। यह उत्पन्न हुआ 'आम' दूसरे स्रोतों के द्वारा (जिनमें रुकावट नहीं है) शरीर में प्रवाहित होता है। प्रत्येक स्रोत का नाम उसमें प्रवाहित होने वाले धातु, मल, दोष आदि के आधार पर रखा गया है। शरीर के असंख्य स्रोतों में मुख्य स्रोत 13 हैं। इन विभिन्न स्रोतों के कार्य–कलापों आदि का उल्लेख निम्न तालिका द्वारा किया जा रहा है:

स्रोत का नाम व कार्य	नियन्त्रक अंग	दूषित होने के कारण	लक्षण
1. प्राणवह स्रोतस् (जीवन-शक्ति व प्राण का वहन करने वाले स्रोत)	हृदय व भोजन प्रणाली	क्षय, स्वाभाविक वेगों को दबाना, रूक्षाहार का अधिक सेवन, भूखे पेट व्यायाम ।	रुकावट के साथ उथले रूप में व तीव्र गति से श्वसन क्रिया का होना । दमा रोग इसी से सम्बद्ध है ।
2. उदकवह स्रोतस् (जल व द्रव पदार्थों को वहन करने वाले स्रोतस्)	तालु, क्लोम	अधिक गर्मी व लू लगना, अपच, शराब का अधिक सेवन, अत्यन्त रूक्ष भोजन का सेवन, अधिक प्यासा रहना ।	तालु, ओष्ठ, जिह्वा व कण्ठ का सूखना ।
3. अन्नवह स्रोतस् (मुख से ग्रहण किए गये अन्न को वहन करने वाले स्रोतस्)	आमाशय	असमय में व अधिक मात्रा में भोजन करना, अपथ्य आहार का सेवन, मन्दाग्नि ।	भूख का नष्ट होना, (अरुचि), अपच, छर्दी ।
4. रसवह स्रोतस् (आहार रस, लसीका आदि का वहन करने वाले स्रोतस्)	हृदय व हृदय से सम्बन्धित दस वाहिनियाँ	चिन्ता, अत्यन्त गुरु, शीत व रूक्ष भोजन का सेवन ।	अरुचि, हृल्लास, भारीपन, तन्द्रा, बेहोशी, रक्ताल्पता, नपुंसकता ।
5. रक्तवह स्रोतस् (रक्त को विशेषतः हीमोग्लोबिन अंश का वहन करने वाले स्रोतस्)	यकृत्, प्लीहा	तीक्ष्ण, उष्ण व स्निग्ध भोजन का सेवन, धूप व आग का अधिक सेवन ।	भयानक चर्म-विकार, रक्त स्राव, व्रण, गुदा एवं जननांगों में शोथ ।

स्रोत का नाम व कार्य	नियन्त्रक अंग	दूषित होने के कारण	लक्षण
6. मांसवह स्रोतस् (मांस तन्तुओं के तत्त्वों को ले जाने वाले स्रोत)	कण्डराएँ, चर्म, अस्थि-बन्धक तन्तु (स्नायु)	भोजन के तुरन्त बाद सोना, बार-बार, अधिक मात्रा में तथा गुरु व ठोस भोजन का सेवन।	अर्बुद, मांसार्बुद, अर्श, तालु-शोथ, गलगण्ड, तुण्डीकेरी, अन्यअर्बुदआदि (जिनमें कैंसर का अर्बुद भी हो सकता है)।
7. मेदोवह स्रोतस् (वसा तत्त्वों को वहन करने वाले स्रोत)	वृक्क, उदरगत मेदस्	दिवास्वप्न, व्यायाम न करना, अधिक स्निग्ध भोजन व मदिरा का सेवन।	मूत्र-सम्बन्धी कष्टकर रोग, मधुमेह आदि।
8. अस्थिवह स्रोतस् (अस्थि के पोषक तत्त्वों का वहन करने वाले स्रोत)	कटि अस्थि	अधिक व्यायाम, अस्थियों का आपस में रगड़ खाना, वातिक आहार का सेवन।	नाखूनों व दांतों का टूटना, हड्डियों में पीड़ा, बालों में परिवर्तन (क्योंकि बाल अस्थि का उपोत्पाद हैं)।
9. मज्जावह स्रोतस् (मज्जा–सम्बन्धी पौष्टिक तत्त्वों का वहन करने वाले स्रोत)	अस्थियाँ व संधियाँ	विरुद्धाहार (जैसे–मछली के साथ दूध, गर्म पदार्थों के साथ मधु) का सेवन, कुचले जाने चा दबाव आदि से मज्जा में चोट लगना।	संधिशूल, भ्रम, मूर्च्छा, स्मृति-नाश, आंखों के आगे अंधेरा छा जाना, गम्भीर विद्रधि आदि।
10. शुक्रवह स्रोतस् (शुक्र व रज तथा उनके लिए पोषक तत्त्व ले जाने वाली वाहिनियाँ)	अण्डकोश व डिम्बाशय	असमय में सहवास, अप्राकृतिक ढंग से सहवास, सहवास का आधिक्य या सहवास की इच्छा को दबाना।	नपुंसकत्व, बन्ध्यत्व (बांझपन), गर्भपात, विकृत गर्भ।

स्रोत का नाम व कार्य	नियन्त्रक अंग	दूषित होने के कारण	लक्षण
11. मूत्रवह स्रोतस् (मूत्र को वहन करने वाले स्रोत)	वृक्क व बस्ति	मूत्र के वेग-काल में भोजन तथा पेय-पदार्थों का सेवन व सहवास करना, मूत्र वेग को रोकना (विशेष रूप से क्षय ग्रसित रोगी द्वारा)	मूत्र त्याग अधिक मात्रा में होना या बिलकुल न होना, बार-बार मूत्र का होना, मूत्र का गाढ़ा होना ।
12. पुरीषवह स्रोतस् (पुरीष का वहन करने वाले स्रोत)	बृहदन्त्र व मलाशय	पुरीष के वेग को रोकना । पहले किए गये भोजन के पचने से पूर्व दुबारा भोजन करना, मन्दाग्नि ।	मल का अधिक मात्रा में होना या कम होना तथा कठिन मल का विसर्जन।
13. स्वेदवह स्रोतस् (स्वेद का वहन करने वाले स्रोत)	वसा-तन्तु व रोमकूप	व्यायाम अधिक करना, क्रोध, शोक व भय से ग्रस्त या गर्मी का सेवन।	स्वेद अधिक आना या बिल्कुल न निकलना, त्वचा में रूक्षता, जलन या रोमाञ्च होना ।

17. प्रकृति

जब शुक्राणु व डिम्ब गर्भाशय में मिलते हैं, तो उनमें तथा गर्भाशय में स्थित दोष शिशु की शारीरिक बनावट व चरित्रगत विशेषताओं (प्रकृति) को निर्धारित करते हैं।

प्रत्येक व्यक्ति की प्रकृति के लिए निम्न चार कारण मुख्य रूप से जिम्मेदार हैं :

1. पैतृक कारण।
2. मातृक कारण।
3. माँ के गर्भाशय की अवस्था व मौसम।
4. मातृकाहार।

यदि दोष अधिक असंतुलित अवस्था में हैं, तो गर्भ ही स्थित नहीं होगा। यदि गर्भ स्थित हो भी गया, तो भ्रूण का विकास नहीं होगा। यदि भ्रूण विकसित भी होता है, तो उसका निर्माण दोष पूर्ण होगा।

तीनों दोषों में से यदि कोई एक या दो दोष सीमित रूप से अधिक मात्रा में हैं तो उस आधार पर शिशु की शारीरिक व मानसिक प्रकृति भी इन दोषों के अनुरूप ही होगी। मनुष्य की यह प्रकृति आजीवन बनी रहती है। पूर्ण जीवन में यह प्रकृति परिवर्तित नहीं होती। इस प्रकार दोषों के आधार पर प्रकृति सात प्रकार की है :

1. वात प्रकृति
2. पित्त प्रकृति
3. कफ प्रकृति
4. वात-पित्त प्रकृति
5. पित्त-कफ प्रकृति
6. वात-कफ प्रकृति
7. सम-प्रकृति (संतुलित प्रकृति—यह उत्तम प्रकार की प्रकृति है, परन्तु बहुत कम देखने में आती है)

1. **वात प्रकृति** – वात-प्रधान प्रकृति वाले व्यक्ति में अधिक गम्भीर प्रकार की वातज व्याधियों के आक्रमण की सम्भावना अपेक्षाकृत अधिक रहती है। जबकि अन्य दोषजन्य (पित्तज व कफज) व्याधियाँ वात प्रकृति के व्यक्ति में सरलतापूर्वक व शीघ्र ठीक हो जाती हैं। इस प्रकृति वाले व्यक्तियों को वातवर्धक आहार-विहार का सेवन नहीं करना चाहिए।

2. पित्त प्रकृति – पित्त प्रधान प्रकृति वाले लोगों में पित्तज व्याधियों के आक्रमण की अधिक सम्भावना होती है । इस प्रकृति के व्यक्तियों को पित्तवर्धक आहार–विहार का सेवन नहीं करना चाहिए ।

3. कफ प्रकृति – इसी प्रकार कफ प्रधान प्रकृति वाले व्यक्ति में कफज व्याधियों के आक्रमण की सम्भावना अधिक रहती है । अतः कफज प्रकृति वाले लोगों को कफज व्याधियों से सावधान रहना चाहिए ।

इसी कारण आयुर्वेदीय चिकित्सा करते समय रोगी की प्रकृति को ध्यान में रखते हुए ही औषध व्यवस्था की जाती है । उदाहरण के तौर पर, कुनीन कफज प्रकृति वाले व्यक्ति के लिए अनुकूल है, अतः इस रोगी को बिना किसी भय के दी जा सकती है । यही औषधि वात-प्रकृति वाले व्यक्ति के लिए कम अनुकूल है, जबकि पित्त प्रकृति वाले के लिए यह हानिकारक होती है ।

18. (क) गर्भ की रचना या बनावट

शुक्र व डिम्ब का संयोग होने पर उसमें (सूक्ष्म शरीर के साथ विद्यमान) आत्मा पूर्व जन्म के कर्मों के अनुसार प्रवेश करता है । इसके परिणामस्वरूप उपर्युक्त संयुक्त पदार्थ 'जीवन अर्थात् चेतना से युक्त गर्भ' कहलाता है । इस प्रकार, आत्मा गर्भ को जीवन व जीवनीय शक्ति प्रदान करने का मुख्य व महत्त्वपूर्ण कार्य करता है ।

गर्भ में शुक्र व डिम्ब क्रमशः पिता व माता के द्वारा प्रदान किये जाते हैं । इनकी अपनी-अपनी विशेष पंचभौतिक संरचना होती है ।

माता इस विशिष्ट पंचभौतिक रचना के अनुसार उनका पोषण करती है । जीवात्मा, मन, बुद्धि व चार महाभूत (पृथ्वी, जल, तेजस् और वायु) पृथक् रहते हैं और बाद में कोशिका में प्रवेश करते हैं । चूंकि आकाश महाभूत सर्वव्यापी है, अतः इसके स्थानान्तरण की आवश्यकता ही नहीं होती, यह उसमें स्वतः ही प्रविष्ट होता है ।

जीवात्मा की गतिविधि गर्भ के चौथे मास के बाद प्रारम्भ होती है ।

18. (ख) मानसिक शक्तियों का वर्गीकरण

शारीरिक प्राकृतियों के समान ही मानसिक शक्तियों के भी विभिन्न प्रकार हैं । मन के सत्त्व, रजस् और तमस् गुणों के अनुसार ये शक्तियाँ भी निम्नलिखित तीन वर्गों में विभाजित हैं :

1. सात्विक
2. राजसिक
3. तामसिक

पारम्परिक रूप से ग्रन्थों में इन मानसिक शक्तियों को 15 मौलिक वर्गों में विभक्त किया गया है। इनमें सात वर्ग सात्विक प्रकार के हैं, छः वर्ग राजसिक प्रकार के व तीन वर्ग तामसिक प्रकार के हैं।

इस वर्गीकरण का संक्षिप्त परिचय निम्नलिखित है :

सात प्रकार की सात्विक प्रकृतियाँ

1. ब्राह्म (ब्रह्मा के लक्षणों से युक्त)	1. पवित्रता व सच्चाई से प्यार 2. कर्त्तव्य में निष्ठा व निष्कपटता 3. देवताओं व गुरुजनों के प्रति श्रद्धा-भक्ति 4. अतिथि के प्रति आदर 5. ज्ञान-प्राप्ति के प्रति उत्कण्ठा
2. माहेन्द्र (महेन्द्र के लक्षणों से युक्त)	1. अति साहसी व कीर्तिमान 2. आज्ञाकारी 3. धर्मग्रन्थों के अध्ययन के प्रति पूर्ण समर्पण व निष्ठा 4. सेवकों को उचित देखभाल व सम्मान के साथ रखना
3. वारुण (वरुण के लक्षणों से युक्त)	1. शीतल पदार्थों में अभिरुचि 2. सहनशीलता 3. ताम्रवर्ण 4. बालों का रंग काला-हरापन लिए 5. रुचिपूर्ण वार्तालाप
4. कौबेर (कुबेर के लक्षणों वाला)	1. मध्यस्थ के रूप में कार्य करने में कुशलता 2. सहनशीलता 3. धन कमाना व संग्रह करना 4. सामान वितरण करने की पर्याप्त क्षमता
5. गान्धर्व (गन्धर्व के लक्षणों से युक्त)	1. सुगन्धियों व मालाओं के प्रति अभिरुचि 2. नृत्य व गायन की इच्छा 3. घूमते रहने की इच्छा

प्रकृति	लक्षण
6. याम (यम के लक्षणों से युक्त)	1. सद्व्यवहार व आचरण में कुशलता 2. साहसिक कार्यों को प्रारम्भ करने में कुशलता 3. निर्भयता 4. उत्तम स्मरण शक्ति व पवित्रता 5. आसक्ति, भ्रम, भय व ईर्ष्या से रहित
७. आर्ष (ऋषि के लक्षणों से युक्त)	1. धार्मिक कार्यों व तपस्या में निष्ठा 2. ब्रह्मचर्य, यज्ञ व पठन-पाठन में अभिरुचि 3. भौतिक व आध्यात्मिक ज्ञान से सम्पन्नता

2. छः प्रकार की राजसिक प्रकृतियाँ

प्रकृति	लक्षण
1. आसुर (असुर के लक्षणों से युक्त)	1. धनिक 2. भयानक, वीर, क्रूर एवं ईर्ष्यालु 3. अकेले सुख भोगने की लालसा 4. उदरपूर्ति की इच्छा
2. सार्प (सर्प के लक्षणों से युक्त)	1. तीक्ष्ण, धूर्त, भीरु, क्रूर और चतुर
3. शाकुन (शकुनि नामक चिड़िया के लक्षणों से युक्त)	1. सहवास में अधिक अभिरुचि 2. बार-बार भोजन करना 3. क्रोधी व अस्थिर बुद्धि वाला
4. राक्षस (राक्षसी लक्षणों से युक्त)	1. एकपक्षीय विचार करने वाला 2. क्रोधी व ईर्ष्यालु 3. धर्म के प्रति अरुचि 4. स्वयं का प्रशंसक
5. पैशाच (पिशाच के लक्षणों से युक्त)	1. बचे हुए अन्न को ग्रहण करने में अभिरुचि 2. तीक्ष्णता 3. वीरता के कार्यों में अभिरुचि 4. स्त्रियों का शौकीन 5. निर्लज्जता
6. प्रैत (प्रेत के लक्षणों से युक्त)	1. खुशियाँ बाँटने के प्रति अरुचि 2. आलसी 3. ईर्ष्यालु 4 लालची 5. दया-दान के प्रति अरुचि 6. दुःखी स्वभाव वाला

3. तीन तामसिक प्रकृतियाँ

1. पाशव (पशुवत् लक्षणों से युक्त)	1. मन्दबुद्धि 2. सुस्त प्रकृति 3. स्वप्न में सहवास 4. आज्ञा का उल्लंघन
2. मात्स्य (मत्स्य के लक्षणों से युक्त)	1. अस्थिरता 2. बुद्धि का अभाव 3. कायर 4. जल की इच्छा 5. परस्पर एक दूसरे की क्षति करना
3. वानस्पत्य (वनस्पति के लक्षणों से युक्त)	1. एक ही स्थान पर स्थिर रहने की प्रवृत्ति 2. केवल भोजन के प्रति अभिरुचि 3. सत्त्व (मानसिक प्रबुद्धता), धर्म (धार्मिक अनुष्ठान व कर्त्तव्य परायणता), काम (इच्छाएँ) व अर्थ (धन) का अभाव

19. वेग - धारण

भूख, प्यास, मल, मूत्र, छींक आदि कुछ ऐसी प्रवृत्तियाँ हैं, जो प्रत्येक मनुष्य में स्वभावतः पाई जाती हैं। इन प्रवृत्तियों के उत्पन्न होने पर उनकी पूर्ति करना अत्यन्त आवश्यक है। जब ये स्वाभाविक प्रवृत्तियाँ उत्पन्न होती हैं, तो इन्हें 'वेग' कहा जाता है। यदि उनकी पूर्ति न की जाए तो उसे 'धारण' कहते हैं। (विग अर्थात् अचानक प्रवृत्ति, धारण अर्थात् रोकना) इस 'वेग धारण' से अनेक हानियाँ हो सकती हैं। ये वेग 13 प्रकार के हैं। प्रत्येक वेग धारण से उत्पन्न लक्षण निम्न प्रकार से हैं।

प्राकृतिक वेग	**वेग रोकने से उत्पन्न लक्षण**
1. मूत्र वेग (सामान्यतः रात्रि में कोई वेग नहीं, दिन में छः बार)	बस्ति के पास व जनन अंगों में पीड़ा, पीड़ा के साथ मूत्र का आना, शिरःशूल, पेट के निचले भाग में अफारा। चिकित्सा – अभ्यङ्ग, उष्णजल से अवगाहन, नस्य। इसमें अपान वायु प्रभावित होती है तथा वायु शीतल होती है। अतः उष्ण अवगाहन आदि दें।

2.	मल का वेग (सामान्यतः दिन में दो बार – भोजन मल व मूत्र के पूर्णतः त्याग के उपरान्त ही लेना चाहिए।)	उदर शूल, शिरःशूल, कोष्ठबद्धता, पेट में ऐंठन या मरोड़, आध्मान। चिकित्सा – स्वेदन, अवगाहन, 13 प्रकार के स्वेदनों का प्रयोग किया जा सकता है ।
3.	शुक्र वेग	जनन अंगों, वृषण व हृदय में पीड़ा, मूत्रावरोध। चिकित्सा – अभ्यङ्ग, अवगाहन, बस्ति।
4.	अपान वायु का वेग	कोष्ठबद्धता, आध्मान, पीड़ा व थकावट। चिकित्सा – स्वेदन, गुदवर्ती का प्रयोग, बस्ति, दीपक-पाचक आहार व पेय-पदार्थों का सेवन।
5.	छर्दी वेग (प्राकृतिक वेग)	कण्डू , शीतपित्त, अरुचि, शोथ, पाण्डु, ज्वर, उत्क्लेश, विसर्प (एक प्रकार का चर्म विकार)। चिकित्सा – औषधीय धूम्रपान, उपवास, व्यायाम, विरेचन।
6.	छींकना	गर्दन की मांसपेशियों की जकड़ाहट, शिरःशूल, अर्दित, ज्ञानेन्द्रियों की दुर्बलता (क्योंकि ज्ञानेन्द्रियों का नियन्त्रण नासिका द्वारा होता है), अर्धावभेदक (आधे शिर में पीड़ा)। चिकित्सा – अभ्यङ्ग, शिर एवं ग्रीवा का स्वेदन, नस्य, घृत का सेवन ।
7.	उद्गार अथवा डकार	हिक्का, सांस फूलना, अरुचि, शरीर में कम्पन (tremors), हृदय व फुफ्फुस की प्रक्रियाओं में विकार उत्पन्न होना। चिकित्सा – दीपक-पाचक औषधियों का सेवन व विरेचक द्रव्यों का प्रयोग (ऊर्ध्वगत वायु के अनुलोमन के लिए), यथा–**सुकुमार घृत** का सेवन। यह एरण्ड तैल + घृत + पुनर्नवा की जड़ से तैयार औषधीय घृत है। इन में पुनर्नवा की जड़ शरीर के लिए रसायन का कार्य करती है तथा यह मोतिया बिन्द (cataract) की प्रारम्भिक अवस्था में उपयोगी है। यह सुकुमार घृत स्त्रियों के बन्ध्यत्व में भी प्रयोग किया जाता है ।

8. जृम्भा (जम्भाई)	मांसपेशियों में ऐंठन, सुन्नता, कंपकपी (tremor)। चिकित्सा – वातनाशक औषधियों का सेवन।
9. भूख	क्षीणता, दुर्बलता, शारीरिक क्लेश (बिचैनी), अरुचि, भ्रम (चक्कर आना)। चिकित्सा – स्निग्ध, उष्ण व लघु आहार का सेवन।
१०. पिपासा (आमाशय का एक चौथाई भाग द्रव पदार्थों से भरना चाहिए । मोटे (स्थूल) लोगों को भोजन से पूर्व जल पीना चाहिए, क्योंकि इससे भूख कम हो जाती है। क्षीण व पतले लोगों को भोजन के उपरान्त पानी पीना चाहिए । सामान्य व्यक्ति को भोजन के मध्य में जल पीना चाहिए।)	कण्ठ व मुख में शुष्कता, बधिरता, थकावट, हृदय स्थान में पीड़ा। चिकित्सा – शीतल व तर्पक (ताजगी लाने वाले) पेय-पदार्थों का सेवन।
11. अश्रु (आंसू)	प्रतिश्याय, नेत्र रोग, हृदय रोग, अरुचि, भ्रम (चक्कर)। चिकित्सा – निद्रा, मद्य (आसव)-पान, सान्त्वना।
12. निद्रा	जम्भाई का आना, शारीरिक क्लेश (शरीर में टूटने सी पीड़ा), तन्द्रा, शिरःशूल, आंखों में भारीपन। चिकित्सा – निद्रा, अभ्यंग (शरीर में तेल से मालिश)।
13. श्वसन (Breathing)	गुल्म, हृदय रोग, मूर्च्छा। चिकित्सा – औषध-प्रयोग द्वारा वायु का संशमन ।

उपरोक्त सभी वेगों का नियमन वायु के द्वारा होता है । यथा :

अपान वायु संशोधन (शरीर से मलों को निकालने के कार्य) के लिए उत्तरदायी है; तो **समान वायु** मुख्यता भोजन के पाचन का कार्य सम्पन्न करता है । **मन (mind)**

का नियन्त्रण **प्राण वायु** द्वारा होता है । अपान वायु व प्राण वायु के कार्यों का परस्पर घनिष्ठ सम्बन्ध है । अनुकम्पी और परानुकम्पी तंत्रिका मण्डल (sympathetic and para sympathetic nervous system) इन्हीं के द्वारा नियन्त्रित होता है । शरीर में स्थित छः चक्र प्राण वायु व अपान वायु को नियन्त्रित करते हैं । यथा – मूलाधार चक्र व स्वाधिष्ठान चक्र अपान वायु को नियन्त्रित करते हैं। अनाहत चक्र प्राण वायु को नियन्त्रित करता है । विशुद्धि चक्र उदान वायु को नियन्त्रित करता है ।

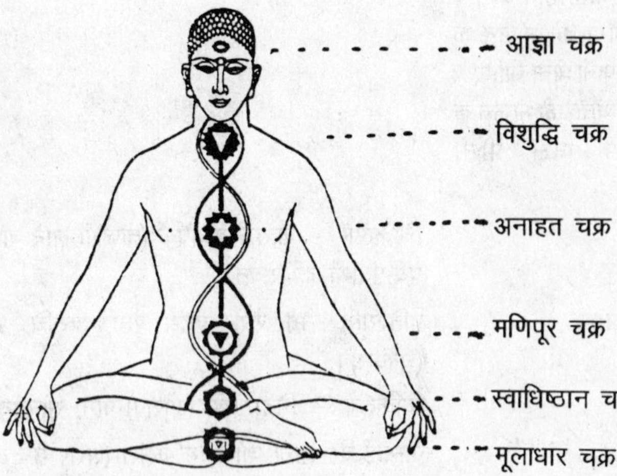

20. व्याधियों का वर्गीकरण

उत्पत्ति के कारणों के आधार पर व्याधियाँ तीन प्रकार की श्रेणियों में बाँटी गई हैं :

1. आध्यात्मिक — व्यक्ति के अपने ही शरीर में विद्यमान तत्त्वों अथवा कारणों से उत्पन्न होने वाली व्याधियाँ आध्यात्मिक व्याधियाँ हैं। इसके अन्तर्गत मनोदैहिक रोग भी सम्मिलित हैं ।
2. आधिभौतिक — बाह्य जगत् के भौतिक कारणों से उत्पन्न होने वाली व्याधियाँ, जैसे—अस्त्र-शस्त्र के आघात से, कीटाणुओं के संक्रमण से, दुर्घटना आदि से उत्पन्न होने वाले रोग ।
3. आधिदैविक — भाग्य व प्राकृतिक कारणों से उत्पन्न रोग आधिदैविक रोग हैं, यथा — ग्रहों के प्रभाव, मौसम व अन्य दैवी कारणों से होने वाले रोग ।

आध्यात्मिक व्याधियों को पुनः तीन प्रकार से वर्गीकृत किया गया है :

(क) आदिबलज अथवा वंशानुगत रोग।

(ख) जन्मज अथवा जन्म के साथ उत्पन्न रोग।

(ग) दोषज अथवा वायु आदि तीन दोषों के प्रकोप से उत्पन्न रोग ।

दोषज व्याधियों को पुनः निम्न दो वर्गों में बांटा गया है :

(1) नानात्मज — किसी एक विशेष दोष के कारण उत्पन्न होने वाली व्याधियाँ नानात्मज व्याधियाँ हैं। जैसे — पक्षाघात, यह केवल वायु दोष के प्रकोप से ही होता है ।

(2) सामान्यज — तीनों दोषों में से किसी भी दोष के प्रकोप के कारण व्याधि का उत्पन्न होना सामान्यज व्याधि कहलाता है । इन व्याधियों की चिकित्सा दोषों के आधार पर भिन्न-भिन्न प्रकार से की जाती है । इनका आयुर्वेद के ग्रन्थों में विस्तृत वर्णन उपलब्ध है ।

21. व्याधियों की अभिव्यक्ति (रोगाभिव्यक्ति)

उत्पादक कारण — अनुचित भोजन, पेय पदार्थ, विहार (रहन-सहन के अन्य तौर तरीके), ऋतुओं के प्रभाव, मानसिक तनाव आदि के फलस्वरूप पाचक-रसों की क्रियाविधि सुचारु रूप

	से नहीं चल पाना, परिणामतः आम दोष (भोजन का ठीक प्रकार से पाक न होना) की उत्पत्ति ।
व्याधि उत्पत्ति स्थान	परिणामतः आम दोष के संचय से स्रोतों में अवरोध (परिवहन स्रोतों के अन्दर रुकावट)।
गति का मार्ग	इस संचित आम दोष का—किसी एक मार्ग से गति करके अन्ततः किसी अंग-प्रत्यंग में पहुँचना। परिणामतः
व्याधि की अभिव्यक्ति (रोगाभिव्यक्ति)	अंग-प्रत्यगों का विकृत होना अर्थात् रोग की उप्तत्ति।

22. व्याधियों के नाम

आयुर्वेद के ग्रन्थ संस्कृत भाषा में हैं । व्याधियों के नाम भी संस्कृत में हैं, जो निम्न वर्गों में से किसी एक के आधार पर रखे गये हैं :

1.	दुःख सूचक	इस वर्ग पर आधारित व्याधियों के नाम प्रायः पीड़ा सूचक या अतिक्लेश के सूचक हैं । उदाहरण के लिए, ज्वर एक पीड़ा की अवस्था के लिए प्रयुक्त होता है, क्योंकि वस्तुतः ज्वर शब्द का अर्थ ही है – पीड़ा ।
2.	महत्त्वपूर्ण लक्षण सूचक	उदाहरणार्थ अतिसार। शब्द 'अतिसरण' का अभिप्राय ही है – बार-बार पतले मल का होना ।
3.	महत्त्वपूर्ण चिन्ह सूचक	जैसे – पाण्डु (रक्ताल्पता)। चूंकि इस रोग में शरीर में रक्त की कमी के कारण पाण्डुता (पीलापन) आ जाना मुख्य चिन्ह है, अतः इसे 'पाण्डु' नाम दिया गया है ।
4.	रोग की मुख्य प्रकृति या विशेषता का सूचक	उदाहरणार्थ अर्शस्। चूंकि बवासीर रोग में दुःख एक स्थायी शत्रु के समान मिलता रहता है, अतः इसे अर्श कहते हैं ।
5.	रोग के कारक प्रमुख दोष का सूचक	जैसे – वात रोग। प्रायः नाड़ी-मण्डल में होने वाले उपद्रवों को वातरोग कहा गया है क्योंकि इस प्रकार के विकारों में वायु दोष मुख्य व निश्चित कारक होता है, अतः इसे वात रोग कहते हैं ।
6.	प्रधानतः प्रभावित अंग का सूचक	उदाहरणतः ग्रहणी । इस रोग में मुख्यतया 'ग्रहणी' (क्षुद्रान्त्र, विशेष कर आमाशय व क्षुद्रान्त्र को जोड़ने वाले भाग) नामक अंग प्रभावित होता है, अतः रोग को ही ग्रहणी कहते हैं ।

द्वितीय अध्याय

चिकित्सा-व्यवस्था

1. रोगी परीक्षा–(सामान्य विचार-विमर्श)

संसार में घटित होने वाली किसी भी सामान्य घटना एवं विशेष रूप से रोगी की परीक्षा के लिएं निम्न तीन साधनों अथवा विधियों का आश्रय लिया जाता है :

1. **प्रत्यक्ष ज्ञान** – इस विधि में नेत्र आदि ज्ञानेन्द्रियों का आश्रय लिया जाता है। ज्ञानेन्द्रियों और विषय (घटित होने वाली घटना) के बीच सीधा सम्पर्क होता है । इस प्रत्यक्ष विधि में भी ज्ञानेन्द्रियों और इनके विषयों के मध्य दर्शन, श्रवण, आघ्राण (सूंघना), स्पर्शन, और रस (स्वाद) द्वारा सीधा सम्बन्ध स्थापित किया जाता है ।
2. **अनुमान** – किसी चिन्ह अथवा परिणाम को देखकर जब घटना का अन्दाज लगाया जाता है, तो उसे अनुमान कहते हैं। यथा–जब किसी घर की खिड़की से गहरा धुआँ उठता हुआ दिखाई देता है, तो अनुमान लगाया जाता है कि उस घर में आग है। इसी प्रकार सूक्ष्म अणुवीक्षण यन्त्र (माईक्रोस्कोप) द्वारा मल, मूत्र, थूक आदि पदार्थों का निरीक्षण करके किसी भी व्यक्ति के स्वास्थ्य के विषय में अनुमान लगाया जा सकता है । किसी भी प्रकार की चिकित्सा-प्रणाली में रोग की जानकारी के लिए इस अनुमान का विशेष महत्त्व है ।
3. **शब्द (विश्वसनीय या प्रामाणिक कथन)** – रोग की पहचान के लिए अनुभवी एवं ज्ञानी व्यक्तियों के कथन विशेष महत्त्व रखते हैं । रोगों के सन्दर्भ में हमारे प्राचीन ग्रन्थ अनुभवी और योग्य ऋषियों के वचनों का खजाना है।

   इसके साथ ही रोगी से व्याधि के सम्बन्ध में किए गये प्रश्नों व रुग्ण के सम्बन्धियों व परिचारक आदि से की गयी पूछताछ से भी रोग की वास्तविक प्रकृति (प्रकार) जानने में बहुत सहायता मिलती है । इस साधन द्वारा रोगी को पहले होने वाली तथा बार-बार होने वाली व्याधियों के विषय में भी ज्ञान प्राप्त किया जा सकता है ।

रुग्ण की परीक्षा संक्षिप्त रूप में, निम्न तीन क्रमों में की जाती है :

1. **दर्शन**
2. **स्पर्शन**
3. **प्रश्न**

रोग के अधिक विस्तृत परीक्षण हेतु शास्त्रों में निम्न आठ विधियों का उल्लेख किया गया है :

1. **नाड़ी-परीक्षा**
2. **मूत्र-परीक्षा**

} इन दोनों का विस्तृत परिचय आगे दिया जायेगा ।

3. **मल-परीक्षा** – उदाहरण के लिए मल-परीक्षण के समय यदि मल पानी में डूब जाता है, तो शरीर में आम दोष की अधिकता मानी जाती है । यदि वह पानी के ऊपर तैरता है तो शरीर में आम दोष की उपस्थिति नहीं मानी जाती।
4. **नेत्र-परीक्षा** – जो व्यक्ति वात व्याधियों से पीड़ित हैं, उनके नेत्र रूक्ष व धुएँदार नजर आते हैं । इस प्रकार के रोगी में नेत्रदाह की शिकायत भी होती है । आंखों के श्वेत पटल में पीलापन पाया जाना, प्रकाश के प्रति असहिष्णुता या अच्छा न लगना व दाह का अनुभव प्रायः पित्तजन्य व्याधियों के लक्षण हैं । स्निग्ध व धूमल (सुस्त) आंखें कफप्रधान व्याधि की सूचक हैं ।
5. **जिह्वा-परीक्षा** – जब जिह्वा शीतल, खुरदरी व कटी-फटी हो तो यह वायु प्रकोप की सूचक है । लाल या नीलाभ जिह्वा पित्त की वृद्धि की सूचक है । श्वेत व श्लेष्मापूर्ण (चिपचिपी) जिह्वा कफ वृद्धि की सूचक है । यदि जिह्वा कृष्णवर्ण की है तथा उसमें कांटेदार उभार हैं, तो सभी दोष प्रकुपित माने जाते हैं ।
6. **त्वचा-परीक्षा** – स्पर्श में उष्ण त्वचा पित्तवृद्धि की सूचक है । शीत स्पर्श वाली त्वचा वायुवृद्धि की सूचक है । नम व गीली त्वचा कफवृद्धि को सूचित करती है ।
7. **नख-परीक्षा** – कटे-फटे हुए व रूखे नाखून वायु की वृद्धि को सूचित करते हैं । लालिमायुक्त या पीताभ नाखून पित्त की वृद्धि दर्शाते हैं ।
8. **आकृति (शारीरिक विशेषताओं) की परीक्षा** – वातप्रधान रोगी की त्वचा व केश रूखे व कटे-फटे होते हैं । वे ठण्डी चीजों को पसन्द नहीं करते । वे अधीर स्वभाव वाले और वाचाल होते हैं । इनमें स्मरण शक्ति व बुद्धि की कमी होती है ।

   पित्त प्रधान रोगियों को बार-बार प्यास व भूख लगती है । उनकी त्वचा उष्ण व प्रायः पीताभ होती है। उनके हाथों की हथेलियाँ, पैरों के तलुवे व चेहरा तांबे के वर्ण का होता है । ये लोग अपने में मस्त रहने वाले व आक्रामक प्रकृति के होते हैं । इनके शरीर में बाल अल्प मात्र में होते हैं, जो प्रायः लालिमा लिए हुए होते हैं ।

कफ प्रधान रोगियों के जोड़, अस्थियाँ व मांसपेशियाँ दृढ़ होती हैं । इनमें प्यास, भूख, दुःख व पीड़ा अधिक नहीं होती ।

रोगी की परीक्षा करते हुए उसके निम्न पक्षों पर भी गम्भीरता से विचार करना चाहिए ।

(i) प्रकृति (शारीरिक व मानसिक प्रकृति) ।

(ii) विकृति (रुग्ण की व्याधि की प्रकृति) ।

(iii) सार (रुग्ण के शरीर में स्थित सप्त धातुओं की उत्तमता या श्रेष्ठता का विवेचन)।

(iv) संहति या संहनन (रुग्ण का शारीरिक गठन, दृढ़ता व सहनशीलता) ।

(v) परिमाण (रुग्ण का शारीरिक परिमाण या फैलाव) ।

(vi) सत्त्व (रुग्ण का मनोबल) ।

(vii) सात्म्य (रुग्ण के पथ्य के विषय में हितकर वस्तुओं की जानकारी), जैसे—शाकाहारी है या मांसाहारी, मद्य पीने का अभ्यस्त है या नहीं । इसी प्रकार, क्या रोगी अन्य अहितकर पदार्थों का प्रायः सेवन करता है या विरोधी पदार्थों को लेने का अभ्यस्त है ?

(viii) वय (रुग्ण की आयु)—आयुर्वेद के अनुसार, व्यक्ति को 108 वर्ष तक जीवित रहना चाहिए । इस सम्पूर्ण आयु को 10 अवस्थाओं में विभक्त किया गया है और प्रत्येक अवस्था में चिकित्सा भी भिन्न प्रकार की होती है । उदाहरण के तौर पर, 10 वर्ष की आयु तक कफ की अधिकता होती है । 10 वर्ष से 30 वर्ष की अवस्था में पित्त की अधिकता होती है । 30 से 40 वर्ष की आयु में बुद्धि का विकास व ज्ञानार्जन होता है । 40 से 50 वर्ष की आयु में चयापचय-सम्बन्धी परिवर्तन होते हैं तथा 50 वर्ष के उपरान्त वृद्धावस्था में प्रायः वात दोष की प्रधानता व व्याधियाँ होती हैं ।

2. नाड़ी-परीक्षा

नाड़ी-परीक्षा बहिःप्रकोष्ठिका (हस्त-अंगुष्ठ के मूल से गुजरने वाली) धमनी की सहायता से की जाती है । वैद्य अपने दक्षिण हाथ की तर्जनी, मध्यमा व अनामिका अंगुलियों की सहायता से नाड़ी की परीक्षा करता है । अंगुष्ठ मूल के नीचे रोगी की तर्जनी अंगुली की चौड़ाई तक तर्जनी रखी जाती है । शेष दोनों अंगुलियां तर्जनी के साथ-साथ आगे की ओर रखी जाती हैं। नाड़ी-परीक्षा करते समय निम्न नियमों का अनुपालन करना चाहिए :

(i) नाड़ी-परीक्षा प्रातःकाल स्नानादि द्वारा शारीरिक शुद्धि के बाद तथा पूजा अर्चना

के उपरान्त करना अधिक उचित रहता है । उस समय रोगी खाली पेट होना चाहिए । स्नान या मालिश के तुरन्त बाद नाड़ी परीक्षा न करें और न ही भूखे व प्यासे व्यक्ति की नाड़ी परीक्षा करें । नाड़ी परीक्षा दोपहर में भी की जा सकती है, परन्तु रोगी के भोजन-ग्रहण के तीन घण्टे पश्चात्।

(ii) पुरुष की दक्षिण हाथ की नाड़ी व स्त्री की बांयें हाथ की नाड़ी की परीक्षा करनी चाहिए ।

(iii) नाड़ी परीक्षा करने वाले चिकित्सक का मन पूरी तरह एकाग्र होना चाहिए व शान्त आत्मा व मन से अंगुलियों द्वारा नाड़ी का स्पर्श करना चाहिए ।

(iv) नाड़ी का परीक्षण कम से कम तीन बार अवश्य दोहराना चाहिए । प्रत्येक बार नाड़ी पर एक समान व धीरे (कोमलता) से दबाव डालना चाहिए । तत्पश्चात् यह दबाव हटा लेना चाहिए । इस प्रकार तीन बार परीक्षा करनी चाहिए। यहाँ यह तथ्य ध्यान देने योग्य तथा महत्वपूर्ण है कि चिकित्सक रोगी की नाड़ी की गति को ही महसूस करे न कि अपनी ही अंगुलियों की रक्तवाहिनियों की गति। इस दृष्टि से आश्वस्त होना बहुत आवश्यक है ।

(v) नाड़ी-परीक्षा में प्रयुक्त होने वाली तीनों अंगुलियों का दबाव एक समान होना चाहिए ।

(vi) नाड़ी-परीक्षा के लिए निरन्तर अभ्यास व पर्याप्त अनुभव की आवश्यकता है ।

तर्जनी अंगुलि द्वारा अनुभव होने वाली नाड़ी की गति वायु की स्थिति को सूचित करती है । मध्यमा अंगुलि द्वारा अनुभव होने वाली नाड़ी की गति पित्त की स्थिति की सूचक है । अनामिका द्वारा अनुभव होने वाली नाड़ी की गति कफ की स्थिति की सूचक है ।

नाड़ी की मौलिक विशेषताएँ

वायु प्रकोप – जोंक व सर्प की गति के समान नाड़ी की गति सर्पणशील होती है 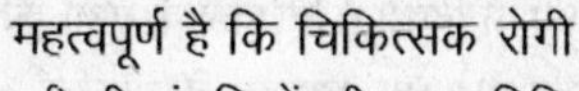

पित्त प्रकोप – कौआ, चिड़िया या मेंढक के समान नाड़ी की चंचल व उछलती हुई-सी गति होती है

कफ प्रकोप – हंस, मोर, पारावत या कपोत के समान नाड़ी मन्द-मन्द गति से चलने वाली होती है 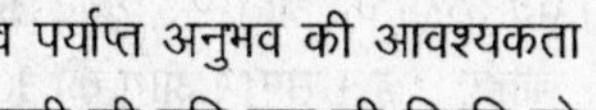

सान्निपातिक अवस्था – जब तीनों दोष प्रकुपित होते हैं तो नाड़ी की गति कठफोड़े के समान अनुभव होती है। इस में पहले तीव्र गति, फिर मन्द, फिर तीव्र, फिर मन्द होती है । 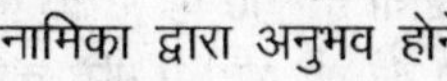

स्वस्थ व्यक्ति की नाड़ी हाथी की गति जैसी धीमी, स्थिर व नियमित होती है ।

30 बार बिना रुके लगातार गति करने वाली नाड़ी को शुभ लक्षणों वाला माना गया है ।

यदि नाड़ी की गति अंगुली के नीचे असामान्य रूप से बहुत धीमी व बहुत मृदु हो तो 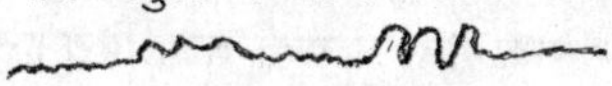 यह बुरे लक्षणों की सूचक है ।

नाड़ी परीक्षा करते हुए कुछ अन्य तथ्यों को भी ध्यान में रखना आवश्यक है । ये तथ्य निम्न है :

(i) वे परिस्थितियाँ जिनमें स्वाभाविक रूप से वायु की अधिकता होती है ।	वृद्धावस्था मध्याह्न की अन्तिम अवधि रात्रि की अन्तिम अवधि भोजन के दो घण्टे बाद ग्रीष्म ऋतु के दौरान या वर्षा ऋतु का प्रारम्भ ।
(ii) वे परिस्थितियाँ जिनमें स्वाभाविक रूप से पित्त की अधिकता होती है ।	युवावस्था दोपहर मध्यरात्रि भोजन के पाचन के समय शरद् ऋतु
(iii) वे परिस्थितियाँ जिनमें स्वभावतः कफ दोष की अधिकता होती है ।	बाल्यावस्था प्रातःकाल सायंकाल (रात्रि का प्रथम भाग) भोजन के तुरन्त बाद वसन्त ऋतु

गर्भावस्था में जब स्त्री द्विहृदा होती है तब नाड़ी की गति दोगुनी होती है । 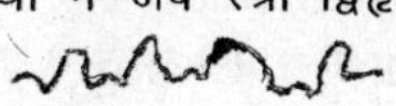

प्रत्येक बार की नाड़ी की परीक्षा के बाद हाथ धो लेने चाहिए, जिससे एक-दूसरे की शक्ति स्थानान्तरित न हो जाए ।

3. मूत्र परीक्षा

मूत्र-परीक्षा के लिए प्रातःकाल रोगी के जागने के पश्चात् प्रथम बार का मूत्र लेना चाहिए। इस मूत्र के प्रारम्भ के कुछ प्रवाह को छोड़ कर मध्यम भाग को लेना चाहिए। क्योंकि मूत्र के प्रारम्भिक भाग में बाह्य तत्त्व विद्यमान हो सकते हैं, जिससे मूत्र परीक्षा में शरीर की वास्तविक स्थिति का ज्ञान नहीं हो सकता। यह मूत्र कांच के साफ पात्र में एकत्रित करना चाहिए।

मूत्र की वास्तविक परीक्षा सूर्योदय के बाद की जाती है। इस परीक्षा की दो अवस्थाएँ हैं :

1. **मूत्र को वैसे ही उसके मूलरूप में देखना कि उसका रंग कैसा है ? तथा पारदर्शिता का स्तर कैसा है?**

यदि शरीर में **वात की प्रधानता** है, तो मूत्र का रंग हल्का पीला होता है व मूत्र स्निग्ध नजर आता है।

यदि शरीर में **पित्त की प्रधानता** है, तो मूत्र गहरे पीले रंग का, लालिमा युक्त या नीलाभ रंग का होता है। यह मूत्र तैल की तरह विशेषतः तिल-तैल के समान नजर आता है।

यदि शरीर में **कफ की प्रधानता** है, तो मूत्र श्वेत वर्ण का, फेन युक्त तथा मटियाला सा नजर आता है।

सान्निपातिक अवस्था में मूत्र कृष्ण वर्ण लिए होता है।

अजीर्णावस्था में मूत्र नींबू के रस अथवा सिरके (कांजी) की तरह, चन्दन-पेस्ट के (पानी में घोल देने पर) घोल की तरह (जिसके नीचे कुछ पदार्थ बैठा हो) या चावल के धोवन जैसा होता है।

नवीन ज्वर में मूत्र का वर्ण धूम्र-वर्ण सा होता है।

विभिन्न ऋतुओं में मूत्र का वर्ण भी भिन्न-भिन्न होता है। अतः उपरोक्त परीक्षण करते समय इस बात का भी विचार करना चाहिए। वर्षा ऋतु में कुछ अधिक श्वेत नजर आता है, जबकि ग्रीष्म ऋतु में अपेक्षाकृत अधिक गाढ़ा, अतः अधिक पीला नजर आता है।

2. तैल बिन्दुओं की सहायता से मूत्र-परीक्षा

यह परीक्षा सूर्य की रोशनी में की जाती है। मूत्र को स्वच्छ व चौड़े मुँह वाले कांच के पात्र में रखना चाहिए। ड्रॉपर या तिनके से तिल तैल की कुछ बूंदें धीरे से पात्र में डालें। तब मूत्र की सतह पर उस तैल के फैलने की प्रक्रिया का

निरीक्षण करें। सामान्यतः यह तैल 15 सैकेण्ड में फैल जाता है। फैलाव के आधार पर निम्न महत्त्वपूर्ण निष्कर्ष निकाले जा सकते हैं:

(क) यदि तैल शीघ्रता से फैलता है, तो माना जाता है कि व्याधि शीघ्र ठीक हो जायेगी। रोग साध्य है। यदि तैल नहीं फैलता या बहुत धीरे-धीरे फैलता है, तो व्याधि कठिनाई से ठीक होती है अर्थात् रोग कष्टसाध्य माना जाता है। यदि तैल मूत्र के पात्र में बैठ जाता है, तो रोग असाध्य माना जाता है।

(ख) तैल बिन्दु के फैलने की दिशा का भी निरीक्षण किया जाता है। यदि तेल पूर्व दिशा की ओर गति करता है, तो मानना चाहिए कि रोग शीघ्र नष्ट हो जायेगा अर्थात् रुग्ण शीघ्र आरोग्यता को प्राप्त करेगा। यदि तेल दक्षिण दिशा की ओर फैले तो समझना चाहिए कि ज्वर रोग है अथवा व्यक्ति शीघ्र ही ज्वर से पीड़ित होगा और यह रोग धीरे-धीरे ठीक होगा। यदि तेल उत्तर की दिशा की ओर फैले तो इसका अर्थ है कि व्यक्ति रोगमुक्त है या रोगी शीघ्र ही रोग मुक्त हो जायेगा। यदि पश्चिम दिशा की ओर तेल के बिन्दु फैलें तो मानना चाहिए कि रोग गम्भीर प्रकृति का नहीं है।

(ग) तैल बिन्दु के फैलने पर मूत्र की सतह पर बने आकार का भी निरीक्षण व विचार करना चाहिए।

कष्टसाध्य – हल, कछुआ, भैंसा, मधुमक्खी के छत्ते के समान, शिरोहीन मनुष्य, बाण, खड्ग, मूसल या चौराहे जैसा आकार नजर आये तो रोग कष्टसाध्य माना जाता है।

सुविधापूर्वक साध्य – हंस, कमल, तालाब (⊙), हाथी, छाता, तोरण, अट्टालिका या कारण्डव पक्षी जैसा आकार नजर आये तो रोग आसानी से साध्य होता है।

पूर्वजन्म में किये गये कर्मों, पारिवारिक शाप अथवा प्रेत व दुष्टात्माओं के कुप्रभाव से होने वाले रोगों में निम्न प्रकार के आकार दिखाई देते हैं:

(i) चलनी जैसे छिद्र। 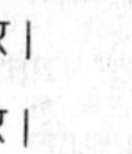

(ii) पूर्ण मनुष्य का आकार।

(iii) दो शिरों जैसा आकार।

मूत्र पर तैल-बिन्दु यदि सांप के आकार जैसा 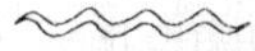 हो जाये, तो वात दोष का प्रकोप समझना चाहिए।

छाते–जैसा-आकार 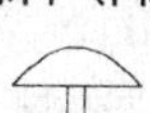 हो जाए, तो पित्त दोष प्रकुपित समझें।

यदि मोती-जैसा आकार 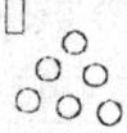 हो जाए, तो कफ दोष का प्रकोप समझना चाहिए।

4. रोग-परीक्षा

प्रत्येक व्याधि की परीक्षा करते हुए निम्न तथ्यों (बिन्दुओं) पर सावधानी से विचार करना चाहिए :

1. **निदान** (कारण)
2. **पूर्वरूप** (रोग से पूर्व के लक्षण)
3. **रूप** (व्याधि के वास्तविक लक्षण)
4. **उपशय**
5. **सम्प्राप्ति**

इन पांच बिन्दुओं को **'पंचनिदान'** के नाम से जाना जाता है। ये चिकित्सक के लिए रोग के ठीक निदान में सहायक होते हैं। आयुर्वेदीय ग्रन्थों में रोगों का वर्णन करते हुए, रोग की वास्तविक चिकित्सा से पूर्व इन पांचों बिन्दुओं का वर्णन प्रायः मिलता है।

इन पांच बिन्दुओं अथवा पक्षों का परिचयात्मक वर्णन निम्न रूप से मिलता है :

1. रोग का निदान

रोग के कारण के विज्ञान को निदान कहा जाता है। इसके अन्तर्गत व्याधि का प्रत्यक्ष एवं पहले से अनुकूल दोनों ही प्रकार के कारण तथा इनके कार्य करने का प्रकार शामिल हैं।

व्याधि को उत्पन्न करने वाले कारणों को पांच वर्गों में विभक्त किया गया है। (इनमें प्रायः प्रथम तीन का ही उल्लेख मिलता है व शेष दोनों इन तीनों के अन्तर्गत ही समाविष्ट हो जाते हैं।) ये पांच वर्ग निम्न प्रकार से हैं :

(क) प्रज्ञापराध	(ज्ञान होते हुए भी अहित पदार्थों का सेवन)
(ख) असात्म्येन्द्रियार्थसंयोग	(पांचों ज्ञानेन्द्रियों का अपने विषयों के साथ हीन, मिथ्या या अति योग करना)
(ग) काल परिणाम	(ऋतुओं के स्वाभाविक शीत आदि गुणों का हीन, मिथ्या या अति योग होना)
(घ) कर्म या संस्कार	(कारक तत्त्व)
(ङ) कृमि	(कीटाणु आदि)

(क) प्रज्ञापराध – (ज्ञान की विकृति) अर्थात् धी, धृति व स्मृति का उलट-फेर करके प्रयोग करना ही प्रज्ञापराध है। अर्थात् बुद्धि, धैर्य व स्मृति के विकृत होने पर मनुष्य जो कर्म करता है, उसी का नाम प्रज्ञापराध है। जैसे – बुद्धि का नाश होने पर मनुष्य को यथार्थ वस्तुओं का ज्ञान नहीं रह जाता।

प्रज्ञापराध

बुद्धि–विकार (बुद्धि का नाश) प्राकृतिक नियमों के विरुद्धाचरण	धृति का दोष (धैर्य का अभाव) धैर्य का नष्ट होना, गलत समय पर कार्य करना, उत्तेजित होना	स्मृति का दोष (भूल या लापरवाही के कारण होने वाले अनुचित कार्य)

कर्म या संस्कार
(पूर्व जन्म के अच्छे
या बुरे संस्कार)

(ख) असात्म्येन्द्रियार्थ संयोग (ज्ञानेन्द्रियों का उनके विषयों के साथ अनुचित अर्थात् हीन, मिथ्या, या अति योग) – शारीरिक कोशिकाओं व धातुओं की रचना पांच महाभूतों – पृथ्वी, जल, तेजस्, वायु व आकाश के विभिन्न परिमाणों में मिश्रण से हुई है। भोजन की पाचन व चयापचय क्रियाओं के दौरान, इन कोशिकाओं व धातुओं का पाचक–अग्नियों द्वारा निरन्तर क्षय होता रहता है। अतः इन पांच महाभूतों की नियमित रूप से पूर्ति होते रहना आवश्यक है।

स्थूल रूप में तो यह पूर्ति भोजन व पेय-पदार्थों के द्वारा होती रहती है और सूक्ष्म रूप से इनकी पूर्ति ज्ञानेन्द्रियों के द्वारा होती है।

शब्द	स्पर्श	रूप	रस	गन्ध
↓	↓	↓	↓	↓
आकाश	वायु	तेजस्	जल	पृथ्वी
↓	↓	↓	↓	↓
कान	त्वचा	आंखें	जिह्वा	नासिका

पंचमहाभूतों, विषयों व ज्ञानेन्द्रियों का यह सम्बन्ध जीव–जन्तुओं, भोजन, पेय–पदार्थों व अन्य व्यवहार (रहन-सहन के तरीके) के माध्यम से ही स्थापित होता है। ऊर्जा के वास्तविक स्रोत इन महाभूतों के सूक्ष्म तत्त्व (लगभग 50 प्रतिशत) ही हैं। हमारी आत्मा तक जो शब्द, स्पर्श आदि के रूप में शक्ति के स्रोत पहुंचते हैं, इनका साधन शरीर में स्थित कान, त्वचा, आंख, जिह्वा या नाक ये बाह्य अंग नहीं हैं (जो कि इस ऊर्जा को ग्रहण करते है), अपितु ये शब्द आदि ऊर्जा (शक्तियाँ) मन व बुद्धि के द्वारा आत्मा तक पहुँचती हैं।

इस प्रकार, शब्द, स्पर्श, रूप आदि शक्ति के स्रोत पाचन के दौरान होने वाली कोशिकाओं व धातुओं की क्षति पूर्ति तो करते ही हैं, इसके साथ ये मन पर भी एक प्रकार का समाघात (प्रभाव-सा) डालते हैं। इस समाघात के द्वारा ही वायु, आदि दोषों के माध्यम से शरीर की विभिन्न क्रियाएं नियमित रूप से चलती रहती हैं ।

यही कारण है कि जब इन्द्रियों का उनके विषयों (शब्द, रूप, स्पर्श आदि) के साथ मिथ्या, अति (बहुत अधिक) या हीन प्रयोग होता है, तो न केवल कोशिकाओं की रचना पर कुप्रभाव पड़ता है, अपितु मन पर भी उसका कुप्रभाव होता है । जिसके फलस्वरूप व्याधियों की उत्पत्ति होती है ।

(ग) काल-परिणाम

सूर्य, चन्द्र व ग्रहों के प्रभाव से ऋतुओं में परिवर्तन होता है, जिसके फलस्वरूप पृथ्वी, यहाँ के वातावरण व मनुष्यों में भी कुछ प्राकृतिक परिवर्तन होने लगते हैं । भिन्न-भिन्न ऋतुओं में भिन्न-भिन्न दोषों के संचय, प्रकोप या शमन में परिवर्तन होता रहता है । ये परिवर्तन एक निश्चित सीमा तक ही होते हैं, जो एक सामान्य प्रक्रिया है। शरीर की रचना इन सामान्य परिवर्तनों को सहने की क्षमता रखती है ।

व्यक्ति (पुरुष-पिण्ड) समष्टि (ब्रह्माण्ड) की रचना का एक प्रतिरूप है । अतः समष्टि (सम्पूर्ण संसार) में होने वाली घटनाओं का प्रभाव व्यक्ति पर निरन्तर पड़ता रहता है । यही कारण है कि बाह्य जगत् में होने वाले ऋतु-परिवर्तन का प्रभाव मनुष्य के शरीर में स्थित दोषों पर भी पड़ता है । एतदनुसार, विभिन्न ऋतुओं में दोषों की क्या स्थिति रहती है, इसका वर्णन निम्न तालिका द्वारा प्रस्तुत है :

1.	ग्रीष्म ऋतु	→	कफ का शमन	→	वायु का संचय
2.	वर्षा ऋतु	→	पित्त का संचय	→	वायु का प्रकोप
3.	शरद् ऋतु	→	पित्त का प्रकोप	→	वायु का शमन
4.	शीत ऋतु	→	पित्त शमन	→	कफ का संचय
5.	हेमन्त ऋतु				
6.	वसन्त ऋतु	→	कफ का प्रकोप		

पृथ्वी के कुछ भागों में प्राकृतिक रूप से केवल चार ऋतुएँ पाई जाती हैं :

1. ग्रीष्म 2. शरद् 3. शिशिर 4. वसन्त।

(घ) कारण

किन्हीं भी कारणों को मुख्य रूप से निम्न तीन भागों में बांटा जा सकता है :

(i) निमित्त
(ii) समवायी
(iii) असमवायी

(i) निमित्त कारण

यह वह आवश्यक कारण है, जिसके बिना कार्य पूर्ण नहीं हो सकता अर्थात् निमित्त कारण कार्य की पूर्ति में सहायक होते हैं। ये कारण कार्य अथवा वस्तु की उत्पादन प्रक्रिया के दौरान ही आवश्यक होते हैं। जैसे–बर्तन बनाने के लिए आवश्यक मिट्टी को लाने के लिए गाड़ी, गाड़ी खींचने वाला जानवर, कुम्हार की कारीगिरी; व बर्तनों को बनाने के लिए प्रयोग में आने वाले औजार–ये सभी मिट्टी के बर्तन बनाने में निमित्त कारण हैं। इसके बाद उनकी कोई आवश्यकता नहीं रह जाती। रोग के सन्दर्भ में देखें तो अनुचित व विरुद्ध खान-पान व विहार व्याधि के निमित्त कारण बनते हैं। इसी प्रकार, कपड़ा बनने की प्रक्रिया में भी निमित्त कारण की कल्पना की जा सकती है।

(ii) समवायी कारण

यह किसी भी वस्तु का मूलभूत उत्पादक कारण है। इसके बिना उस वस्तु का निर्माण ही असम्भव है। उदाहरण के तौर पर, मिट्टी बर्तन बनाने के लिए समवायी कारण है। बर्तन बनाने में मिट्टी उसकी मूलभूत वस्तु है। इसके बिना बर्तन की कल्पना भी नहीं की जा सकती। दोष, धातु, पाचक अग्नियाँ और स्रोतस् व्याधि के लिए समवायी कारण हैं।

(iii) असमवायी कारण

जो साधन एक साथ या अलग-अलग अस्तित्वों (वस्तु के भागों) को एक साथ संयुक्त करके प्रस्तुत करता है, वह असमवायी कारण है। उदाहरण के तौर पर, बर्तन अलग-अलग भागों से मिल कर बना होता है, निचला भाग, ऊपर का भाग, हत्था, पानी की टोंटी, ढक्कन, आदि। यदि ये सब भाग संयुक्त न होकर अलग-अलग बिखरें या टूटे हों तो बर्तन का (एक सम्पूर्ण) अस्तित्व ही समाप्त हो जायेगा। इस प्रकार, असमवायी कारण एक प्रकार से किसी वस्तु या कार्य के पृथक्-पृथक् अंगों (भागों) को परस्पर जोड़ने की एक कड़ी के समान है। जैसे–दोषों व धातुओं (द्रव्य) का परस्पर सम्बद्ध हो जाना व्याधि का असमवायी कारण है। क्योंकि व्याधि (कार्य) तभी उत्पन्न होती है जब दोष और दूष्य परस्पर जुड़ते हैं। इसके बिना रोगोत्पत्ति नहीं हो सकती। जो तत्त्व इन्हें आपस में जोड़ते हैं, वे असमवायी कारण हैं। इस विवरण को प्रस्तुत तालिका द्वारा स्पष्ट किया जा सकता है :

कारण

- समवायी कारण (किसी भी पदार्थ के मौलिक ढांचे की रचना) मौलिक उत्पादक कारण
  - ↓ दोष, धातु, अग्नि, स्रोत
- असमवायी कारण (अलग–अलग अंगों को एक-दूसरे के सम्पर्क में लाना)
  - ↓ सम्मूर्च्छन
  - ↓ दोष और दूष्य का एकीकरण
- निमित्त कारण (प्रेरक व प्रभावी)
  - अस्थिर व परिवर्तित कारण ↓ भोजन, पेय–पदार्थ व आचार-विहार
  - स्थिर व सतत कारण ↓ कीटाणु, जीवाणु, रोगाणु

निमित्त कारण दो वर्गों में बांटे जा सकते हैं :

(क) रोग की अभिव्यक्ति के बाद जो कारण अपनी प्रक्रिया समाप्त कर देते हैं ।

(ख) जो कारण रोग उत्पत्ति के बाद भी क्रियाशील रहते हैं ।

(ङ) **कृमि** – निमित्त कारण में दूसरा वर्ग जीवाणुओं या कृमियों से सम्बन्धित है । रोग की अभिव्यक्ति के पश्चात् भी ये कृमि तीव्र गति से और निरन्तर बढ़ते रहते हैं । अतः इनसे उत्पन्न होने वाले विषैले तत्त्व रोग में वृद्धि करते रहते हैं ।

इस अवस्था में चिकित्सा करते हुए चिकित्सक का उद्देश्य होता है कि निमित्त कारण को वहीं रोक लिया जाए तथा असमवायी कारणों को नष्ट कर दिया जाए।

2. पूर्वरूप

वास्तविक रोग प्रकट होने से पूर्व शरीर में जो लक्षण व चिन्ह उत्पन्न होते हैं, वे 'पूर्वरूप' कहलाते हैं । यह प्रायः आने वाली व्याधि के सूचक होते हैं ।

इस अवस्था में आहार–विहार में परिवर्तन करके व थोड़ी औषधि के सेवन द्वारा आने वाले रोग से बहुत बार बचा जा सकता है ।

3. रूप

यदि 'पूर्वरूप' की अवस्था में व्याधि को रोका न जा सके, तो व्याधि के वास्तविक लक्षण व चिन्ह प्रकट हो जाते हैं, जिन्हें 'रूप' कहते हैं । ये सभी वास्तविक लक्षण व चिन्ह निम्न बातों से सम्बन्धित होते हैं :

(i) **उद्‌भव स्थान** – शरीर के जिस अंग या भाग से व्याधि की उत्पत्ति प्रारम्भ हुई है ।

(ii) **अधिष्ठान** – जिस अंग या स्थान पर व्याधि के लक्षण प्रकट हुए हैं ।

(iii) **संचार मार्ग** – जिस मार्ग से रोग का प्रसांर हुआ है ।

अधिकांश लक्षण व चिन्ह रोग के अधिष्ठान से सम्बद्ध होते हैं । रूप के निम्न वर्ग हैं :

(i) सामान्य

(ii) विशिष्ट

(iii) परिवर्तित न होने वाले चिन्ह व लक्षण

(iv) उपद्रव

(v) अन्य व्याधियाँ

(vi) अरिष्ट लक्षण (रोग निदान का बुरा होना)

ये सभी प्रकार के रूप (वास्तविक प्रकट हुए लक्षण व चिन्ह) दोषों, धातुओं, अग्नियों व स्रोतों से सम्बन्धित होते हैं । इनका सम्बन्ध रोग के उद्भव स्थान, संचार मार्ग व रोग के अधिष्ठान से भी होता है । उदाहरण के तौर पर श्वास (दमा) रोग को लें :

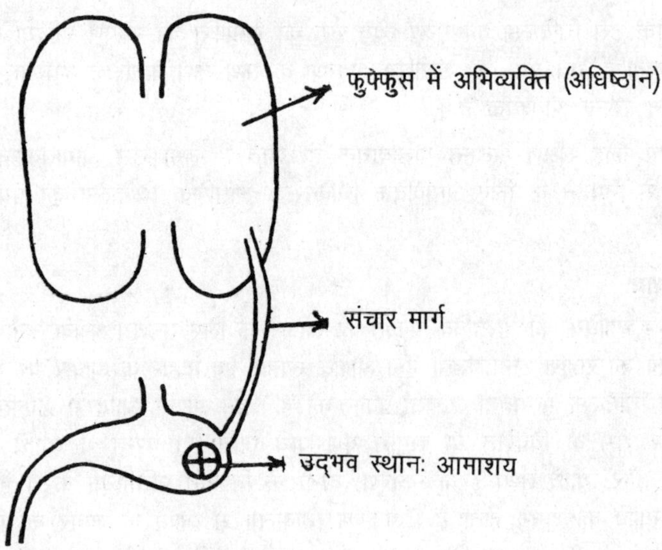

आमवात

बृहदन्त्र	सन्धियाँ
उद्भव स्थान	अधिष्ठान

इसी प्रकार आमवात में रोग का उद्भव स्थान बृहद् अन्त्र व हड्डियों की संधियाँ हैं। परन्तु रोग के अधिकांश लक्षण रोग के अधिष्ठान से सम्बन्धित होते हैं, जैसे—आमवात में संधियों में दर्द व जकड़ाहट, आदि ।

रोग के मुख्य या विशेष लक्षणों को **'विशिष्ट लक्षण'** कहते हैं । ये प्रायः रोग के उद्भव स्थान और रोग के अधिष्ठान से सम्बन्धित होते हैं ।

रोग के साधारण लक्षण व चिन्हों को **'सामान्य लक्षण'** कहा जाता है । ये व्याधि के निदान में गौण (सहायक लक्षणों के) रूप में सहायता करते हैं । इन सामान्य लक्षणों से पता चलता है कि रोग शरीर में किस सीमा तक फैल चुका है? रोग का कुप्रभाव किस-किस अंग में और कितना हुआ है? तथा रोग साध्य है, असाध्य है अथवा कृच्छ्र साध्य है ? (संक्षेप में, ये व्याधि के प्रसार व प्रभावित अंगों तथा व्याधि की गम्भीरता के सूचक हैं।)

लाक्षणिक चिकित्सा एक प्रकार से आयुर्वेदिक चिकित्सा के सिद्धान्तों के विपरीत है। क्योंकि आयुर्वेदिक चिकित्सा-पद्धति में व्याधि के लक्षण व चिन्हों के साथ-साथ रोग के उद्भव स्थान व अधिष्ठान की भी विशेष रूप से चिकित्सा की जाती है । तभी रोग का सम्पूर्ण रूप से उपचार सम्भव है ।

चूंकि इस चिकित्सा का मुख्य ध्येय रोग की सम्प्राप्ति की सम्पूर्ण प्रक्रिया को नष्ट करना है, अतः रोगी की शारीरिक अवस्था के साथ-साथ मानसिक अवस्था का भी ध्यान रखना आवश्यक है ।

जब कोई लक्षण अत्यन्त पीड़ादायक हो जाते हैं, तभी उस आपात्कालीन स्थिति से निपटने के लिए आयुर्वेदिक चिकित्सक लाक्षणिक चिकित्सा का प्रयोग करते हैं ।

4. उपशय

कुछ व्याधियों की वास्तविक प्रकृति को खोजने के लिए उपशय अथवा अन्वेषण चिकित्सा का सहारा लेना पड़ता है । औषधि, आहार एवं विहार के आधार पर यह अन्वेषण चिकित्सा मुख्यतया अठारह प्रकार की है । इन औषधि, आदि में प्राकृतिक तौर पर रोग के विपरीत या समान गुण पाये जाते हैं। परन्तु ये व्याधि के कारणों और व्याधि तथा इसके कारण, दोनों के विपरीत प्रतिक्रिया करते हैं । इससे व्याधि का शमन होता है । अन्वेषण चिकित्सा से व्याधि के प्रकार का निर्धारण करने में भी सहायता मिलती है । इस अन्वेषण चिकित्सा के 18 प्रकारों को निम्न तालिका द्वारा स्पष्ट किया है :

वर्ग	औषधि	आहार	विहार
1. **हेतु विपरीत** (कारण के विपरीत गुण) जैसे– कफज और वातज ज्वर	शुण्ठी	मांस, यूष व चावल	दिन में सोने व रात्रि में जागरण का निषेध। रात्रि में जागने से वायु की वृद्धि होती है।
2. **व्याधि विपरीत** (रोग के विरुद्ध गुण) जैसे– अतिसार	स्तम्भनार्थ औषध जैसे–इन्द्रयव	दही व मसूर	उदावर्त में प्रवहण।
3. **उभय विपरीत** (व्याधि एवं कारण, दोनों के विपरीत गुणकारी) उदाहरण–वातिक शोथ, वात–कफजन्य ग्रहणी, प्रतिश्याय	दशमूलक्वाथ (इन दस औषधियों की जड़ों से तैयार काढ़ा वात एवं शोथ दोनों को दूर करता है।	तक्र	दिन में न सोना, क्योंकि दिन में सोने से कफवृद्धि होती है। रात्रि–जागरण से वायु की वृद्धि होती है। अतः रात्रि के समय अधिक देर तक जागना नहीं चाहिए।
4. **हेतु विपरीतार्थकारी** (रोग के कारण के सदृश गुण होने पर भी विपरीत कर्म) जैसे–पित्त प्रधान फोड़ा या सूजन	उष्ण उपनाह या मलहम का प्रयोग	पित प्रधान फोड़े या सूजन में विदाही अन्न हेतुविपरीत आहार है।	भय से वायु की वृद्धि होती है और वातिक उन्माद में भय दर्शन।
5. **व्याधि विपरीतार्थकारी** (व्याधि के समान गुण होने पर भी उसके विरुद्ध कार्य करने वाला) जैसे– वमन (छर्दि), अतिसार	वमन कराने के लिए मदन फल का प्रयोग	अतिसार में आम दोषों के रेचन के लिए क्षीर का प्रयोग	छर्दि में वमन कराने के लिए प्रवाहण।
6. **उभय विपरीतार्थकारी** (व्याधि और कारण के सदृश होने पर भी इनके विपरीत कार्य करने वाले)	अग्निदग्धव्रण पर अगुरु के सदृश उष्णवीर्य पदार्थ का लेप	मद्यपान जन्य मदात्यय में मद्यपान	व्यायाम से उत्पन्न ऊरुस्तम्भ में जल में तैरने का व्यायाम।

इनमें वर्ग 4, 5 व 6 होम्योपैथी चिकित्सा के मूलभूत सिद्धान्तों के अनुरूप हैं।

स्मरण रखने योग्य महत्त्वपूर्ण मूलभूत नियम :

वायु शमन के लिए → तिल का तैल

पित्त शमन के लिए → मक्खन या घी

कफ शमन के लिए → शहद

यदि वायु का प्रकोप शीतल गुणों के साथ हो तो उष्ण–पदार्थ, तथा यदि वायु का प्रकोप रूक्ष गुणों के साथ हो तो स्निग्ध पदार्थ प्रयोग में लाने चाहिए।

5. सम्प्राप्ति

वह प्रक्रिया जिसमें कोई दोष प्रकुपित होता है तथा अलग-अलग स्रोतों या मार्गों (अवयवों) से गति करके रोग उत्पन्न करता है, **'सम्प्राप्ति'** कहलाती है।

किसी भी रोग की अभिव्यक्ति की सम्पूर्ण प्रक्रिया (निदान के अनन्तर रोगोत्पत्ति तक होने वाले सम्पूर्ण परिवर्तन) छः अवस्थाओं से गुजरती है। इन विभिन्न अवस्थाओं को **'क्रिया-काल'** के नाम से जाना जाता है। ये अवस्थाएँ निम्न हैं :

(i) **संचय** दोष अपने आश्रय स्थान पर एकत्रित (संचित) हो जाता है। इसके परिणामस्वरूप दूसरी अवस्था उत्पन्न होती है।

(ii) **प्रकोप** फिर अनुकूल वातावरण में यह संचित दोष अधिक बढ़ (प्रकुपित) जाता है जिसे **प्रकोप** कहते हैं।

(iii) **प्रसरण** चूंकि दोष मात्रा में काफी बढ़ चुके होते हैं, अतः ये केवल अपने आश्रय स्थान में नही रह पाते। ये वृद्ध दोष वाहिनियों या स्रोतों द्वारा गति करके शरीर के दूसरे भागों में फैल जाते हैं।

(iv) **स्थान-संश्रय** विभिन्न वाहिनियों अथवा स्रोतों के माध्यम से गति करते हुए ये वृद्ध दोष किसी अवयव विशेष में अधिष्ठित हो जाते हैं, जिसे **स्थानसंश्रय** कहते हैं।

रोग की इन पहली चार अवस्थाओं में प्रायः रोगी कोई परवाह नहीं करता है। केवल वही रोगी चिकित्सक से परामर्श करते हैं, जो अत्यन्त सावधानी से जीवन–यापन करते हैं।

(v) **व्यक्ति** जिस अवयव विशेष में वृद्ध दोषों ने अधिष्ठान किया है, यदि वहाँ का वातावरण और परिस्थितियाँ रोग को और अधिक बढ़ाने के लिए अनुकूल हैं, तो अब व्याधि बढ़ कर अभिव्यक्त होने लगेगी। इस अवस्था को **व्यक्ति** कहा जाता है।

(vi) **भेद** तत्पश्चात् इन सामान्य लक्षणों से विशेष लक्षणों व चिन्हों की अभिव्यक्ति होने लगती है, जिससे किसी रोग के प्रकार (भेद) विशेष का बोध होता है। इस अवस्था को **भेद** कहा जाता है। इस अवस्था में रोग का विचार किया जाता है। अधिष्ठान, प्रसारण के मार्ग और रोग के उद्‌भव स्थान की चिकित्सा साथ ही साथ की जानी चाहिए, नहीं तो रोग बार–बार होता रहता है।

इन अन्तिम दो (व्यक्ति व भेद) अवस्थाओं में ही प्रायः रोगी चिकित्सक से परामर्श लेता है।

सम्प्राप्ति से रोग की संख्या व प्रकार के निर्धारण में तो सहायता मिलती ही है। इसके साथ-साथ विकल्प (अर्थात् प्रकुपित दोषों के कौन-कौन से गुण अधिक बढ़े हुए हैं), प्राधान्य (अर्थात् रोग की अभिव्यक्ति में किस दोष की अन्य दोषों की अपेक्षा अधिक प्रधानता है) तथा दोष के बल और काल (अर्थात् प्रकुपित दोष कितना और किस समय अधिक प्रभावी है) का भी ज्ञान सम्प्राप्ति से होता है।

5. रोगों के प्रकार या भेद

किसी भी रोग की उत्पत्ति के मुख्य कारण हैं – तीन दोष। रोग की उत्पत्ति एक दोष, दो दोषों के एक साथ अथवा तीनों दोषों के एक साथ वृद्ध होने पर भी हो सकती है। चूंकि कुछ गुण एकाधिक दोषों में समान रूप से पाये जाते हैं, अतः एक दोष का प्रकोप या वृद्धि होने पर दूसरा दोष भी साथ-साथ प्रकुपित हो जाता है।

रोग का निर्धारण व वर्णन करते हुए उसी दोष का विचार किया जाना चाहिए, जो रोग की उत्पत्ति का मूल कारण है व सम्प्राप्ति में सहायक है। इस दृष्टि से वृद्ध दोषों से होने वाले रोग सात प्रकार के हैं :

प्रथम श्रेणी के अन्तर्गत निम्न एक-एक दोष के प्रकोप से उत्पन्न तीन प्रकार की व्याधियाँ आती हैं :

(1) **वायु**

(2) **पित्त**

(3) **कफ**

दूसरी श्रेणी में निम्न दो-दो दोषों के एक साथ वृद्ध होने के कारण उत्पन्न तीन प्रकार की व्याधियाँ हैं :

(4) **वायु-पित्त**

(5) **वायु-कफ**

(6) **कफ-पित्त**

तीसरी श्रेणी में तीनों दोषों के एक साथ प्रकुपित होने से उत्पन्न व्याधियाँ आती हैं। ये व्याधियाँ

(7) **सन्निपात** या सान्निपातिक या त्रिदोषज (वात, पित्त, कफ तीनों दोषों के कारण उत्पन्न) कहलाती हैं।

कुछ व्याधियाँ इन ऊपर कहे गये सात प्रकार की व्याधियों में ही समाहित हो जाती हैं । परन्तु इससे आगे विश्लेषण किया जाए तो व्याधियों में दोष भिन्न–भिन्न परिमाण में वृद्ध होते हैं । इस दृष्टि से व्याधियों की संख्या अनगिनत हो जाती है । परन्तु यह केवल सैद्धान्तिक विचारधारा है। वस्तुतः व्यवहार में हम दोषों के प्रकोप को दृष्टि में रखकर मान्य अथवा प्रामाणिक नियमों के अनुसार ही चिकित्सा करते हैं ।

दोषों के आधार पर वर्गीकृत की गई व्याधियों के अतिरिक्त भी अनेक व्याधियाँ ऐसी हैं, जिनका वर्गीकरण वातिक, पैत्तिक, कफज के आधार पर नहीं किया जा सकता, जैसे–श्वास (asthma) रोग । आयुर्वेदिक धारणा के अनुसार श्वास पांच प्रकार का है। यद्यपि इन सभी प्रकारों में वात, पित्त व कफ तीनों दोष विकृत होते हैं, परन्तु इस व्याधि की चिकित्सा भिन्न प्रकार से व विशिष्ट रूप में की जाती है । इन विशेष प्रकार की व्याधियों का वर्गीकरण निम्न तथ्यों के आधार पर किया जाता है :

1. **रोगोत्पत्ति का विशेष कारण** – जैसे – **कृमिज हृदय** रोग अर्थात् हृदय का वह रोग जो कृमि (germs) के कारण उत्पन्न हो। अथवा मृद्भक्षणज पाण्डु अर्थात् रक्ताल्पता, जो मिट्टी, चूल्हे की मिट्टी, गैरिक या चाक खाने के कारण होती है । यह रोग कैल्शियम की कमी का सूचक है ।
2. **रोगाभिव्यक्ति में प्रयुक्त होने वाले अंग** – अर्थात् जिस मार्ग अथवा अंग से रोग प्रकट होता है उस आधार पर भी रोग का वर्गीकरण किया जाता है । जैसे– **रक्त–पित्त** । इस रोग में शरीर के विभिन्न भागों से रक्तस्राव होता है । यह रक्तस्राव ऊर्ध्वग (शरीर के ऊपर के अंगों से), अधोग (शरीर के निचले अंगों) अथवा उभयग (ऊपरि व निचले दोनों अंगों से) हो सकता है । इस रोग की चिकित्सा में प्रभावशाली औषधियाँ हैं – मुक्ता, प्रवाल तथा लिल्ली और कमल का कन्द ।
3. **विकृत अवयव** – अर्थात् जिस अंग के विकार से रोग उत्पन्न होता है, उस आधार भी रोग का वर्गीकरण किया गया है। जैसे–**कामला** (jaundice), यह कोष्ठाश्रय (hepatic or prehepatic) या शाखाश्रय (obstructive) दो प्रकार का होता है ।
4. **प्रभावित अंग की आकृति के आधार पर** – जैसे–**क्रोष्टुक शीर्ष** (jackal head) । यह एक प्रकार का संधिवात है, जिसमें रोगी का घुटना सियार या गीदड़ (क्रोष्टुक) के सिर (शीर्ष) के आकार के सदृश दिखाई पड़ता है। अतः इस प्रकार की वात व्याधि (artheritis) को 'क्रोष्टुकशीर्ष' के नाम से जाना जाता है ।
5. **रोग की अवस्था के अनुसार** – जैसे–**कुम्भकामला** अर्थात् पुराना या जीर्ण पीलिया (jaundice), जिसमें पित्त के अधिक बढ़ जाने से शरीर में हरापन नजर आने लगता है । हालांकि यह बीमारी की ही एक अवस्था है, परन्तु इसकी चिकित्सा भिन्न व विशेष प्रकार से ही की जाती है ।

रोग की विभिन्न अवस्थाएँ निम्न तीन प्रकार की मानी गई हैं:

(i) **आमावस्था** – इस अवस्था में आम दोष अत्यधिक मात्रा में शरीर के अन्दर ही संचार करता रहता है। आम की यह अवस्था भिन्न-भिन्न अवधि की होती है।

(ii) **पच्यमानावस्था** – यह अवस्था तब प्रारम्भ होती है, जब उपरोक्त आम दोष औषधियों व आहार-विहार के सेवन द्वारा धीरे-धीरे रूपान्तरित होने लगता है तथा इसका चयापचय की क्रिया द्वारा अपचयन होने लगता है।

(iii) **निरामावस्था** – जब आम दोष चयापचय द्वारा लगभग पूर्णतया परिवर्तित हो जाता है।

जहाँ तक सम्भव हो सके प्रथमावस्था में ही आम दोष का पाचन हो जाना चाहिएं। रोग पूरी तरह तभी ठीक होता है, जब रोग का उद्‌भव स्थान बिल्कुल आम से रहित (निराम) हो जाए। वैसे तो रोग की अंतिमावस्था तक भी आम दोष के चयापचयन की चिकित्सा करते रहना चाहिए। क्योंकि जब तक व्याधि रहती है, तब तक आमदोष भी विद्यमान रहता है। यही कारण है कि रोग का एक पर्यायवाची शब्द 'आमय' भी है।

6. रोग का निदान

रोग का निदान कुछ भी हो, चाहे रोग के लक्षण मृत्यु सूचक भी हों, तो भी रोगी की चिकित्सा उसके अंतिम श्वास तक होनी चाहिए। यदि रोगी मृत्युशय्या पर भी पड़ा हो या उसकी मृत्यु निश्चित हो, तो भी कम से कम, पीड़ादायक लक्षणों को कम करने का प्रयत्न तो करना ही चाहिए, जिससे उसे कष्ट कम हो। रोगी को रोग के निराकरण के सम्बन्ध में झूठा आश्वासन नहीं देना चाहिए। रोग की असाध्यावस्था के सम्बन्ध में रोगी के निकट सम्बन्धियों को सूचित कर देना चाहिए। परन्तु रोगी को इस सम्बन्ध में नहीं बताना चाहिए। अन्यथा रोगी भय के कारण निश्चित समय से पूर्व ही मृत्यु को प्राप्त हो सकता है। प्रायः दुर्बल शरीर व दुर्बल इच्छाशक्ति वाले रोगी की चिकित्सा कठिन हो जाती है। इस प्रकार, साध्यता के (चिकित्सा द्वारा ठीक होने योग्य या न ठीक होने योग्य) विभिन्न स्तरों के आधार पर रोग निम्न तीन प्रकार के माने गये हैं:

(i) **सुख साध्य** (अच्छे लक्षणों वाले रोग अर्थात् सुगमता से व शीघ्र ठीक हो जाने वाले रोग)

(ii) **असाध्य** (ठीक न होने वाला या बहुत कठिनता से ठीक होने वाले रोग)

(iii) **याप्य** (ऐसे रोग जो जीवन भर रोगी के शरीर में बने रहते हैं । बहुत से त्वचा के रोग इस श्रेणी के हैं)

ऊपर कही गयी ये तीन अवस्थाएँ एक-दूसरे से सम्बद्ध होती हैं ।

रोग का निदान करते समय निम्न तथ्यों का भी विचार करना चाहिए :

1. **रोग की प्रकृति क्या है** – वातिक, पैत्तिक या कफज । वातिक व्याधियाँ प्रायः कष्टसाध्य होती हैं क्योंकि इनमें शरीर के साथ-साथ रोगी की मानसिक अवस्था का भी बहुत योगदान रहता है ।

2. **रोगी की प्रकृति** (शारीरिक व मानसिक विशेषताएँ) – किसी भी रोग की साध्यता या असाध्यता के ज्ञान के लिए रोगी की प्रकृति को जानना भी बहुत महत्त्वपूर्ण है। जैसे – वातिक प्रकृति वाले व्यक्ति को यदि वातिक व्याधि हो जाये तो रोग की चिकित्सा अपेक्षाकृत अधिक कठिन हो जाती है ।

3. **प्रकृति, रोग व ऋतु** – उदाहरण के तौर पर वातिक प्रकृति + वातिक रोग + वात प्रधान ऋतु (जिस ऋतु में वात दोष बढ़ जाता है) यदि एक साथ हों अर्थात् वातिक प्रकृति वाले व्यक्ति में यदि वात प्रधान ऋतु में वातज रोग हो जाएँ, तो रोग की चिकित्सा और भी कठिन हो जाती है ।

आयुर्वेद में रोग के अरिष्ट लक्षणों, आदि के ज्ञान के लिए परम्परागत रूप से अन्य तथ्यों पर भी विचार किया जाता है । जैसे–चिकित्सक से सम्पर्क स्थापित करने वाले रोगी के सन्देशवाहक के आगमन का समय; चिकित्सक की अपनी क्या अवस्था थी जब रोगी का बुलावा आया, रोगी के घर जाते समय मार्ग में किस प्रकार की घटनाएँ घटित हुई (जैसे पवन, पक्षी, जानवर आदि किस अवस्था में थे ?) तथा रोगी के घर पर नातेदारों-सम्बन्धियों, जानवरों आदि का व्यवहार किस प्रकार का था? इन सब तथा इसी प्रकार के अन्य तथ्यों के आधार पर रोग के अरिष्ट लक्षणों का निर्धारण किया जाता है ।

आयुर्वेद के अनुसार, व्यक्ति के जीवन की अवधि पूर्व जन्म व इस जन्म के कर्मों, वातावरण व व्यक्ति के दृष्टिकोण आदि के ऊपर आधारित है । तथा व्यक्ति किस नक्षत्र में उत्पन्न हुआ है, इस पर भी आयु निर्धारित होती है ।

शुभाचरण, धार्मिक अनुष्ठानों, ध्यान व रसायन-चिकित्सा के प्रयोग से जीवन काल को बढ़ाया जा सकता है । इन सबके द्वारा व्यक्ति स्वस्थ व शारीरिक शक्ति से भरपूर रह सकता है । इसके विपरीत, पापमय जीवन रोगी के जीवन-काल को छोटा कर देता है । इस प्रकार, यह मानते हुए भी कि जीवन-काल का निर्धारण पहले से निश्चित है, आयुर्वेद की मान्यता है कि इस अवधि को अच्छे या बुरे आचरण द्वारा परिवर्तित किया जा सकता है । इस प्रकार, जीवन निम्न तत्वों का सम्मिश्रण है :

जीवन = शरीर + इन्द्रियाँ + मन + बुद्धि (अहं) + आत्मा।

जब पुराना शरीर नष्ट हो जाता है तो इन्द्रियाँ, मन, बुद्धि व आत्मा नये शरीर को धारण करते हैं । भौतिक प्रक्रिया के अनुसार शरीर का नष्ट होना अथवा मृत्यु को प्राप्त होने से तात्पर्य शरीर का पंच महाभूतों में विलीन हो जाना है । अर्थात् जब शरीर अथवा देह का नाश होता है, तो सभी तत्त्व पांच महाभूतों में विभक्त हो जाते हैं । इस प्रकार, पांचों ज्ञानेन्द्रियाँ नष्ट हो जाती हैं और उसके स्थान पर पंच महाभूत ही अवशिष्ट रहते हैं व सूक्ष्म इन्द्रियाँ वहाँ से हट जाती हैं ।

जब शरीर का नाश निश्चित ही है, तब चिकित्सक अथवा वैद्य की क्या उपयोगिता है ? इस सन्दर्भ में निम्न पद्य विचारणीय है :

व्याधे : तत्त्वपरिज्ञानम् वेदनायाः च निग्रहः ।
वैद्यत्वम् एतत् वैद्यस्य न वैद्य प्रभुः आयुषः ।।

(To know disease from all aspects to relieve the pain of the patient. This is the physicianship of the physician. The physician is not the master of life.)

अर्थात् व्याधि के सभी पहलुओं को भली-भांति जानकर रोगी को कष्ट अथवा पीड़ा से छुटकारा दिलाने में ही वैद्य का वैद्यत्व है। अन्यथा वैद्य मनुष्य की आयु का स्वामी नहीं है अर्थात् वह मनुष्य को मृत्यु से नहीं बचा सकता ।

7. चिकित्सा

चिकित्सा दो प्रकार की है

चिकित्सा

- स्वस्थ व्यक्ति की चिकित्सा
  - स्वास्थ्य को बनाये रखने के लिए → रसायन चिकित्सा (Rejuvenation therapy)
  - व्याधि की रोकथाम → वाजीकरण चिकित्सा (Aphrodisiacs)
- अस्वस्थ अथवा रुग्ण की चिकित्सा
  - विभिन्न व्याधियों की चिकित्सा

रसायन चिकित्सा (Rejuvenation therapy)

- जब चिकित्सा के लिए रोगी को किसी स्थान विशेष में रह कर ही चिकित्सा लेनी होती है ।
- अथवा
- रोजमर्रा के कार्य सामान्य रूप से करते हुए रसायन चिकित्सा का सेवन किया जाता है ।

हम विभिन्न प्रकार की चिकित्सा विधियों पर एक नजर डालते हैं:

चिकित्सा पद्धतियाँ

- शोधन (elimination therapy) (रोग के उपचार के लिए दोषों को शरीर से बाहर निकाला जाना। इस चिकित्सा विधि में व्याधि की रोकथाम व आरोग्यता दोनों प्राप्त किये जा सकते हैं ।)
  - कफ
  - पित्त
  - वात
    - वमन
    - विरेचन
    - बस्ति (Enema)
      - निरूह (क्वाथ के साथ तैयार की गई बस्ति)
      - अनुवासन (तैल आदि स्नेह पदार्थों के द्वारा तैयार की गयी बस्ति)
- संशमन (alleviation therapy) (इस चिकित्सा विधि में दोषों को शरीर से बाहर निकाले बिना ही दोषों का शमन किया जाता है ।)
  - कफ
  - पित्त
  - वात
    - मधु
    - मक्खन, घी, आमलकी (मक्खन बिना नमक के होना चाहिए या दुध। मक्खन पित्त का शमन करता है ।)
    - तिल तैल (यदि आम दोष हो तो एरण्ड तैल)

रोगों की चिकित्सा के लिए दोषों के निर्हरण **(elimination)** व शमन **(alleviation)** के साथ-साथ अग्नियों या पाचक-रसों की क्रियाशीलता बढ़ाना भी आवश्यक है। क्योंकि ये अग्नियाँ ही भोजन के पाचन व चयापचय **(metabolism)** के लिए उत्तरदायी हैं । इस उद्देश्य के लिए तीन कटु रस प्रधान द्रव्यों का सेवन उपयोगी है, इन्हें **'कटुत्रय'** अथवा **'त्रिकटु'** के नाम से जाना जाता है । ये तीन द्रव्य हैं–शुण्ठी (सूखा अदरक), पिप्पली तथा काली मिर्च (मरिच) । इनके विषय में आगे विस्तार से चर्चा करेंगे ।

ऊपर कही गयी चिकित्सा-विधियों के अतिरिक्त नस्य (inhalation therapy) भी एक उपयोगी चिकित्सा विधि है। **वमन, विरेचन, निरूहण** व **अनुवासन** (यह दो प्रकार की बस्ति) तथा नस्य - इन चिकित्सा-विधियों को सामूहिक रूप से आयुर्वेद में **'पंचकर्म'** के नाम से जाना जाता है।

चिकित्सा-विधियों का वर्गीकरण (चिकित्सा के प्रकार)

विभिन्न चिकित्सा-विधियों का शरीर के धातुओं (tissue-elements) पर भी प्रभाव पड़ता है। इस आधार पर इन चिकित्सा विधियों को मुख्य रूप से निम्न दो वर्गों में विभाजित किया जा सकता है :

1. **लंघन चिकित्सा** (Fasting) – वह चिकित्सा जो अधिक मात्रा में संचित हुए धातुओं का क्षय या रिक्तीकरण करने में सहायक है।
2. **बृंहण चिकित्सा** (Nourishing therapy) – वह चिकित्सा जो क्षीण हो गयी धातुओं (tissue elements) की मात्रा में वृद्धि करती है तथा उन्हें पुष्ट करती है।

इनके अतिरिक्त चार अन्य चिकित्सा-विधियों का भी वर्णन मिलता है, जो ऊपर कही गयी लंघन और बृंहण चिकित्सा-विधियों की ही पूरक हैं। इनमें तीन–स्नेहन (oleation), रूक्षण (drying) और स्वेदन (fomentation) विधियाँ, जो धातुओं (tissue elements) की गति में सहायक हैं ; चौथी स्तम्भन क्रिया, जो अत्यधिक गतिशील धातुओं की गति को नियन्त्रित करती है। इन छः चिकित्सा-क्रियाओं को **'षड्विधोपक्रम'** के नाम से जाना जाता है। आयुर्वेदीय ग्रन्थों में वर्णित सभी औषधियों, भोज्य पदार्थों, पेय-पदार्थों और आचार-विहार को इन छः वर्गों में विभक्त किया जा सकता है।

षड्विधोपक्रम का क्रमबद्ध वर्णन निम्न है :

1. **लंघन** (Fasting) – उपवास आदि द्वारा लघुता उत्पन्न करना।
2. **रूक्षण** (Drying) – शुष्कता उत्पन्न करना।
3. **स्वेदन** (Fomentation) – सिकाई के द्वारा गतिशीलता में वृद्धि करना। इस से रक्तसंचार व आंतों की क्रियाशीलता में सुधार होता है।
4. **बृंहण** (Nourishing) – धातुओं का पोषण।
5. **स्नेहन** (Oleation) – शरीर में स्निग्धता।
6. **स्तम्भन** (Astringent) – गति को नियन्त्रित करना (जैसे रक्तस्राव को बन्द करना)।

रोग की चिकित्सा के लिए किस प्रकार के द्रव्यों अथवा औषधीय योगों का प्रयोग किया जाए ? इसके लिए औषधियों को निम्न चार कसौटियों पर परखना चाहिए। औषधियाँ निम्न प्रकार की होनी चाहिए :

1. **बहुगुणयुक्त** (Many attributes) – इस प्रकार की औषधियाँ एक साथ बहुत से रोगों में लाभ पहुँचाती हैं । उदाहरण के तौर पर, एक ही औषधि भिन्न प्रकार के चर्म-विकारों, जैसे–विचर्चिका (eczema), दाद (ringworm), psoriasis को दूर कर सकती है। व्याधियों के निदान में जब सन्देह हो, तो इस प्रकार की बहुगुणीय औषधि विशेष उपयोगी रहती है ।
2. **बहुकल्प** – औषधि ऐसी होनी चाहिए, जिसका विभिन्न औषधीय रूपों में प्रयोग किया जा सके । जैसे–शीतकषाय (infusion), चूर्ण (powder), कषाय (decoction), टिंक्चर (tincture), आसव व गोलियों के रूप में तथा मधु के साथ चाटने योग्य आदि–आदि ।
3. **योग्य** – अर्थात् औषधि ऐसी होनी चाहिए, जो रोगी के सर्वथानुकूल हो । उसके सेवन के उपरान्त किसी प्रकार के दुष्टप्रभाव व विषैले प्रभाव की आशंका न हो । ऐसी औषधि का कोई लाभ नहीं है, जो एक रोग का शमन करने के साथ कोई नया उपद्रव उत्पन्न कर दे । औषध के प्रभाव से होने वाली व्याधियों व उपद्रवों से बचाव करना चाहिए ।
4. **सम्पन्न** – अर्थात् जो औषधि रोगी अथवा सेवनकर्ता की संस्कृति के अनुकूल हो, उसकी विरोधी न हो । उदाहरण के तौर पर, हिन्दू गाय के मांस का (या उस द्वारा बनी हुई औषधि का) प्रयोग नहीं करता । इसी प्रकार मुसलमान सुअर का मांस (या उसके द्वारा बनी कोई औषधि) और शराब नहीं लेता। इसी प्रकार अन्य धर्मों व अन्य संस्कृतियों के लोग हैं । आयुर्वेद सभी धर्मों व सामाजिक रीति-रिवाजों का आदर करता है । अतः कोई भी औषधि जो रोगी के धर्म या उसके सामाजिक नियमों के प्रतिकूल हो वह सेवन करने की सलाह नहीं देनी चाहिए ।

चिकित्सा के दौरान निम्न बातों का भी ध्यान रखना चाहिए :

1. रोग का उद्भव स्थान
2. रोग का प्रसर
3. रोग का अधिष्ठान

प्रायः सभी रोगों में इन तथ्यों को ध्यान रखना सम्भव भी है । निम्नलिखित चिकित्सा-व्यवस्थाओं में से किसी एक का निर्णय हम अपने अनुभव व रुचि के अनुसार ले सकते हैं :

1. औषधि द्रव्य, भोजन, पेय-पदार्थ, विहार। जहाँ तक सम्भव हो, वानस्पतिक औषधि-द्रव्यों का प्रयोग करना चाहिए । आवश्यकता पड़ने पर प्राणी वर्ग से उपलब्ध औषधीय द्रव्यों का भी प्रयोग किया जा सकता है । प्रायः वनस्पति व प्राणी वर्ग से प्राप्त द्रव्यों का ही प्रयोग किया जाता है, परन्तु इसके अतिरिक्त खनिज

द्रव्यों से तैयार औषधियों का प्रयोग भी प्रचलित है । आयुर्वेदीय चिकित्सा में पहले की अपेक्षा बौद्धकाल के अंतिम चरण में खनिज द्रव्य अधिक प्रचलित हुए । विशेष रूप से जब बौद्धकाल में शल्य चिकित्सा पर प्रतिबन्ध लगा दिया गया उसके बाद इन का प्रयोग अधिक मात्रा में होने लगा । खनिज द्रव्यों से तैयार औषधियों में कुछ विशेष गुण पाये जाते हैं । जो निम्नलिखित हैं :

(i) शीघ्र प्रभावकारी

(ii) लगभग स्वाद रहित

(iii) औषधियों का अत्यल्प मात्रा में सेवन

इन विशेषताओं के कारण इन औषधियों का प्रचलन बहुत बढ़ गया ।

2. शस्त्र-अस्त्र (instruments) सम्बन्धी साधन-सामग्री (equipment), क्षार, अग्निकर्म, जलौका, मधुमक्खी आदि का प्रयोग ।

3. मन्त्रों का प्रयोग अथवा मनोवैज्ञानिक चिकित्सा ।

8. औषध-निर्माण-विधि

औषध-निर्माणशाला में भिन्न-भिन्न प्रकार की औषधियों के निर्माण के लिए अपनाई जाने वाली विधियाँ निम्न हैं :

1. **स्वरस** (Juice) — सम्पूर्ण पौधे या उसके विभिन्न अंगों (पत्ते, जड़ आदि) को पीस कर (बिना पकाये) तथा दबाकर जो रस निकाला जाता है, उसे स्वरस कहते हैं । यदि पत्तियाँ आदि कठोर हों, तो उन पर मिट्टी लपेट कर गोला-सा बना कर पहले आग में अच्छी तरह पकाया जाता है। तदुपरान्त मिट्टी हटाकर उनमें से रस निकाला जाता है । उदाहरण :

काकमाची या मकोय (*Solanum nigrum* — Black nightshade) — यह बहुत से यकृत् विकारों में प्रयोग में लाई जाती है । बच्चों के यकृत् सिरोसिस (infantile cirrhosis) में भी काकमाची का स्वरस मधु या दूध के साथ दिया जाता है। चूंकि इसका स्वाद अच्छा होता है, अतः बच्चों को सुविधा से दिया जा सकता है।

कुमारी या घीकँवार (*Aloe vera*) — लड़कियों की कौमार्यावस्था (puberty) के प्रारम्भ में कष्टार्त्तव (dysmenorrhoea) व अन्य हार्मोन-सम्बन्धी विकारों में इसका प्रयोग किया जाता है । यकृत् विकारों में इसका प्रयोग स्त्री-पुरुष, दोनों के लिए किया जा सकता है । कुमारी का स्वरस स्वाद में कड़वा होता है । प्रायः इस पौधे को पहले भाप में पकाया जाता है, फिर स्वरस निचोड़ा जाता है।

बिल्व (*Aegla marmelos*) यह एक ऐसा पौधा है, जिसके फल व पत्र शिव-पूजन में प्रयोग किए जाते हैं । इसका स्वाद कटु-कषाय है । इसका स्वरस निकालने

के लिए इसके पत्तों को मिट्टी के गोले में लपेट कर पहले आग में पकाया जाता है। मिट्टी लाल होने के पश्चात् उस गोले को तोड़ कर पत्तों को निचोड़ कर स्वरस निकाला जाता है। मधुमेह में यह स्वरस दस दिन तक लेने से रक्त में शर्करा का स्तर पूर्ववत् बना रहता है, परन्तु मूत्र में शर्करा का परिमाण कम हो जाता है और शरीर में लाघवता व प्रसन्नता बनी रहती है।

अथवा बिल्व का एक-एक पत्रक (तीन पत्ते) दिन में दो बार लेना चाहिए। यह बच्चों के मधुमेह में लाभ नहीं करता है। यदि रक्त में शर्करा का स्तर पूरी तरह से सामान्य करना हो, तो इसका सेवन लगभग छः मास तक लगातार करना चाहिए।

2. **चूर्ण** (Powder) – वनस्पति को छाया में अच्छी तरह सुखाकर व पीसकर चूर्ण तैयार किया जाता है। कुछ वनस्पतियों को धूप में भी सुखाया जा सकता है। वनस्पति के पूर्णतया सूख जाने पर ही चूर्ण बनाना चाहिए, नहीं तो फंफूदी लगने की संभावना रहती है। इस चूर्ण को सूखे पात्र में अच्छी प्रकार बन्द करके सूखे स्थान पर रखना चाहिए। यह चूर्ण एक वर्ष तक प्रयोग में लाया जा सकता है। प्रायः अनेक औषधियों के चूर्ण का मिश्रण बना कर प्रयोग में लाया जाता है। उदाहरणतः भृंगराज या भांगरा (*Eclipta alba*) का चूर्ण बालों का तैल बनाने में प्रयुक्त किया जाता है। इस चूर्ण का सेवन यकृत् विकारों में भी किया जाता है। इसमें सैन्धव लवण व कुटकी (*Picorrhiza kurroa*) का चूर्ण भी मिलाया जाता है। सैंधव लवण को अलग से पीस कर इस चूर्ण में मिलाना चाहिए।

कुछ अन्य वनस्पतियाँ जिनका तना या मूल लकड़ी-जैसा कठोर होता है, उनको विशेष प्रकार की मशीन की सहायता से ही चूर्ण किया जा सकता है। उदाहरण के लिए मधुयष्टी या मुलहठी (*Glycyrrhiza glabra*) की जड़ सख्त होती है। इस मूल का चूर्ण न केवल कोष्ठबद्धता के लिए, बल्कि आमवात के रोगियों के लिए भी प्रयोग में लाया जाता है। इसके साथ ही यह औषधि एक रसायन के रूप में भी प्रयुक्त होती है। (रसायन के रूप में प्रयोग करने के लिए इस जड़ को दूध में उबाल कर प्रयुक्त किया जा सकता है।)

3. **फाण्ट** (Infusion) – यह गर्म पानी में औषधि को भिगो कर तैयार किया गया काढ़ा जैसा है। प्रायः जड़ी-बूटियों से तैयार चाय, पुदीना, गुलाब, चमेली आदि से फाण्ट तैयार किया जाता है। इन द्रव्यों को गर्म पानी में कुछ देर भिगो कर फिर छान लिया जाता है। औषधि को गर्म जल में भिगोते समय हमेशा ढक कर रखना चाहिए।

4. **क्वाथ** (Decoction) – इसके लिए औषधि को पानी में उबाला जाता है। औषधि की कठोरता के अनुसार ही उसे चार गुणा, आठ गुणा या सोलह गुणा पानी

डाल कर तब तक उबाला जाता है, जब तक एक-चौथाई जल शेष रह जाए। तदुपरान्त औषधि को छान लिया जाता है। इस छने हुए जल को औषधि के रूप में प्रयुक्त किया जाता है। कई बार इसमें अन्य पदार्थ मिला कर भी सेवन किया जाता है। जैसे—मक्खन, तेल, मधु, आदि। क्वाथ को सदैव ठंडा करके ही उसमें मधु को मिलाएं।

5. **कल्क** (Paste) – कल्क तैयार करने के लिए गीले औषधि-द्रव्य को पीसा जाता है। कई बार पीसते समय थोड़ा जल भी मिलाया जाता है।

6. **क्षीर पाक** (Milk preparation) – प्रायः एक भाग औषधि को आठ भाग दूध व 32 भाग जल के साथ तब तक उबाला जाता है, जब तक एक-चौथाई शेष रह जाए। उसके बाद अवशेष को छान कर, छने हुए दूध में चीनी मिलाकर पीने के लिए दें। मुलैठी अथवा अश्वगन्धा को इसी विधि द्वारा दूध में पकाया जाता है और इसका सेवन किया जाता है।

7. **शीत कषाय** (Cold infusion) – औषधि को रात्रि में ठंडे जल में भिगो दिया जाता है व पूरी रात तक रखा जाता है। अगले दिन सुबह उसे छाना जाता है। यह छना हुआ जल ही शीत कषाय है। इसमें चीनी, मधु आदि मिला कर सेवन करते हैं। प्रायः एक गिलास जल में एक चम्मच औषधि का चूर्ण मिलाया जाता है। उदाहरण – त्रिफला का प्रयोग प्रायः शीत कषाय रूप में ही किया जाता है। हरीतकी (हरड़) (*Terminalia chebula*) + बिभीतकी (बहेड़ा) (*Terminalia belerica*) + आमलकी (आंवला) (*Emblica officinalis*) – इन तीनों का मिश्रित चूर्ण त्रिफला कहलाता है। त्रिफला के एक चम्मच चूर्ण को एक गिलास जल में मिलाकर रात्रि भर रखा जाता है और अगले दिन प्रातः पतले कपड़े से छान लिया जाता है। आधे जल से आंखें धोई जा सकती हैं व आधे को प्रातः थोड़ा मधु मिला कर पीने में प्रयुक्त किया जा सकता है। यह कषाय-रस प्रधान औषधि है। त्रिफला चूर्ण रोग प्रतिरोधक क्षमता को बढ़ाता है। अतः बहुत सी आयुर्वेदिक औषधियों में इसका प्रयोग किया जाता है। इसके अतिरिक्त अनेक अन्य रोगों में भी यह एक उपयोगी औषधि के रूप में प्रयोग में लाया जाता है।

8. **अवलेह, लेह्य, पाक, प्राश या खण्ड** (Linctus or Jam) – यह आयुर्वेद की औषधियों में विशेष प्रकार का औषधीय रूप है। इनमें एक बहुत प्रचलित व शायद सर्वश्रेष्ठ उदाहरण है—च्यवनप्राश; जो बहुत अच्छा टॉनिक (शक्ति वर्धक) है। च्यवनप्राश में आंवला या आमलकी (*Emblica officinalis*) पर्याप्त मात्र में होता है, जो फुफ्फुस (फेफड़ों) के जीर्ण रोगों की चिकित्सा में विशेष लाभप्रद है; जैसे—जीर्ण कास, राजयक्ष्मा। यही कारण है कि कास व श्वसन-प्रणाली की व्याधियों में च्यवन प्राश का बहुतायत से प्रयोग किया जाता है।

9. **तैल** (Medicated oil) – औषधीय तेल बनाने के लिए प्रायः वनस्पतियों के कल्क, स्वरस और क्वाथ के साथ तैल को पकाया जाता है । ये तैल केशों पर व सिर पर लगाने के लिए, अभ्यंग (मालिश) और बस्ति के लिए प्रयोग किए जाते हैं । तैलों के कुछ योगों का वर्णन आगे किया जायेगा।

10. **घृत** (Medicated ghee) – उदाहरण के लिए 'त्रिफला घृत'। तैल के समान औषधीय घृत बनाने के लिए घी या मक्खन को वनस्पतियों के कल्क, स्वरस अथवा क्वाथ के साथ पकाया जाता है । त्रिफला घृत के लिए त्रिफला के साथ घी या मक्खन का पाक किया जाता है । यह औषधि मुख्यतया पित्त व वात विकारों के लिए प्रयोग की जाती है । इस औषधि का प्रयोग करते समय दो बातों का ध्यान रखना चाहिए। एक तो रोगी का यकृत् ठीक प्रकार से कार्य कर रहा हो, दूसरा उसकी पाचन-क्रिया ठीक हो ।

11. **आसव व अरिष्ट** (Alcoholic preparations) – अरिष्ट के लिए औषधियों को पहले उबाल कर काढ़ा बनाया जाता है और आसव के लिए औषधि को बिना उबाले (कच्चे रूप में ही) सीधे मिला दिया जाता है । अरिष्ट और आसव, दोनों जड़ी-बूटियों द्वारा निर्मित सुरा (herbal wine) के प्रकार हैं । इन्हें सुराखण्ड या खमीर (yeast) मिलाकर प्राकृतिक आसवन (fermentation) के द्वारा तैयार किया जाता है । इनमें मद्य (alcohol) की अधिकतम मात्रा 15 प्रतिशत तक होती है ।

    अरिष्ट व आसव को तैयार करने के लिए सभी औषधि-द्रव्यों, स्वरसों आदि को समुचित पात्रों में डालकर आसवन (fermentation) के लिए रखा जाता है । प्राचीन काल में मिट्टी के पात्र का प्रयोग किया जाता था । इसकी भीतरी दीवार या सतह पर हल्दी चूर्ण और घृत का थोड़ा-सा लेप किया जाता था, जिससे आसवन (fermentation) के लिए रखा गया मिश्रण खट्टा होकर सिरके में परिवर्तित न हो जाए । फिर उस पात्र को भूमि के अन्दर या धान्य के ढेर के बीच में दबाकर एक मास तक रखा जाता है । इस प्रकार के अनेक भिन्न-भिन्न योगों का ग्रन्थों में उल्लेख मिलता है । इनमें से कुछ योगों का वर्णन आगे किया जायेगा ।

12. **वटी या गुटिका** (Pills or Tablets)

13. **मोदक** (Large size pills) – वटी, गुटिका या मोदक बनाने के लिए विभिन्न औषधि-द्रव्यों के चूर्ण को किसी द्रव्य के स्वरस या क्वाथ, शहद या जल के साथ मर्दन करके गोलियाँ या मोदक (बड़े आकार की गोलियां) बनाए जाते हैं । तत्पश्चात् इन्हें छाया में सुखा लिया जाता है ।

14. **पर्पटी** (Scale preparation) – यह औषधीय द्रव्यों को अग्नि पर पिघला कर व पत्तों पर फैला कर बनाई जाती है । उदाहरण के तौर पर, पारद व गन्धक के मिश्रण को कलछी में डालकर गर्म कर के पिघलाया जाता है । इस द्रव को केले के पत्ते

पर पलट कर फैला दिया जाता है । फिर उसके ऊपर केले का दूसरा पत्ता बिछा कर गोबर से दबा दिया जाता है । इस प्रकार यह औषधि पपड़ी या पर्पटी (scales) के रूप में तैयार हो जाती है ।

15. **कूपी पक्व रसायन** (Medicine prepared by sublimation) – इसका शाब्दिक अर्थ है–रसायन औषधियों (तत्त्वों) को कांच की बोतल में तैयार करना ।

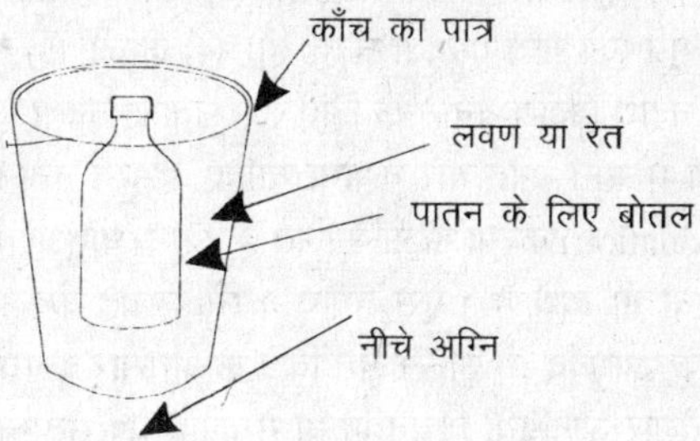

औषधि–पाक के प्रारम्भ में बोतल का मुंह खुला रखा जाता है और बाद में बन्द कर दिया जाता है । इस प्रक्रिया से गंधक पिघल कर भाप बन कर फिर ठोस (sublimation) हो जाती है । यह ध्यान रखना चाहिए कि बोतल के उपरि भाग में किसी प्रकार की रुकावट न हो। इसके लिए बोतल की गर्दन में एक शलाका डाल देनी चाहिए । कुछ समय के बाद एक विशेष रंग का पदार्थ बोतल के गले (ऊपरी तंग भाग) में एकत्रित होता दिखाई पड़ता है । बोतल के मुँह को कस कर बन्द कर देना चाहिए और आंच कम कर देनी चाहिए । बारह घण्टे तक इसी प्रकार पड़ा रहने दें । फिर इस ठोस औषधि को एकत्रित कर लें । इसे निकालने के लिए बोतल को सावधानीपूर्वक तोड़ना चाहिए ।

16. **भस्म** (Calcination) – धातु, हीरे, जवाहारात तथा वनस्पति व पशु जगत् से प्राप्त पदार्थों की भस्म बनाकर प्रयोग में लाई जाती है । धातु व खनिज–पदार्थों को प्रायः भस्म बना कर ही प्रयोग किया जाता है । कई भस्मों को तैयार करने की विधि बड़ी पेचीदा है। चूंकि अनेक धातुओं व खनिजों में कई प्रकार के जहरीले तत्त्व मिश्रित रहते हैं, अतः उन्हें उसी रूप मे प्रयोग नहीं किया जा सकता है । प्रयोग से पूर्व उन्हें विषाक्त (जहरीले) तत्त्वों से रहित करना तथा इस योग्य बनाना आवश्यक है कि वे शरीर में आसानी से जज़्ब (absorb) हो सकें । उदाहरण के तौर पर, स्वर्ण के टुकड़े या पत्ती (leaf) को निगल लेने मात्र से वह लाभदायक नहीं होगा । इस रूप में तो यह शरीर के सजातीय तत्त्वों में आचूषित नहीं हो सकता तथा उसमें मिश्रित जहरीले प्रभाव के कारण घातक भी होगा । अतः शरीर के अनुकूल तथा एक लाभकारी औषधि बनाने के लिए विशेष प्रक्रिया द्वारा इसे विषैले प्रभाव

से मुक्त किया जा सकता है। इस प्रकार, स्वर्ण को आश्चर्यजनक उपयोगी औषधि के रूप में परिवर्तित किया जा सकता है। स्वर्ण को शुद्ध करने की विधि निम्न है :

स्वर्ण पत्रों को तब तक तपाया जाता है, जब तक वह लाल न हो जायें व अंगारे के समान न दिखने लगें। फिर उसे सात-सात बार निम्न द्रव्यों में बुझाया जाता है—(1) तिल तैल (**sesame oil**), (2) तक्र (**butter-milk**), (3) बिन ब्याही गाय का मूत्र (जो गाय गर्भवती न हुई हो), (4) कांजी, (5) कुलत्थ (***Dolichos biflorus***) का क्वाथ (क्वाथ बनाने के लिए उसे उबाला जाता है)। हर बार तपाकर ही प्रत्येक द्रव्य में सात-सात बार बुझाना चाहिए। भस्म बनाने की विधि में धातु का जारण (**oxidation**) करना भी सम्मिलित है। अन्य धातुओं के सदृश लोहे का कच्चा प्रयोग करना भी व्यर्थ है। ऐसे प्रयोग करने से वह केवल कोष्ठबद्धता करेगा। दूसरी तरफ, आयुर्वेद में उल्लिखित विधि के अनुसार बनायी गयी लोह-भस्म व इस भस्म से तैयार औषधियाँ पाचन क्रिया में कोई दोष उत्पन्न नहीं करतीं। इस प्रकार की औषधियाँ रक्त में शीघ्र ही मिल जाती हैं और हीमोग्लोबिन की मात्रा में वृद्धि करती हैं।

धातुओं की भस्म बनाने की प्रक्रिया में सबसे पहले उनका शोधन किया जाता है। यह शोधन क्रिया धातुओं की केवल रासायनिक मलिनताओं को ही दूर नहीं करती, अपितु इस प्रक्रिया द्वारा उनका विषैला प्रभाव भी नष्ट होता है। शोधन के उपरान्त धातुओं की मारण (**killing or oxidation**) व अमृतीकरण (**making nector**) क्रियाओं को सम्पन्न किया जाता है। भस्म-सम्बन्धी ये सभी प्रक्रियाएँ बहुत जटिल हैं। ये सब विधियाँ आयुर्वेद के पृथक् अंग 'रस-शास्त्र' में वर्णित हैं। यह आयुर्वेद के ग्रन्थों का ही एक भाग है। इनमें कुछ औषधियों को तैयार करने में तो वर्षों लग जाते हैं।

पारद को अठारह प्रकार से शुद्ध किया जाता है। ये शुद्धिकरण की अलग-अलग अठारह अवस्थाएँ हैं। इनमें कुछ प्रमुख इस प्रकार हैं :

(i) **स्वेदन** – इसमें पारद को कांजी के साथ उबाला जाता है।

(ii) **मर्दन** – भिन्न द्रव्यों के स्वरस, चूर्ण या क्वाथ के साथ भावना देकर पारद का मर्दन किया जाता है।

(iii) **मूर्च्छन** – पारद का मूर्च्छित होना अर्थात् इस प्रक्रिया द्वारा पारद छोटे-छोटे कणों में विभक्त हो जाता है।

(iv) **उत्थापन** – गर्म कर के वाष्पीकरण के पश्चात् पुनः ठोस रूप में (**sublimation**) एकत्र होना।

(v) **पातन** – इसमें ऊर्ध्वपातन, तिर्यक् पातन तथा अधःपातन–ये तीन क्रियाएँ सम्मिलित हैं । अधःपातन  के लिए पारद का एक पात्र में लेप कर दिया जाता है । फिर इसे अग्नि पर तपाया जाता है, तब यह नीचे रखे पात्र में गिरता है ।

इसके पश्चात् तीन अन्य प्रक्रियाएँ भी की जाती हैं । इन उपरोक्त आठ प्रक्रियाओं (संस्कारों) के बाद ही पारद सामान्य योगों में प्रयोग करने के योग्य होता है । विशेष योगों में प्रयोग के लिए इनके अतिरिक्त दस अन्य विधियों द्वारा पारद का शोधन करना पड़ता है। इन 18 संस्कारों से विशेष रूप से शुद्ध पारद रोगों से बचाव व उन की चिकित्सा (देहवाद) तथा धातुवाद (रसायन विद्या अथवा साधारण धातुओं को स्वर्ण में परिवर्तित करने) के लिए उपयोग में लाया जाता है । देहवाद के द्वारा शरीर एकदम हल्का हो जाता है । रसायनाचार्य नागार्जुन ने इस पारद का प्रयोग शरीर को उड़ने योग्य बनाने के लिए किया था । इन सभी प्रकार के योगों में रसायन विद्या के रहस्य छिपे हैं, जो आयुर्वेदीय चिकित्सा पद्धति की विशिष्टता है ।

17. **पिष्टी** – किसी भी रत्न, मणि आदि को विभिन्न वनस्पतियों के स्वरस की भावना देकर व गुलाब जल के साथ मर्दन करके बहुत बारीक चूर्ण किया जाता है ।

18. **अञ्जन** – यह नेत्र-रोगों में प्रयोग की जाने वाली विशेष औषधि है । उदाहरण के तौर पर, स्रोतोञ्जन (सुरमा या antimony) का चूर्ण अथवा सिन्दूर (lead oxide) अथवा एरण्ड तैल के दीपक पर ताम्र पात्र को ढक कर एकत्र किये गये धुएँ का चूर्ण आदि अनेक प्रकार के अञ्जनों या सुरमों (collyrium) का प्रयोग नेत्रों के स्वास्थ्य के लिए व नेत्र-रोगों के शमन के लिए किया जाता है ।

19. **वर्ती** (Elongated pills) – विभिन्न औषधीय द्रव्यों के चूर्ण से लम्बे आकार की बत्ती बनाई जाती है । बत्ती बनाने के लिए इस चूर्ण का मर्दन किसी द्रव्य के स्वरस, काढ़े या जल के साथ किया जाता है ।

19. **पोटली** – कई बार धातुओं आदि द्रव्यों की औषधि का निर्माण करने के लिए उन्हें गोले के रूप में पकाया जाता है । इस गोले को प्रायः किसी स्वच्छ कपड़े की पोटली बनाकर व उसमें बाँध कर स्वेदन आदि द्वारा पकाया जाता है ।

21. **अर्क** – अर्क के लिए वनस्पतियों के उड़नशील तैलीय अंश को वाष्पीकरण यन्त्र द्वारा एकत्र किया जाता है । ये आसव आदि की अपेक्षा अधिक तीक्ष्ण मादक औषधियाँ हैं । इसका कारण यह है कि आसव आदि में मद्य का अंश 15 प्रतिशत से अधिक नहीं होता क्योंकि स्वतः आसवन (self fermentation) की प्रक्रिया इस सीमा तक आकर स्वयमेव रुक जाती है ।

कुछ पौधों व वानस्पतिक औषधियों की निर्माण प्रक्रिया काफी जटिल व कठिन है । उदाहरणतः **वत्सनाभ** (aconite), जिसका ज्वर व शूल की चिकित्सा में प्रयोग

किया जाता है, कई प्रकार का है । इनमें प्रायः वत्सनाभ के निम्न प्रकारों का चिकित्सा के लिए प्रयोग किया जाता है :

Aconitum feroxum

Aconitum chasmanthum

Acouitum nepallus

पौधे की दो जड़ें होती हैं । ये दोनों जड़ें एक साथ प्रयुक्त की जाती हैं, क्योंकि ये दोनों ही एक-दूसरे की पूरक हैं तथा एक-दूसरे के विषैले प्रभाव को नष्ट करती हैं। इन जड़ों की बाह्य त्वचा को छील कर जड़ को छोटे-छोटे टुकड़ों में काटा जाता है । तब इन टुकड़ों को गाय के मूत्र में भिगोकर सात दिन तक रखा जाता है । फिर उसे निकाल कर प्रयोग करना चाहिए । इसके लिए गाय की बछिया (जिसने अभी गर्भ धारण न किया हो) का मूत्र अधिक उत्तम है । यह हृदय को बल देने वाली उत्तम औषधि है । इससे किसी प्रकार का अवसाद (depression) आदि उत्पन्न नहीं होता ।

कुचला (*Strychnos nux-vomica*) – इसकी बाहरी त्वचा निकाल कर गाय के दूध में 21 दिन तक भिगो कर रखा जाता है । इसके बाद इसका जहरीला प्रभाव कम हो जाता है, परन्तु यह फिर भी कड़वा रहता है । यह नाड़ी मण्डल (nervous system) के लिए शक्तिदायक औषधि है ।

9. औषधियों व योगों के नाम

आयुर्वेदीय ग्रन्थों में वर्णित प्रायः सभी योगों का कोई न कोई नाम है । ये नाम प्रायः निम्न आधारों पर दिये गये हैं :

1. योग में उल्लिखित **पहले औषधि-द्रव्य** के नाम के आधार पर – यह बहुत ही प्रचलित व सामान्य आधार है । उदाहरण – **कुमार्यासव**। कुमारी, गुड़ व कुछ अन्य औषधियों के द्वारा बनाई गयी यह एक प्रकार की स्वनिर्मित सुरा है, जो पाचन-क्रिया व यकृत् के कार्य को सुधारने व स्त्रियों के रोगों के लिए उत्तम औषधि है। पिप्पल्यासव – यह पिप्पली (*Long pepper*) व अन्य 12 द्रव्यों द्वारा बनाया गया योग है ।

2. औषधि के **मूल प्रतिपादक** के नाम के आधार पर – उदाहरण – **च्यवनप्राश,** च्यवन ऋषि के नाम को लेकर इसका नाम रखा गया है । प्राश का अर्थ है – जैम, चाटने योग्य (linctus) या लेह्यम् ।

3. योग में प्रयुक्त **औषधियों के अनुपात** के आधार पर–यथा–**पंचकोल** (अर्थात् पांच बार 12-12 ग्राम या कोल), जिसमें विभिन्न औषधियाँ पांच बार 12-12 ग्राम के परिमाण में प्रयोग की जाती हैं ।

4. योग में प्रयुक्त **औषधियों की संख्या** के आधार पर–जैसे **त्रिफला,** जो तीन भिन्न–भिन्न औषधियों का संमिश्रण है । ये तीन औषधियाँ या फल हैं–हरीतकी, बिभीतकी व आमलकी।
5. योग के **औषधीय प्रभाव** के आधार पर – उदाहरण – **श्वास कुठार,** अर्थात् जैसे कुल्हाड़ी एक ही घात करके पेड़ को काट देती है, उसी प्रकार यह औषधि भी श्वास रोग को नष्ट कर देती है । **मकरध्वज रस** – काम देवता के नाम के आधार पर नाम रखा गया है । यह एक शक्तिशाली कामोत्तेजक औषधि है । **मृत्युञ्जय रस**–वह औषधि जो मृत्यु पर जय प्राप्त कर सकती हो । यह घातक ज्वरों के उपचार के लिए प्रयोग की जाती है ।

10. भोजन

स्वास्थ्य को बनाये रखने व व्याधि को दूर रखने के लिए उचित व अनुकूल भोजन का होना अत्यन्त आवश्यक है । कहा भी गया है कि "उचित या पथ्य भोजन के बिना औषधि का कोई लाभ नहीं व समुचित भोजन के साथ औषधि की क्या आवश्यकता ?" इस उक्ति के अनुसार, उचित औषधि भी समुचित भोजन के अभाव में लाभ नहीं करेगी और दूसरी अवस्था में अकेला समुचित भोजन ही व्याधि को दूर करने में सहायक है । अतः औषधि की आवश्यकता ही नहीं पड़ती । यह विचार 'हिप्पोक्रेटस' की याद दिलाता है, जिसने कहा था कि भोजन हमारा इतना सम्यक् होना चाहिए कि वह हमारी औषधि के रूप में कार्य करे और औषधि इतनी अनुकूल व योग्य होनी चाहिए कि वह भोजन की पूर्ति करे । भोजन निम्न तत्त्वों के माध्यम द्वारा ही शरीर में कार्यशील होता है :

1. **रस** (Taste) – भोजन में विद्यमान छः रस (मधुर, लवण आदि) पंचमहाभूतों से सम्बन्धित हैं ।
2. **वीर्य** (Potencies) – यह संख्या में दो या आठ हैं, जैसा कि पहले बताया जा चुका है ।
3. **विपाक** (Taste after digestion) – इसकी अनुभूति भोजन के पाचन के पश्चात् होती है । यह मधुर, अम्ल और कटु तीन प्रकार का है ।
4. **प्रभाव** (विशेष क्रिया) – यह द्रव्य में विद्यमान 20 गुणों के आधार पर उत्पन्न होकर शरीर में प्रतिक्रिया करता है।

विरुद्ध भोजन का सेवन नहीं करना चाहिए । विरुद्ध भोजन के कुछ उदाहरण निम्नलिखित हैं :

1. मधु व घृत का समभाग ।

2. क्षारों का अधिक समय तक सेवन करना ।
3. अधिक नमक का लम्बे अरसे तक प्रयोग ।
4. दूध व मछली का एक साथ प्रयोग ।
5. मधु को उष्ण पेय के साथ मिलाकर लेना ।

विरुद्ध-विहार – आम दोष होने पर भी दिन में सोना विरुद्ध विहार का एक उदाहरण है। क्योंकि यह शरीर में और अधिक आम दोष को उत्पन्न करता है ।

तृतीय अध्याय

औषधि-द्रव्य

1. हरीतकी (Terminalia chebula)

आयुर्वेदिक ग्रन्थों में कई प्रकार की हरीतकी का वर्णन मिलता है । इस वृक्ष के औषधि में प्रयुक्त होने वाले फल भिन्न-भिन्न आकार के होते हैं । यह उष्णकटि बंधीय क्षेत्र (भूमध्य रेखा के आसपास के अयनवृत्त (Tropical area) में पाया जाने वाला वृक्ष (tropical plant) है, जो 650 मीटर की ऊँचाई तक मिलता है । इस वृक्ष का तना बड़ा, पत्तियाँ मोटी, फूल पीले तथा फल कृष्णाभ पीत या कृष्णाभ भूरे होते हैं ।

औषधि में फल का प्रयोग किया जाता है । गुठली निकाल कर फल की मज्जा उपयोग में लाई जाती हैं । आधुनिक पाश्चात्य चिकित्सा के वनस्पति-शास्त्र में इस औषधि का वर्णन बहुत कम मिलता है, परन्तु पुरातन ग्रन्थों में हरीतकी के सम्बन्ध में विस्तार से वर्णन मिलता है । 1731 ई॰ के प्रसिद्ध वनस्पति ग्रन्थ में Tabernaemontanus ने इस वनस्पति के विभिन्न प्रकारों एवं इसके गुणों का विस्तार से वर्णन किया है ।

Tabernaemontanus ने निम्न तीन प्रकार की हरीतकी का उल्लेख किया है :

(क) बड़ा या कृष्णाभ भूरे रंग का फल

(ख) भारतीय या कृष्ण वर्ण का फल

(ग) पीताभ फल

इनमें कृष्णाभ भूरे प्रकार की हरीतकी का फल उत्तम व सर्वाधिक महत्त्वपूर्ण है।

वनस्पति शास्त्र में नाम (*Terminalia chebula*)

कुल (Family) Combretaceae

रस – हरीतकी में छः रसों में से पांच रस पाये जाते हैं, एक लवण रस नहीं पाया जाता। (सम्पूर्ण वनस्पति वर्ग में केवल तीन वनस्पतियों में पांच रस पाये जाते

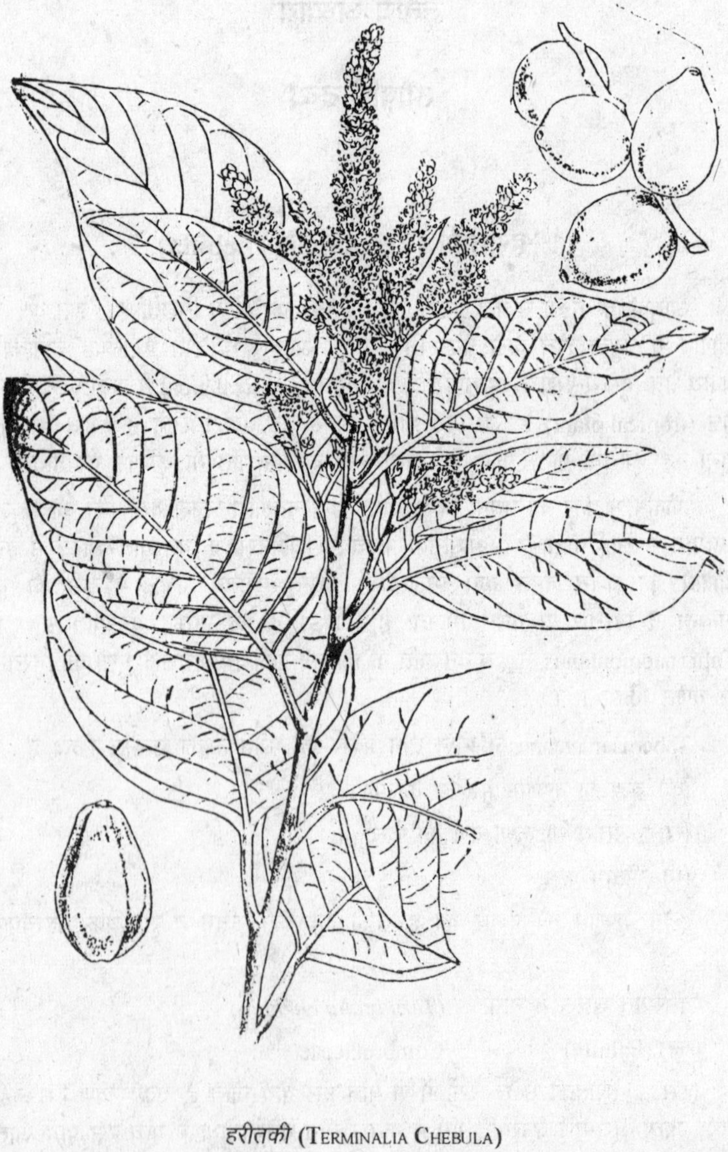

हरीतकी (TERMINALIA CHEBULA)

हैं । हरीतकी के अतिरिक्त लहसुन (garlic) और आमलकी (*Emblica officinalis*) हैं।)

इन पांचों रसों के प्रभाव निम्न हैं:

मधुर	अम्ल	कटु	तिक्त	कषाय
↓	↓	↓	↓	↓
वातशामक	वातशामक	कफशामक	पित्त व कफ शामक	कफ व पित्त शामक

ऊपर दिये गये वर्णन से स्पष्ट है कि हरीतकी प्रकुपित वात और पित्त का तथा अत्यधिक वृद्ध कफ का शमन करती है।

वीर्य - उष्ण
विपाक - मधुर
कर्म - उपचयन (Anabolic)

हरीतकी एक सामान्य किन्तु सर्वश्रेष्ठ, पौष्टिक औषधि (टॉनिक) है । आयुर्वेदीय भैषज्य कल्पना में यह सर्वोत्तम वनस्पति मानी गयी है । हरीतकी शब्द में 'हृ' धातु सम्मिलित है, जिसका अर्थ है – हर लेना या ले जाना । चूंकि यह व्याधियों का हरण कर लेती है या दूर करती है, अतः इसे हरीतकी कहा जाता है।

तिब्बती चिकित्सा में यह औषधियों का राजा या सर्वोत्तम औषधि मानी जाती है (Sman-mchog-rgyal-po)। आयुर्वेद में इसको माता का स्थान दिया गया है। यह माता के समान देखभाल करती है तथा हर प्रकार से उपयोगी है । जिस प्रकार सगी माँ कभी भी क्रुद्ध होकर बच्चे को हानि नहीं पहुँचाती, इसी प्रकार हरीतकी भी शरीर में उपद्रव उत्पन्न करके कभी हानि नहीं पहुँचाती ।

हरीतकी दीर्घायु प्रदान करने वाली तथा रसायन औषधि है । यदि शरीर में किसी स्थान पर अवरोध हो तो यह औषधि अपने उष्ण गुण के द्वारा पाचक-रसों (enzymes) को अधिक सक्रिय बनाकर उस अवरोध को नष्ट करती है । हरीतकी 'आम' के चयापचय (metabolic transformation) में भी सहायक है।

शीत प्रदेश में उत्पन्न होने वाली हरीतकी एक रसायन है, जबकि उष्ण प्रदेश में उत्पन्न हरीतकी सारक गुण प्रधान होती है। गहरे भूरे रंग की छोटी हरीतकी का गर्भावस्था में सेवन नहीं करना चाहिए । यह आयुर्वेद में वर्णित अनेक औषधीय योगों में प्रयुक्त होती है । यदि विभिन्न ऋतुओं में निम्न अनुपानों के साथ हरीतकी का प्रयोग किया जाए, तो यह एक अच्छे रसायन का कार्य करती है :

1. ग्रीष्म ऋतु में थोड़े गुड़ के साथ
2. वर्षा ऋतु में थोड़े सैंधव लवण के साथ
3. शरद् ऋतु में देसी खाण्ड के साथ

4. हेमन्त ऋतु (early winter) में शुण्ठी चूर्ण के साथ
5. शिशिर ऋतु (late winter) में पिप्पली चूर्ण के साथ
6. वसन्त ऋतु में मधु के साथ ।

भोजन से पूर्व यदि थोड़े नमक के साथ एक छोटा टुकड़ा हरीतकी का प्रतिदिन लिया जाए, तो कोष्ठबद्धता दूर होती है ।

हरीतकी चर्म विकार, मधुमेह व आमवात को दूर करने तथा नेत्र-दृष्टि बढ़ाने के लिए एक उत्तम औषधि है । उदाहरणतया **'अगस्त्य हरीतकी'** या **'अगस्त्य रसायन'** एक प्रसिद्ध आयुर्वेदिक औषधि है, जिसमें हरीतकी प्रमुख द्रव्य के रूप में पाई जाती है । यह एक प्रसिद्ध शक्तिवर्धक औषधि है । यह योग अगस्त्य ऋषि द्वारा बताया गया था, जो मूलतः सिद्ध चिकित्सा के प्रवर्त्तक थे ।

अगस्त्य-हरीतकी की निर्माण विधि

एक हजार हरीतकी के सूखे व पके हुए फल एक कपड़े की पोटली में बांधकर 20 अन्य औषधियों के साथ एक बड़े पात्र में उबाले जाते हैं । तत्पश्चात् हरीतकी के गूदे को बीज व रेशों से अलग किया जाता है । शेष क्वाथ व उपरोक्त गूदे को थोड़े घी के साथ, विधि के अनुसार अवलेह (jam) के रूप में तैयार किया जाता है ।

चीनी चिकित्सा-शास्त्र में हरीतकी का प्रयोग

चीन के वनस्पति शास्त्र में Ho-tzu (हरड़) को उष्ण द्रव्य माना गया है तथा स्वाद में इसे कटु, अम्ल व तिक्त रस प्रधान माना गया है । यह आंतों को उत्तेजित (अधिक सक्रिय) करती है, फुफ्फुस को शक्ति देती है तथा शक्ति के अत्यधिक क्षय को रोकती है। इसका प्रयोग जीर्ण कास, स्वरभंग (गला बैठना या hoarse voice), जीर्ण अतिसार, प्रवाहिका, गुदभ्रंश, आँतों में आध्मान, प्रदर, शुक्र उत्सर्ग (seminal emission) व अतिस्वेद में किया जाता है ।

पाश्चात्य चिकित्सा में हरीतकी का प्रयोग

Tabernaemontanus हरीतकी को एक सारक जाति की औषधि मानते हैं । इसकी मृदु प्रक्रिया एवं हृदय, उदर व यकृत् सहित सभी अंगों के लिए शक्ति प्रदायक होने के कारण वे हरीतकी को एक वरदान के रूप में स्वीकार करते हैं। यह विदग्ध पित्त को शरीर से निकाल कर खिन्नता व विषाद की स्थिति को दूर करती है । अत्यधिक खिन्नता व विषादपूर्ण स्थिति से उत्पन्न सभी व्याधियों (जैसे – कैंसर, विभिन्न प्रकार के चर्म विकार, विषाद, हृत् कम्पन, आदि) में भी लाभकारी औषधि ा है । यह औषधि कफ का शुद्धिकरण करती है तथा व्यर्थ के कफ और इन्द्रियमलों को मल द्वारा बाहर निकाल देती है । यह नेत्रों की दृष्टि में वृद्धि करती है व ज्ञानेन्द्रियों को शक्तिशाली बनाती है । मधु या चीनी के साथ सेवन करने से हरीतकी हृदय को शक्ति प्रदान करती है । यह रुचिवर्धक, पाचक व इन्द्रियों, मस्तिष्क और स्नायुमण्डल को शक्ति प्रदान करने वाली उत्तम औषधि है । तृष्णा में तृप्ति देती है ।

यदि हरीतकी को आश्चर्यजनक टॉनिक (शक्तिवर्धक) कहा जाए, तो कोई

अतिशयोक्ति नहीं होगी । यहाँ तक कि बुद्ध की प्रतिमा के एक हाथ में हरीतकी फल को चित्रित किया जाता है ।

2. बिभीतक (बहेड़ा — Terminalia belerica)

यह वृक्ष 1000 मीटर की ऊँचाई तक शुष्क स्थानों में पाया जाता है । यह बहुत फल देने वाला वृक्ष है, जो भारत के जंगलों में अनेक स्थानों पर पाया जाता है । दिल्ली की कुछ सड़कों के किनारों पर भी इस वृक्ष को पंक्तियों में लगा हुआ देखा जा सकता है । यह एक विशाल वृक्ष है ।

वनस्पति शास्त्र में नाम		*Terminalia belerica*
कुल (Family)		Combretaceae
रस	–	कषाय
वीर्य	–	उष्ण
विपाक	–	मधुर
कर्म	–	कफ-पित्त-वात शामक, उपचयकारक (anabolic)

औषधीय गुण – कास में श्वसन नलिकाओं से कफ का निस्सरण करता है । श्वास-रोग में इसके बीजों की मज्जा का प्रयोग किया जाता है । यह श्वासनलिकाओं के शोथ को कम करके कफ का निर्हरण करती है व छर्दी को रोकती है। विशेषकर गर्भावस्था में होने वाली छर्दि में उपयोगी है । यह एक शोथहर द्रव्य है, जो शरीर में किसी भी स्थान पर होने वाले शोथ को दूर करता है ।

एलर्जी-रोधक औषधि के रूप में भी यह एक उपयोगी द्रव्य है, अतः हल्दी के साथ मिलाकर प्रयोग करने से दमा व चर्मविकारों में लाभ मिलता है । कोष्ठबद्धता को दूर करता है व तीव्र उदर शूल (colics) में लाभ करता है । यह वेदना-स्थापक तथा चक्षुष्य है व बालों के लिए अच्छी औषधि है । यह रस, रक्त, मांस व मेदस् धातुओं की व्याधियों के लिए भी उपयोगी औषधि द्रव्य है, जो वजन को भी कम करता है ।

पाश्चात्य चिकित्सा-पद्धति में उपयोग – Tabernaemontanus के कथनानुसार यह दोष निर्हरण करने वाली एक उत्तम औषधि है ।

3. आमलकी (आंवला – Emblica officinalis)

यह Euphorbiaceae कुल का वृक्ष है, जो भूमध्य रेखा के आस-पास 1500 मीटर की ऊँचाई तक पाया जाता है ।

आंवला दो प्रकार का होता है – वन्य व ग्राम्य । ग्राम्य आंवले का फल बड़ा

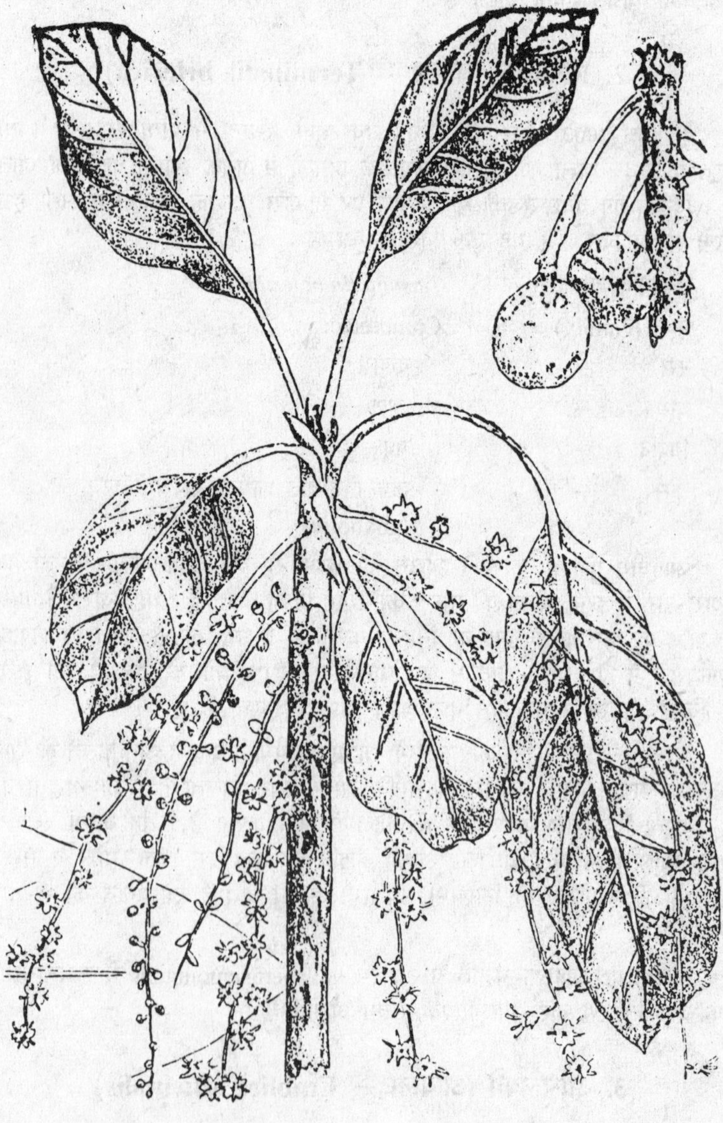

विभीतक (TERMINALIA BELERICA)

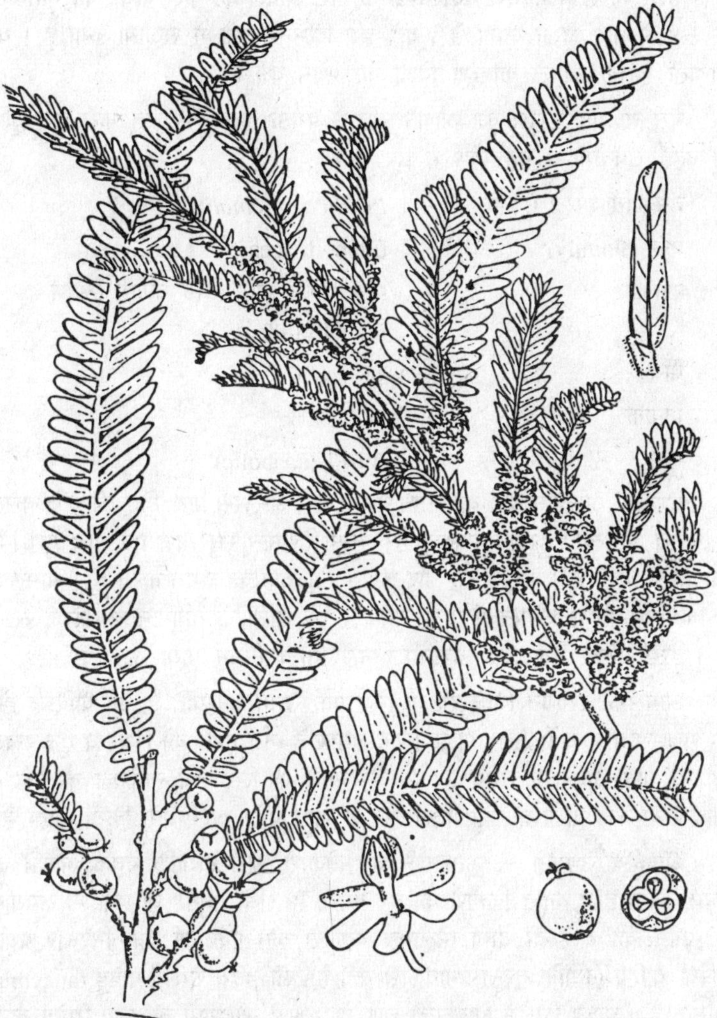

आमलकी (EMBLICA OFFICINALIS)

होता है तथा उसके गूदे में रेशे (fibres) कम होते हैं। जबकि वन्य प्रकार का आंवला छोटा होता है। इस फल के बाह्य पृष्ठ पर पांच या छः रेखायें होती हैं। फल सूखने पर लगभग काला हो जाता है। इस फल की सब्जी एवं चटनी (jam) भी बनाई जाती है।

उत्तर भारत में मन्दिरों के शिखरों के पास आंवले का फल पत्थर की मूर्तिकला के रूप में प्रायः देखा जाता है। वहाँ इसे विभिन्न रूपों में सजाया गया है। यह मान्यता है कि आंवले का वृक्ष विश्व का प्रथम वृक्ष है।

वैसे तो यह सम्पूर्ण वृक्ष औषधि रूप में प्रयुक्त होता है, परन्तु फल इस दृष्टि से बहुत उपयोगी व महत्त्वपूर्ण है।

वनस्पति शास्त्र में नाम	–	*Emblica officinalis*
कुल (Family)	—	Euphorbiaceae
रस	–	मधुर, अम्ल, कटु, तिक्त, कषाय (लवण रस का अभाव)
वीर्य	–	शीत
विपाक	–	मधुर
कर्म	–	उपचय (anabolic)

प्रभाव – अम्लरस वात का शमन करता है। अम्लरस प्रायः पित्त की वृद्धि करता है, परन्तु आमलकी इसका अपवाद है। इसमें विद्यमान मधुर रस एवं शीत गुण पित्त का शमन करते हैं। कटु, तिक्त और कषाय रस कफ का शमन करते हैं। आमलकी में विटामिन सी प्रचुर मात्र में पाया जाता है, जो शारीरिक तापमान को स्थिर रखता है। इसमें स्थिर तैल (जो उड़नशील नहीं है) व टैनिन पाया जाता है।

आमलकी रसायन चिकित्सा के लिए एक उत्तम वनस्पति है, जो पौष्टिक होने के साथ-साथ बल्य (tonic) भी है। यह चक्षुष्य है, नेत्र दृष्टि को स्थिर व दृढ़ रखती है और बालों के लिए उत्तम है। (तैलीय बालों के लिए इसे नारियल के तैल के साथ तथा रूक्ष बालों के लिए तिल-तैल के साथ पका कर प्रयोग किया जाता है।)

औषधीय उपयोग – आमलकी चर्म विकारों, अर्श (क्योंकि रेचक औषधि का कार्य करता है व यकृत् विकारों को दूर करता है) तथा मधुमेह या प्रमेह में उपयोगी है। आमलकी व हल्दी दोनों मिलाकर कम से कम एक वर्ष तक निरन्तर प्रयोग करना चाहिए (क्योंकि तुरन्त प्रभावकारी नहीं है), जो हृदय रोग व पाण्डु (anaemia) शामक है। पाण्डु रोग में आमलकी चूर्ण या स्वरस लोहभस्म के साथ प्रयोग करने से लाभ होता है। यह रक्तस्राव (स्तम्भक होने से), कामला, कास व श्वास में भी लाभ करता है।

नेत्र दृष्टि तीव्र व दृढ़ करने के लिए **'आमलकी घृत'** बहुत उपयोगी है। इसे तैयार करने के लिए आमलकी को गाय के घी के साथ पकाया जाता है। यह भेषज विशेषतया अल्प-दृष्टि (दूर देखने में कठिनाई–myopia) की बढ़ोतरी को रोकती है। आमलकी चूर्ण को रात को पानी में भिगोकर प्रातः आंखों को इस पानी से

धोने व छींटे लगाने से लाभ होता है ।

आयुर्वेद में वर्णित अनेक औषधीय योगों में आमलकी एक मुख्य औषधि द्रव्य है । समभाग हरीतकी और बिभीतक के साथ आमलकी को मिला कर **'त्रिफला'** तैयार किया जाता है, जो एक प्रसिद्ध औषधि के रूप में प्रयुक्त होता है ।

पाश्चात्य चिकित्सा-पद्धति में आमलकी का प्रयोग

पाश्चात्य मतानुसार आमलकी आमाशय व आंतों के मार्ग में स्थित अशुद्ध कफ (phlegm) का निर्हरण करती है और आमाशय के लिए शक्ति प्रदायक है । यह द्रव्य मस्तिष्क, हृदय, स्नायु मण्डल व यकृत् को पुष्ट व दृढ़ करता है, हृत् कम्प को दूर करता है, भूख को बढ़ाता है, शरीर में बढ़े हुए तापमान व दाह (burning sensation) को कम करता है तथा तृष्णा को शान्त करता है । Tabernaemontanus लिखते हैं कि आमलकी से कई प्रकार के अवलेह (जैम-jams) बनाये जाते हैं, जिसमें इस फल के साथ-साथ दालचीनी, इलायची, xylaloe व केसर आदि का भी प्रयोग किया जाता है ।

4. त्रिफला

त्रिफला (तीन फल) आमलकी, बिभीतक व हरीतकी -- इन तीन फलों का योग है । त्रिफला का प्रयोग कई प्रकार से किया जाता है, यथा--चूर्ण, अवलेह, क्वाथ, शीत-कषाय, आदि ।

यह शारीरिक तन्तुओं (tissues) को पोषण प्रदान करने वाला व रसायन के रूप में कार्य करने वाला योग है । यह पाचक-रसों (enzymes) को सक्रिय बनाता है, जिससे आम दोष का निर्माण ही नहीं हो पाता । एक उत्तम रसायन के अतिरिक्त त्रिफला का प्रयोग श्वास, कास व प्रमेह (कृच्छ्र-साध्य मूत्र-विकार व मधुमेह) जैसे रोगों में विशेष रूप से किया जाता है ।

5. शुण्ठी (Zingiber officinale)

अदरक लम्बे समय तक रहने वाला तथा लता जैसे बढ़ने वाला एक पौधा है । इसमें एक मोटा गाँठों से युक्त कन्द (rhizome) होता है, जो भूमि के अन्दर पाया जाता है । इस कन्द में से प्रति वर्ष 60-120 सेन्टीमीटर लम्बा एक सीधा तना निकलता है । इसके पत्ते 1-2 सेन्टीमीटर चौड़े व 15-30 सेन्टीमीटर लम्बे व अग्रभाग से नुकीले होते हैं । इसके फूल अन्न की बाल के समान बैंगनी रंग के निशानों से युक्त हरे रंग के और अग्रभाग से नुकीले-नुकीले (spike) होते हैं ।

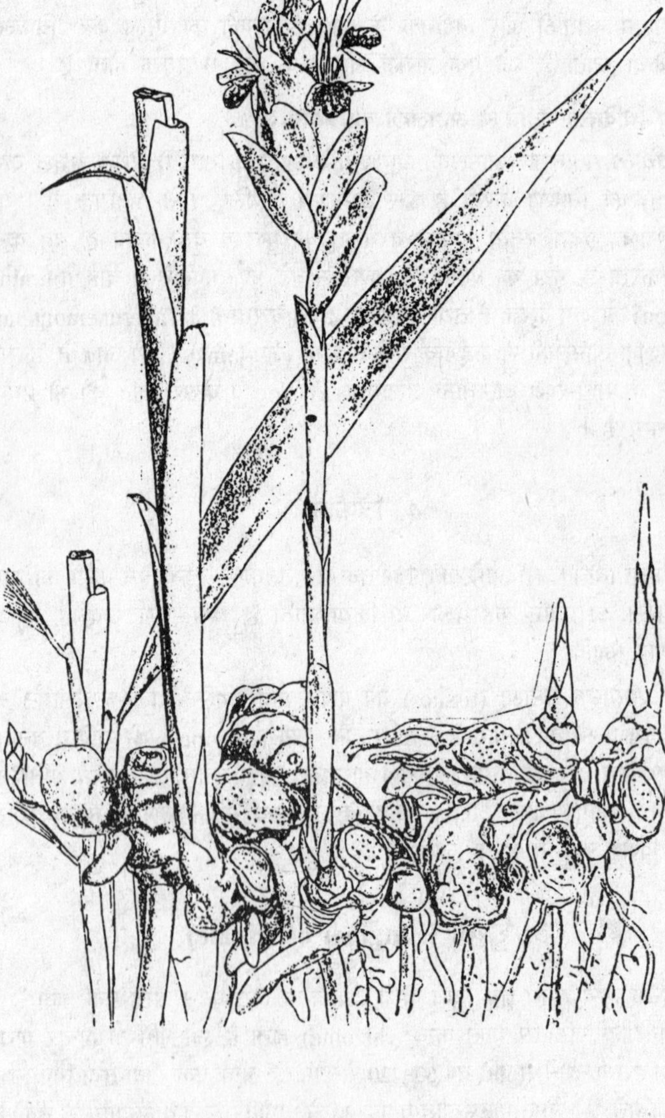

आर्दक (ZINGIBER OFFICINALE)

यह क्षुप मूल रूप से दक्षिण-पूर्व एशिया का है, परन्तु भूमध्य रेखा के आस-पास के अनेक देशों तक पाया जाता है। यह 1500 मीटर की ऊँचाई तक पैदा होता है। अदरक की फसल के लिए इसके कंद की गाँठ को उपजाऊ भूमि में पानी को शुष्क करके रोपा जाता है।

अदरक में पोटैशियम ऑक्सेलेट (potassium oxalate) व 3 प्रतिशत तैल पाया जाता है। इस तैल में comphene, phelandrene, zingiberine, gingerol, निर्यास (resin) व माण्ड (starch) आदि तत्व पाये जाते हैं।

वनस्पति शास्त्र में नाम – *Zingiber officinale*
कुल (Family) – Zingiberaceal
English name – Ginger
रस – कटु
वीर्य – उष्ण
विपाक – मधुर

कर्म

दीपक-पाचक (carminative), आध्मान में वातानुलोमक, तीव्र उदरशूलावस्था में शूल प्रशामक, हृदय को बल देने वाला, पाचन-क्रिया के लिए उत्तेजक तथा कोष्ठबद्धता को दूर करने वाला (इसके लिए शुण्ठी चूर्ण विशेष उपयोगी) है।

औषधीय गुण

जीर्ण संधिगत वात (arthritis) में अत्यन्त लाभकारी है। अरुचि को दूर करता है। एक-एक चम्मच अदरक का स्वरस + मधु, भोजन के पूर्व लेने से यह स्वादिष्ट, रुचिवर्धक व पाचन का कार्य करता है। अरुचि में अदरक का सेवन नमक के साथ भी किया जा सकता है।

दोषकर्म – कटु, मधुर व उष्ण वीर्य होने के कारण यह वात और कफ का शमन करता है।

एक अन्य योग – अदरक के टुकड़ों को निम्बू के स्वरस में डाल कर सैंधव नमक (rock-salt) मिला कर धूप में रखें, उसमें थोड़ा मधु या चीनी भी मिला दें।

शुण्ठी **'त्रिकटु'** (तीन कटु द्रव्य) का एक घटक है।

चीनी चिकित्सा में प्रयोग

कटु गंध होने के कारण यह yang को बढ़ाता है। शीत का नाश करता है, छर्दि को दूर करता है, पसीना लाता है, आमाशय व आंतों के स्रावों की मात्रा में

वृद्धि करता है । शरीर के ऊर्ध्व भाग की शक्ति को बढ़ाता है व मध्य भाग को उष्णता देता है । Moxa में प्रयोग किया जाता है । चूंकि यह yang को बढ़ाता है अतः yang की कमी में इसका प्रयोग किया जाता है । नाड़ी की शिथिलता, शीत की अति वृद्धि, बलगम वाली नम (moist) खांसी में, अतिसार, प्रतिश्याय एवं आमाशय व प्लीहागत विकारों में लाभकारी है ।

पाशचात्य चिकित्सा में अदरक/शुण्ठी का प्रयोग

यह उत्तेजक, दीपक-पाचक, लालास्रावी, सुगन्धित द्रव्य व छर्दिहर है । यह एक सामान्य बलवर्धक (टॉनिक) व उत्तेजक औषधि है, अतः अनेक अन्य औषधीय योगों में भी इसका सम्मिश्रण किया जाता है। आध्मान (अफारा), उदरशूल व अम्लपित्त (dyspepsia) में भी उपयोगी है । यह सारक औषधियों में भी डाला जाता है, जिससे उनके सेवन से होने वाली मरोड़ (gripping pain) का शमन होता है ।

"अग्नि की शक्ति को पृथ्वी में प्रविष्ट कराता है।" (Pelikan)

6. मरिच (Piper nigrum)

काली मिर्च वर्ष भर चलने वाली एक वृक्षारोही लता है । इसकी पत्तियाँ चिकनी, मजबूत रेशों वाली, तम्बूलाकार (अण्डाकार), 18 सैन्टीमीटर लम्बी व 12 सैन्टीमीटर चौड़ी होती हैं, जो 2 सैन्टीमीटर डण्ठल पर लगी होती हैं । इसके पृष्ठभाग पर पांच सिरायें होती हैं । इसके श्वेत रंग के पुष्प एक नुकीली-सी बाल (spike) में गुंथे होते हैं । फल प्रारम्भ में पीले और फिर लाल हो जाते हैं, जो 6 मि.मीटर के गोलाकार व गुच्छों में लगे होते हैं ।

यह मूलतः दक्षिण भारत की उपज है, परन्तु अब भूमध्य रेखा के आस-पास स्थित प्रायः सभी देशों में जहाँ जल उपलब्ध है, इसकी खेती की जाती है । इसकी उपज के लिए छाया व अधिक नमी की आवश्यकता होती है । दक्षिण भारत में यह प्रायः नारियल के पेड़ों पर बढ़ती हुई देखी जाती है । ऐतिहासिक दृष्टि से यह मसालों में एक सर्वाधिक महत्त्वपूर्ण द्रव्य है ।

श्वेत मिर्च, काली मिर्च का ही एक भेद है । यह काली मिर्च से ही बनाई जाती है । केवल फल के बाहरी काले छिलके को निकाल दिया जाता है । इस क्षुप के कच्चे व सूखे फलों का प्रयोग ही सफेद मिर्च के रूप में किया जाता है । इसमें 2.5 प्रतिशत उड़नशील तैल है, जिसके मुख्य घटक हैं :

Piperine, piperidine एवं chavicine नामक एल्केलॉयड्स, एक पीत वर्ण का यौगिक piperettine, hydrocyanic acid, गोंद व स्टार्च ।

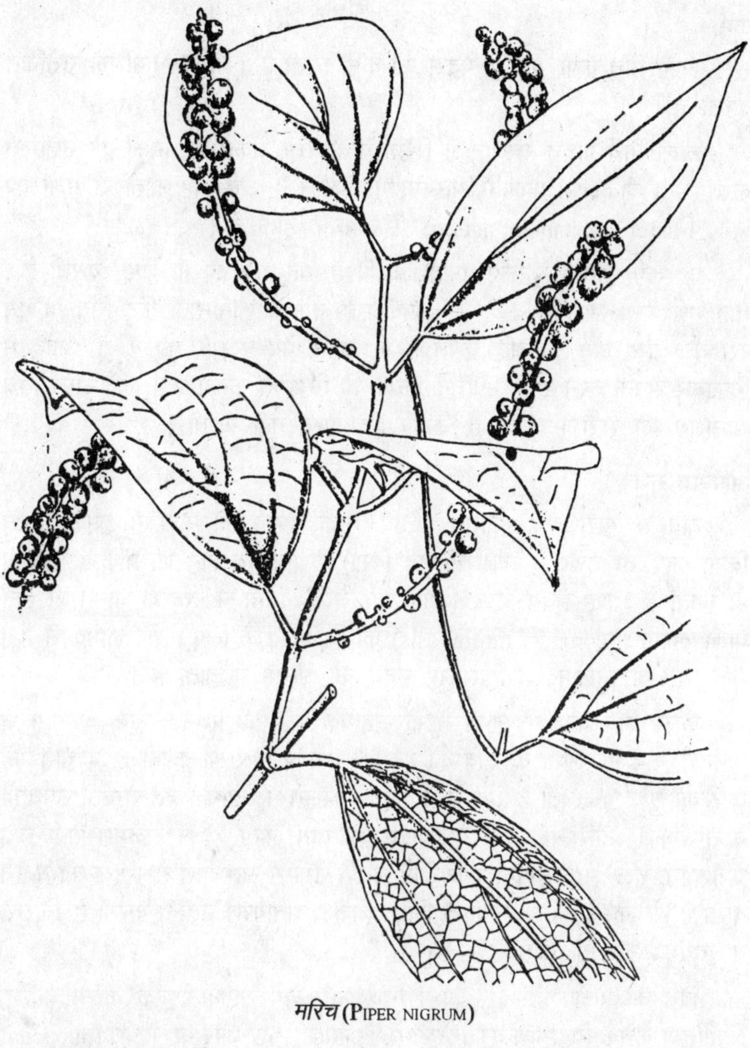

मरिच (PIPER NIGRUM)

वनस्पति शास्त्र में नाम	–	*Piper nigrum*
कुल		Piperaceae
English name		Black pepper
रस		कटु
वीर्य		उष्ण
विपाक		कटु (अन्य कटु द्रव्यों के समान मधुर विपाक नहीं)

कर्म

काली मिर्च कफ, वात व मेदस् को कम करती है। पाचन-क्रिया को उत्तेजित करती है।

काली मिर्च पाचन संस्थान में स्थित पाचकरसों, यकृत् व धातुओं को उत्तेजित करती है। चूंकि इस फल में अग्निमहाभूत प्रधान है, अतः यह स्रोतों से मलों को बाहर निकालने (catabolic action) में सहायक होती है।

यह कफ शमन के लिए प्रभावी औषधि है, यह वायु का भी शमन करती है। (यह गुण अन्य औषधीय द्रव्यों का अपवाद है, क्योंकि सामान्यतः कटु-तिक्त-कषाय रस युक्त द्रव्य वायु की वृद्धि करते हैं।) भोजन, पेय-पदार्थों, मधु व दूध आदि में मिलाकर सेवन करने से यह पाचन-क्रिया को नियमित करती है। जहाँ लाल मिर्च आमाशय को सन्तप्त करती है, काली मिर्च ऐसा नहीं करती।

औषधीय गुण

यदि छः मास तक लगातार प्रतिदिन एक चम्मच की मात्रा में इसका सेवन किया जाए, तो शरीर में अतिरिक्त मेद (वसा) के एकत्रित होने की प्रक्रिया में कमी हो जाती है। यह हृदय-रोगों, विशेष रूप से हृद्धमनी में रक्त के जमने से होने वाली रुकावट (coronary thrombosis) की चिकित्सा के लिए विशेष लाभकारी है। चूंकि यह वातानुलोमक है, इसलिए हृदय को आराम पहुँचाती है।

काली मिर्च कफ निःसारण में भी सहायक है। यह प्रथमतः नाक के मार्ग से पानी के रूप में श्लेष्मा के स्राव को बढ़ाकर उसका निःसरण करती है, पश्चात् यह कफ को शुष्क कर देती है। कास में कफ निकालने में सहायक हृत् रोगों में उपयोगी व तुण्डीकेरी (टॉसिल्स, जिस में कोष्ठबद्धता प्रायः होती है) में संक्रमण-रोधी है। प्रतिश्याय, शूल, आन्त्रकृमियों व शिर के अनेक रोगों में लाभकारी है। भूख को बढ़ाने वाली है (रोचक)। आन्त्रकृमियों के लिए प्रतिकूल वातावरण उत्पन्न करती है, जिससे वे स्वयमेव नष्ट हो जाते हैं।

पित्त का प्रकोप होने पर काली मिर्च का प्रयोग सावधानीपूर्वक करना चाहिए, विशेषतया पैत्तिक निद्रानाश व शिरःशूल में। आमाशय-व्रण और ग्रहणी व्रण (duodenal ulcer) में भी इसका प्रयोग सोच-समझ कर करना चाहिए।

काली मिर्च **'त्रिकटु'** का एक घटक है।

चीनी चिकित्सा में मिर्च का प्रयोग

Hu-Chiao अथवा काली मिर्च उष्ण गुणों वाला द्रव्य है। इसका स्वाद तीखा-चरपरा (acrid) है। यह आभ्यन्तर अंगों को उष्णता प्रदान करता है व शीतलता को दूर करता है, तथा आध्मान (अफारे) को दूर कर शूल का शमन करता है।

शीत की अधिक अनुभूति में, उदर के शीत होने पर, पेट में भारीपन होने पर, शारीरिक ऊर्जा में शीतलता की प्रधानता होने पर, yin cold में, उदर शूल तथा भोजन से उत्पन्न विषाक्तावस्था में इस औषधि द्रव्य का प्रयोग किया जाता है। यह yin की अधिकता व नमी (moisture) द्वारा उत्पन्न होने वाले विकारों में लाभकारी है। वमन का शमन करती है। यह आम दोष को उत्पन्न होने से बचाता है व कृमिहर है। जलीयांश का निर्हरण करता है। वृक्क के yang को पुष्ट करता है। फुफ्फुस व तीन heater meridians को अधिक सक्रिय बनाता है व उनके विकारों को दूर करता है।

पाश्चात्य चिकित्सा में मिर्च का प्रयोग

प्रचलित पुरातन ग्रन्थों के अनुसार मिर्च तीसरे दर्जे का उष्ण व शुष्क द्रव्य है। यह मेदस् को तोड़ता है, कम करता है व स्रोतों को खोलता है। Tabernaemontanus के अनुसार मिर्च चौथे दर्जे का शुष्क व उष्ण द्रव्य है। यह कफ का भेदन करता है, तोड़कर खोलता, निर्हरण करता व कफ को पतला करता है।

काली मिर्च अग्निवर्धक, दीपक, सुगन्धित, उत्तेजक, कृमिहर तथा स्वेद्य (पसीना लाने वाला) औषधि द्रव्य है। यह आमाशयगत रस, श्लैष्मिक कला व नाड़ी मण्डल (nervous system) को उत्तेजित करता है व शारीरिक तापमान को बढ़ाता है।

मसालों के रूप में तो इसका प्रयोग बहुतायत से किया जाता है।

7. पिप्पली (Piper longum)

पिप्पली मुख्यतया भारत, जावा तथा फिलिपिन्स में उत्पन्न होती है। इसकी कच्ची बालों (spikes) को तभी एकत्र कर लिया जाता है, जब ये हरी होती हैं। तब इन्हें सुखाया जाता है। इस प्रकार की पिप्पली पकी पिप्पली की अपेक्षा अधिक उष्ण होती है। ये फल धूसर वर्ण के होते हैं। इनमें हल्की गन्ध होती है व स्वाद तीक्ष्ण-कटु होता है, खास तौर पर खाने के बाद का स्वाद। इसमें piperine, मृदु हरा गोंद, तीखापन व उड़नशील तैल पाया जाता है, जिनके कारण इस द्रव्य में विशेष प्रकार की गन्ध आती है।

वनस्पति शास्त्र में नाम	*Piper longum*
कुल (Family)	Piperaceae
English name	Long pepper
रस	मधुर (हरे कच्चे फल का)
	कटु (शुष्क फल का)

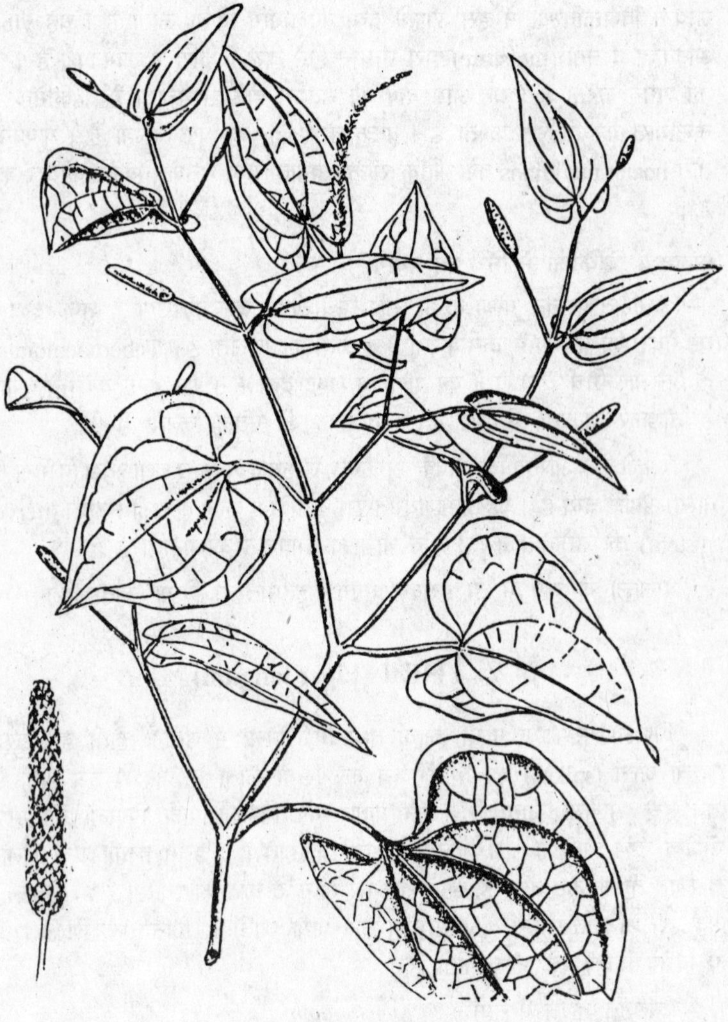

पिप्पली (PIPER LONGUM)

वीर्य उष्ण

विपाक मधुर

कर्म – दीपक, पाचक, उत्तेजक, वामक (emetic) व रसायन है । यह कफ व वात शामक है ।

औषधीय गुण – यह ज्वर, प्लीहाजन्य विकार, चर्म विकार, आमवात, श्वास, मधुमेह, अर्श, क्षय व कासहर है ।

पिप्पली भी **'त्रिकटु'** का एक घटक है ।

पाश्चात्य चिकित्सा में प्रयोग

अधिकतर ग्रन्थों में काली मिर्च व पिप्पली के प्रयोग में विशेष अन्तर नहीं बताया गया है। Tabernaemontanus के मतानुसार, इन दोनों में एक विशेष अन्तर यही है कि पिप्पली काली मिर्च की अपेक्षा अधिक मृदु है, क्योंकि इसमें आर्द्रता अधिक है ।

8. त्रिकटु

शुण्ठी, काली मिर्च, पिप्पली के मिश्रण को आयुर्वेद में **'त्रिकटु'** के नाम से जाना जाता है । त्रिकटु अर्थात् 'तीन कटु द्रव्यों का मिश्रण' ।

तीनों द्रव्यों में प्राकृतिक रूप से तेजस् महाभूत के प्राधान्य के कारण त्रिकटु अग्नियों (पाचकरसों अथवा enzymes) को उत्तेजित करता है । यद्यपि काली मिर्च का विपाक कटु है, परन्तु पिप्पली व शुण्ठी दोनों का मधुर। इस कारण त्रिकटु का सम्मिलित रूप से विपाक मधुर ही बनता है ।

आयुर्वेद में त्रिकटु एक बहुत महत्वपूर्ण योग है । इसका प्रयोग उत्तेजक, पाचक व शीत-रोधी औषधि के रूप में किया जाता है । आयुर्वेद में स्थान-स्थान पर इसका उल्लेख मिलता है ।

9. हरिद्रा (Curcuma longa)

हरिद्रा वर्ष भर चलने वाला एक लम्बा क्षुप है । यह एक अण्डाकार कन्द से उत्पन्न होता है । इस कन्द में बहुत-सी वर्तुलाकार (गोल-लम्बी) या बेलनाकार गांठें होती हैं, जो अन्दर से नारंगी रंग की होती हैं । यह कन्द औषधि के रूप में व भोजन पकाने के लिए प्रयोग किया जाता है । इसके पत्ते लिल्ली के पत्तों की तरह आयताकार, बड़े-बड़े तथा भाले की धार के समान आगे से नुकीले होते हैं । ये

पत्ते गुच्छों के रूप में जुड़े होते हैं। इनकी लम्बाई 30-60 सेन्टीमीटर तक होती है। पुष्प पीले रंग के गुच्छों में आते हैं जो घनी व 10-15 सेन्टीमीटर लम्बी बालों (खूंटियों) में गुँथे रहते हैं।

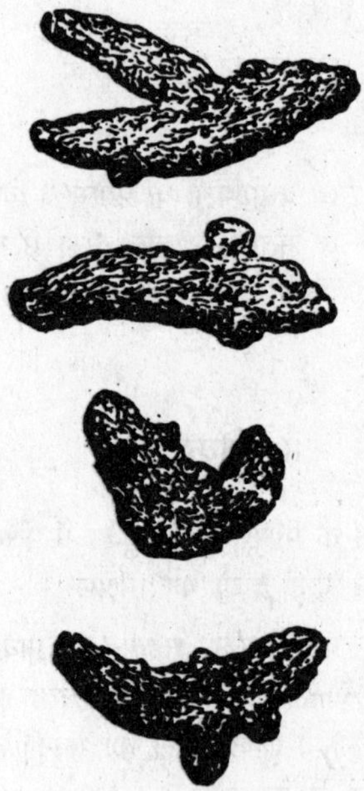

हरिद्रा (CURCUMA LONGA)

यह मूलतः दक्षिण-पूर्वी एशिया में पैदा होने वाला पौधा है, परन्तु अनेक अन्य क्षेत्रों में भी उगाया जाता है। इसकी खेती आर्द्र स्थानों पर तथा चिकनी उपजाऊ भूमि में होती है। खेती के लिए इसकी गाँठों को काटकर (विभक्त करके) शरत् ऋतु में लगाया जाता है। भारत वर्ष में बंगाल में पैदा होने वाली हरिद्रा को उत्तम कोटि का माना जाता है। भारतीय भोजन में इसका विशेष प्रचलन है। एक औषधि के रूप में भी यह एक लोकप्रिय वनस्पति है।

रासायनिक घटक — इसमें 5-6 प्रतिशत उड़नशील तैल, **curcumin (aterpene)**

नामक तत्व, 24 प्रतिशत स्टार्च, 30 प्रतिशत वसा (albumen) आदि घटक पाये जाते हैं। हल्दी के प्रयोग से जो एकदम पीला रंग आ जाता है, वह कुर्कुमीन (curcumin) नामक तत्त्व के कारण होता है। हरिद्रा का प्रयोग कपड़ों को रंगने के लिए भी किया जाता है।

वनस्पति शास्त्र में नाम	*Curcuma longa*
कुल (Family)	Scitaminacea, Zingiberaceae
English name	Turmeric
रस	तिक्त व कटु
वीर्य	उष्ण
विपाक	कटु

कर्म – चूंकि यह कटु व तिक्त रस प्रधान है व विपाक में भी कटु है, अतः यह रूक्ष द्रव्य है तथा कफ व पित्त का शमन करता है। शेष बचा वायु। रूक्ष प्रकृति होने के कारण यह वायु को बढ़ाती है, इसलिए इसमें थोड़ा तैल मिला कर प्रयोग में लाया जाता है। दूध के साथ सेवन करने से यह तीनों दोषों का शमन करती है।

यह वर्ण्य है अर्थात् रंग को साफ करती है। मुख पर लेप करने से यह युवान पीडिकाओं (मुहाँसों–किशोरावस्था में मुख पर होने वाली फुँसियों) व त्वचा की अत्यधिक रूक्षता को दूर करती है। इसको केवल एक बार सोने से पूर्व लगाना चाहिए। दो मिनिट तक लगा रहने के बाद गर्म पानी से मुख धो लें। अगले दिन प्रातः बेसन व तैल लगा कर साफ करें इससे बचा हुआ पीलापन समाप्त हो जायेगा। चूर्ण के रूप में सेवन करने से (internally) यह यकृत् को भी ठीक करती है, जिससे मुँहासों से होने वाले निशान आदि भी दूर होते हैं। हरिद्रा को चन्दन के साथ मिलाकर बढ़िया क्रीम भी तैयार की गयी है, जो व्यावसायिक रूप से भी बहुत प्रचलित है।

यह मेदस् (fat) को कम करती है। यह बहुत से चर्मविकारों, एलर्जी से उत्पन्न विकारों एवं श्वास में थोड़े घी के साथ भून कर, विभिन्न प्रकार के कण्डू, अर्श (क्योंकि यह यकृत् की रुकावट को दूर कर इसके कार्य को ठीक करती है। यदि यकृत् ठीक प्रकार कार्य न करे तो अर्श के होने की सम्भावना बनी रहती है।), तथा यकृत् विकारों को दूर करती है व पित्त के स्राव को बढ़ाती है। रासायनिक पदार्थों व जीवाणुओं द्वारा उत्पन्न विष का शमन करती है, जीर्ण प्रतिश्याय (chronic rhinitis) एवं पीनस (sinusitis) (जो प्रायः कोष्ठबद्धता से सम्बन्धित है), मधुमेह (हरिद्रा व आमलकी को बिना तैल मिलाकर सेवन करना चाहिए। यह मिश्रण रूक्ष होने के कारण मेदस् (fat) को कम करता है), आमवात, अस्थि भग्न के कारण होने वाली पीड़ा (विदनास्थापक

के रूप में), चोट लगने के कारण होने वाली पीड़ा, संक्रमण की स्थिति में (संक्रमणहारी और मृदु antibiotic या प्रतिजीवी होने के कारण), आन्त्र कृमियों, व्रण (थोड़े तैल के साथ हल्दी मिलाकर), प्रतिश्याय, कास, ज्वर, क्षयजन्य ग्रन्थि (tubercular adenitis) आदि में यह बहुत लाभप्रद औषधि है । हरिद्रा रक्तवसा (cholesterol) को भी कम करती है । हरिद्रा का प्रयोग कच्चा या पकाकर किसी भी रूप में किया जाए, इसके गुणों में कमी नहीं आती ।

हरिद्रा की एक किस्म में आम के फल या कर्पूर जैसी गन्ध आती है । यह आम्बा हरिद्रा (*Curcuma amada*) के नाम से जानी जाती है । पहलवान लोग प्रायः इसे मोच (sprains) या पीड़ा को कम करने के लिए प्रयोग करते हैं ।

चीनी चिकित्सा में प्रयोग

यह शक्ति के प्रवाह को उत्तेजित करती है, रुधिर की रुकावट (congestion) को दूर करती है । रक्त को ठण्डा या शान्त करती है । रक्त दूषण (black blood) से होने वाले विकारों को दूर करती है । आमवात की पीड़ा में, हृत्शूल, उदरशूल, कष्टार्त्तव, पूय-निर्माण आदि में भी इसका प्रयोग किया जाता है । इसको शीत गुणों वाला द्रव्य माना जाता है व इसका स्वाद कटु-तिक्त (acrid taste) माना जाता है ।

पाश्चात्य चिकित्सा में प्रयोग

प्राकृतिक रूप से उष्ण, रूक्ष, सुगन्धित व उत्तेजक द्रव्य है । दूषित रक्तविकारों, नेत्राभिष्यन्द, शोथ, पूय युक्त नेत्र शोथ, प्रतिश्याय, अग्निमान्द्य आदि रोगों में इसका प्रयोग होता है । यह यकृत् व प्लीहा को शक्तिशाली बनाती है । इन अंगों के पुराने रोगों में भी इसका प्रयोग किया जाता है ।

10. लहशुन (Allium sativum)

लहशुन पूरे वर्ष या दो वर्ष तक रहने वाला पौधा है । एक सब्जी के रूप में इसकी व्यापक खेती की जाती है । उत्तम प्रकार का लहशुन उष्ण जलवायु में उत्पन्न होता है ।

इसके कन्द में 8 से 20 तक कलियाँ होती हैं, जिनके ऊपर चिकना सफेद आवरण होता है । इसकी पत्तियाँ चपटी, सीधी (erect), लम्बी व नुकीली होती हैं । इनकी लम्बाई 15 सेन्टीमीटर व चौड़ाई 1 से 2.5 सेन्टीमीटर होती है, जो नीचे के आधार से सीधी निकल कर आती हैं । इसका तना (stem) 10 सेण्टीमीटर लम्बा होता है जिसमें कोई शाखा नहीं होती। इसके शीर्ष भाग पर छोटे-छोटे गुच्छों में घने छत्ते की तरह रक्ताभ सफेद या हरापन लिए फूल होते हैं ।

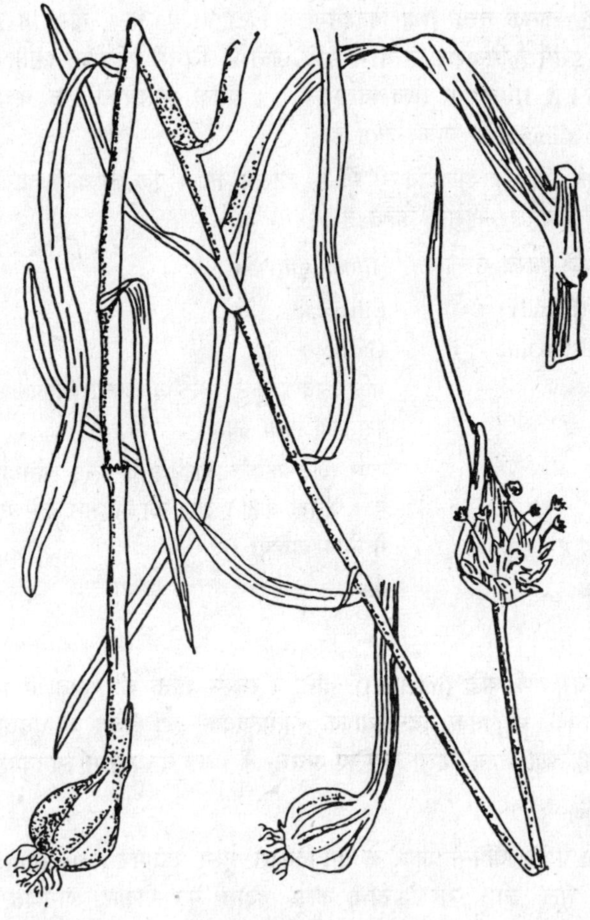

लहशुन (ALLIUM SATIVUM)

लहशुन एशिया में उत्पन्न होने वाला पौधा है। आज विश्व के कई देशों में इसकी खेती की जाती है। इसके लिए अच्छी उपजाऊ भूमि की आवश्यकता है, जहाँ नमी अधिक न हो। खेती के लिए इसकी एक-एक कली (गिरी) को 4 सेण्टीमीटर गहराई में, 15-15 सेण्टीमीटर की दूरी पर बोया जाता है।

रासायनिक संघटन

इसमें आवश्यक (स्थिर) तैल पाया जाता है, जिसमें मुख्यतया एंलाइल

डाइसल्फाइड (allyl disulphide) और एलाइल प्रोपाइल डाइसल्फाइड (allyl propyl disulphide) नामक तत्त्व, तथा विटामिनों में विटामिन ए, बी-1, बी-2 व सी पाये जाते हैं। इसमें कृमिनाशक तत्त्व भी पाये जाते हैं, जिनमें एलिसिन (allicin), एवं allicetoin I & II नामक तत्त्व विद्यमान हैं। इसके अतिरिक्त एक पाचक रस (enzyme) allinase भी पाया जाता है।

लहशुन की एक अन्य किस्म भी है, जिसमें केवल एक ही कली पायी जाती है। इसे 'एककली लहशुन' कहते हैं।

वनस्पति शास्त्र में नाम	*Allium sativum*
कुल (Family)	Liliaceae
English name	Garlic
रस	मधुर, लवण, कटु, तिक्त व कषाय (अम्ल रस नहीं पाया जाता)
वीर्य	उष्ण (वात-कफज व्याधियों के लिए लाभदायक है। पैत्तिक प्रकृति वाले को लहशुन कम मात्रा में लेना चाहिए)
विपाक	कटु

कर्म

यह स्वर, वर्ण, बुद्धि (intellect), दृष्टि व स्मरण-शक्ति को बढ़ाता है। पोषक, रसायन, पाचक, आयुवर्धक, वेदनास्थापक, रक्तोत्पादक, हृद्य (हृदय को दृढ़ता प्रदान करने वाला) तथा केश्य (बालों के लिए अच्छा) है। यह बन्ध्यत्व में लाभदायक है।

औषधीय गुण

इसका प्रयोग विभिन्न प्रकार के चर्म विकारों, गुल्म, संक्रमण (infections), अर्श, तीव्र उदर शूल, जीर्ण ज्वर, अरुचि, कास, हृद्रोग, मूत्र विकार, आमवात, पीनस (sinusitis) तथा अपस्मार आदि रोगों में किया जाता है। उड़नशील तैल के कारण यह कीटाणुओं का नाश करता है।

लहशुन का प्रयोग रसायन के रूप में भी किया जाता है। इस रसायन का प्रयोग शीत काल में करना चाहिए। इस चिकित्सा के लिए रोगी का शरीर बलवान होना चाहिए तथा उसे मानसिक व शारीरिक, दोनों प्रकार से इस चिकित्सा के लिए तैयार होना चाहिए। रसायन चिकित्सा के लिए लहशुन की न्यूनतम मात्रा 15 ग्राम प्रतिदिन आवश्यक है। इस प्रयोग में रुग्ण को उपद्रव के रूप में अन्य रोगों के अतिरिक्त वमन व मूर्च्छा भी हो सकते हैं।

लहशुन के प्रयोग के लिए सुरा (wine) या मद्यसार (alcohol) को बहुत अच्छा व अनुकूल अनुपान माना गया है ।

चीनी चिकित्सा में प्रयोग

एतदनुसार लहशुन उष्ण व चरपरे स्वाद का द्रव्य है । यह विष, शोथ एवं कृमियों का नाश करता है । मध्य भाग के अंगों व प्रत्यंगों को उष्णता प्रदान करता है, रुकावट को दूर करता है व आंतों का शोधन करता है । अतिसार, प्रवाहिका (पेचिश-dysentery), प्रतिश्याय, नासा बन्द (blocked nose), कास युक्त क्षय, दाद, पीडिका (फोड़े-फुन्सियाँ), व्रण आदि में भी लाभकारी है ।

पाश्चात्य चिकित्सा में प्रयोग

चौथे स्तर का गर्म व शुष्क द्रव्य है । यह भीतर तक गहरा प्रभावकारी है । पतला करता है । कीटाणु नाशक, तनाव को कम करने वाला, कफ निःसारक, कृमिनाशक, फंफूदी नाशक व पाचक है । यह प्रतिश्याय से बचाता है व पित्त के स्राव को बढ़ाता है । Tabernaemontanus के कथनानुसार, लहशुन के रोपने के बाद दूसरे मास का लहशुन उत्तम प्रकार का होता है । कटाई के बाद यदि इसे लटका कर रखा जाए, तो एक वर्ष तक इसके औषधीय गुण भी कम नहीं होते । यह ठण्डे पेट को गर्म व शुष्क करता है । गहरी आर्द्रता को तोड़ता है, स्रोतों को खोलता है। यह पाचक व विष नाशक है। यह एक रसायन का कार्य करता है व स्वर को अच्छा एवं शक्तिशाली करता है । वृक्काश्मरी (गुर्दे की पत्थरी) को नष्ट करने के लिए भी इसका प्रयोग किया जाता है ।

लहशुन की भस्म को मधु में मिलाकर लगाने या लेप करने से अनेक प्रकार के चर्म विकारों में लाभ होता है ।

11. ब्राह्मी (Hydrocotyle asiactica)

आयुर्वेदीय चिकित्सा में वृक्ष की दो जातियों को ब्राह्मी के रूप में जाना जाता है । इनका परिचय निम्नलिखित है :

1. ***Hydrocotyle asiatica* या Indian pennywort** – यह जमीन पर फैलने वाली कोमल लता है । वर्षा ऋतु में पानी वाली जमीन में होती है । इसकी शाखाएँ हल्के लाल रंग की होती हैं, जो भूमि की ओर लम्बवत् (flat) पड़ी रहती हैं । इन शाखाओं की गांठों से ही जड़ें फूटती हैं । इसकी पत्तियाँ 1.5 सैन्टीमीटर तक लम्बी होती हैं जो डंडियों से लगी रहती हैं, कुछ-कुछ वृक्काकार व चिकनी (लोम रहित) होती हैं। प्रत्येक संधि पर एक ही पत्ती निकलती है । इसके पुष्प रक्तवर्ण

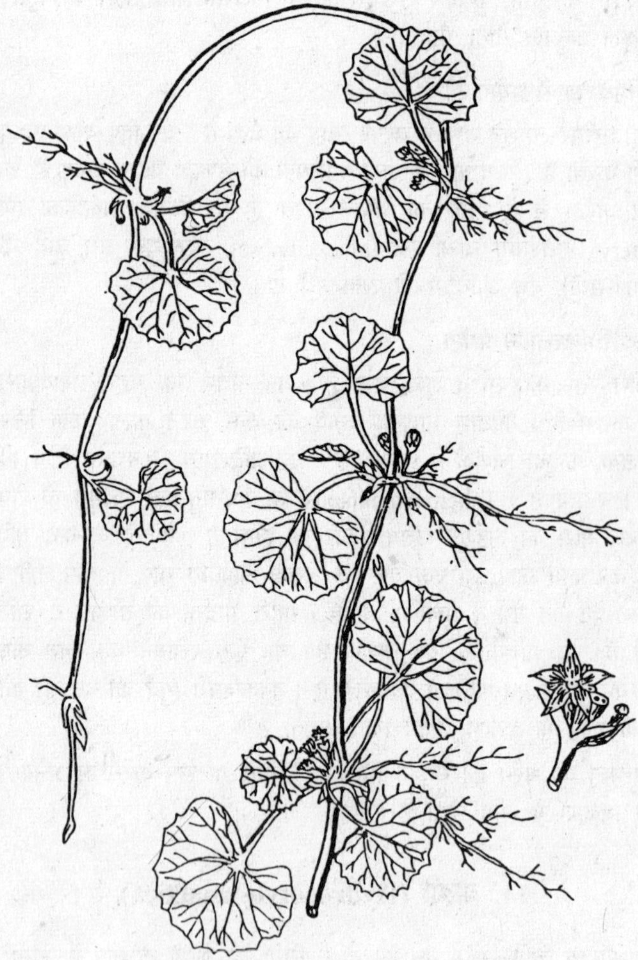

माण्डूकपर्णी (CENTELLA ASIATICA)

के तथा 3 या 6 फूलों के गुच्छों के रूप में आते हैं।

रासायनिक घटक — Asiaticoside, hetroside (saponside), asiaticoside (जो एक शक्तिशाली कीटाणु व जीवाणु नाशक तथा जो व्रणादि से क्षतिग्रस्त ऊतकों के निर्माण में सहायक है), triterepene acids, glycoside, indocentellcide, hydrocotylin नामक क्षार तत्त्व (alkaloid), राल, pectic acid, विटामिन सी,

vellarin नामक तिक्त घटक, tennin (9 प्रतिशत), शर्करा, उड़नशील तैल आदि पाये जाते हैं।

वनस्पति शास्त्र में नाम	*Hydrocotyle asiatica*
कुल (Family)	Umbelliferae
English Name	Indian pennywort
	इसको प्रायः Fo-ti-tieng के नाम से जाना जाता है और अनेक लेखक भी इस औषधि का यही नाम उचित ठहराते हैं। परन्तु डा. P. Airola का कहना है कि Fo-ti-tieng औषधीय योग का एक व्यापारिक नाम है, जिसमें तीन भिन्न-भिन्न औषधीय द्रव्य हैं। इन तीन में से एक द्रव्य *Hydrocotyle asiatica* Minor है।

2. **Bacopa monnieri (पहला नाम Herpestris monnieri)** — ब्राह्मी नाम की यह दूसरी जाति है। यह वनस्पति पानी के समीप रेतीली भूमि पर पैदा होती है।

कुल (Family) Scrophulaceae

इनमें ब्राह्मी की पहली जाति – *Hydrocotyle asiatica* स्वर विकारों के लिए अधिक प्रयोग में लाई जाती है। जबकि द्वितीय जाति – *Bacopa monnieri* अच्छी स्मरण शक्ति के लिए उत्तम औषधि है। वैसे दोनों वनस्पतियों का प्रभाव लगभग एक समान है (ब्राह्मी के बदले मण्डूकपर्णी का चित्र दे रहे हैं जो इसीकी ही एक जाति है)।

रस	तिक्त, कषाय व मधुर
वीर्य	शीत (यह नाड़ी-मण्डल अथवा तंत्रिका तंत्र) के लिए उत्तम औषधि है। जो भी द्रव्य तंत्रिका तंत्र के लिए शांतिकारक है, वह शीतवीर्य ही होता है। यह बहुत से पित्तविकारों में भी लाभप्रद है।
विपाक	मधुर

कर्म

यह आयुवर्धक औषधि है। अच्छी स्मृति व निद्रा प्रदायक औषधि है। विशेष रूप से मस्तिष्क की धारण शक्ति को बढ़ाती है। स्वर्य व वर्ण्य अर्थात् स्वर व वर्ण के लिए अच्छी औषधि है। उत्तम रसायन है।

औषधीय गुण

यह ज्वर, चर्म विकार (तिक्त रस प्रधान होने से रक्त शोधक है), कास, श्वास

(asthma -परोक्ष रूप से लाभकारी है। शीत वीर्य होने के कारण अधिक प्रभावकारी नहीं है), रक्तस्राव (शीतवीर्य होने के कारण), हृदय रोग, मधुमेह, गलशोथ आदि में लाभदायक है । **'ब्राह्मी रसायन'** एक शक्ति वर्धक (tonic) औषधि है ।

ब्राह्मी को तिल के तैल में पकाकर तैयार किए गए तैल – ब्राह्मी तैल– का रात्रि में सोने से पूर्व प्रयोग करने से निद्रा अच्छी आती है (यद्यपि तिल तैल उष्ण वीर्य होता है, परन्तु ब्राह्मी व आंवला जैसी शीतवीर्य औषधियों के साथ पकाने से तैल शीत गुण को ग्रहण कर लेता है ।)

स्वर्ण व मुक्ता के साथ ब्राह्मी चूर्ण से तैयार की गई गोलियाँ नाड़ी मण्डल (तंत्रिका तंत्र) की थकावट को दूर करती हैं व अपस्मार (epilepsy) में लाभकारी हैं ।

पित्त प्रकोप की अवस्था में तिल तैल के साथ तैयार किये गये ब्राह्मी के योगों में थोड़ा जल मिला लेना चाहिए । इस प्रकार प्रयोग करने से तैल का उष्ण गुण और कम हो जाता है व अधिक लाभ पहुँचता है ।

चीनी चिकित्सा में *Hydrocotyle asiatica* का प्रयोग

यह शीतलता प्रदान करने वाली, स्वादिष्ट किन्तु कुछ चरपरे स्वाद वाली औषधि है । ज्वर व विषैले प्रभाव को दूर करती है, कफ को नष्ट करती है, प्रतिश्याय, फ्लू, कास, गलपाक (sore throat), पीडिका (boil), फोड़े (abscesses), कामला (jaundice), यकृत् विकार (जैसे liver cirrhosis) आदि में लाभकारी है ।

पाश्चात्य चिकित्सा में *Hydrocotyle asiatica* पोषक या बल्य (tonic), मूत्रल, व रेचक (purgative) औषधि है ।

चीनी चिकित्सा में *Bacopa monnieri* का प्रयोग

थोड़ी उष्ण (slightly warm), रुचिकर, स्वाद में कुछ तीखी (biting to taste) है । वृक्क को गर्म (warm) करती है व yang energy को उत्तेजित करती है । नपुंसकत्व, शीघ्र स्खलन, कटिशूल, गर्भाशय में शिथिलता, अनियमित रजोदर्शन व आमवात में इसका प्रयोग किया जाता है ।

इसका चीनी भाषा में नाम `Pa-chi-t'ien' है ।

12. वचा (Acorus calamus)

इसे अंग्रेजी में Sweet flag, Sweet sedge, Myrtle flag या Calmus के नाम से जाना जाता है । यह वर्ष भर हरा भरा रहने वाला कठोर तथा मजबूत पौधा है । यह तीव्र गन्ध वाली सुगन्धित वनस्पति है । इसका कन्द लगभग 3 सेन्टीमीटर मोटा होता है जो कई विभागों में बंटा होता है । इस कन्द से तलवार के आकार की

पत्तियाँ निकलती हैं, जिनके किनारे लहराते रहते हैं। ये पत्तियाँ 15 सेन्टीमीटर चौड़ी व एक मीटर तक लम्बी होती हैं।

ग्रीष्म काल के प्रारम्भ में एक 4 से 8 सेन्टीमीटर लम्बी डंडी में छोटे-छोटे पीताभ श्वेत वर्ण के पुष्प आते हैं।

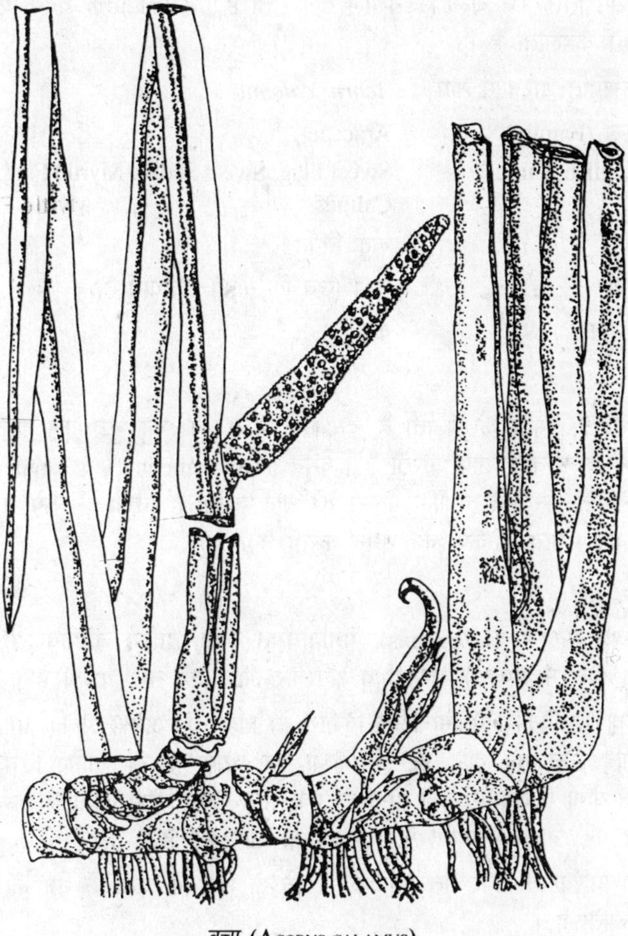

वचा (ACORUS CALAMUS)

वच (calmus) मध्य एशिया व पूर्वी यूरोप में पैदा होने वाला एक स्वदेशी पौधा है। अब यह विश्व के बहुत से दलदलीय (marshy) स्थानों में पाया जाता है। इसकी उपज के लिए आर्द्रभूमि की, व बार-बार सिंचाई की आवश्यकता है।

जल के किनारे तटीय स्थानों पर इसकी उपज अच्छी होती है। वचा (calmus) भूमध्य रेखा से लेकर हिम रेखा के बीच के इलाकों में, उष्ण कटिबंधीय उष्ण मौसम वाले स्थानों तथा ऊँचाई वाले इलाकों में पाई जाती है।

रासायनिक घटक

इसमें तिक्त गंध वाला उड़नशील तैल होता है। इसका तिक्त घटक एकोरिन (acorin) कहलाता है।

वनस्पति शास्त्र में नाम	*Acorus calamus*
कुल (Family)	Araceae
English Name	Sweet Flag, Sweet Sedge, Myrtle Flag, Calmus
रस	कटु, तिक्त
वीर्य	उष्ण (जब कि ब्राह्मी शीतवीर्य है)
विपाक	कटु

कर्म

मेध्य है, स्मृति को बढ़ाती है, वयःवर्धक है व स्वर को शुद्ध कर शक्तिशाली बनाती है व आवाज़ साफ करती है। वमन कारक (emetic) है। Vagus nerve को उत्तेजित करती है क्योंकि पीनस को नष्ट करती है (नस्य के रूप में प्रयोग करने पर)। वात व कफ का शमन करती है।

औषधीय गुण

अर्श, संक्रमण (infections), गर्भाशयगत दोषों, हृद्रोग, कोष्ठबद्धता, शूल, आध्मान (पेट में अफारा), उन्माद व अपस्मार आदि को नष्ट करती है।

वचा वातविकारों में (मानसिक विकारों में) ब्राह्मी की अपेक्षा अधिक प्रभावकारी है। यदि पित्त की वृद्धि हो, तो ब्राह्मी का प्रयोग करना चाहिए। बहुत से औषधीय योगों में ब्राह्मी व वचा दोनों का एक साथ प्रयोग किया जाता है। उदाहरण के तौर पर, 'ब्राह्मी रसायन' में वचा का भी सम्मिश्रण है।

पारम्परिक तौर पर भूत-प्रेतों को भगाने के लिए भी वचा के धूम्र का प्रयोग किया जाता है।

चीनी चिकित्सा में प्रयोग

यह प्रकृति से उदासीन व तीखे स्वाद वाली वनस्पति है, जो गैस व कोष्ठबद्धता को हटाती है, कफ को खण्डित या विभेदन करती है तथा कृमि व विष का नाश करती है।

यह अपस्मार (epilepsy), पक्षाघात, आमवात, उदरशूल, शोथ व विषजन्य प्रवाहिका में प्रयोग की जाती है।

पाश्चात्य चिकित्सा में प्रयोग

यह तीसरे दर्जे की उष्ण व रूक्ष औषधि है। यह सूक्ष्म सार वाला द्रव्य है, जो विभक्त करता, विघटन करता है व खोल कर साफ करता है अर्थात् स्रोतों आदि के अवरोध को हटाकर उन्हें स्वच्छ करता है।

यह पाचक, कृमिनाशक, ऐंठन को हटाने वाली, स्वेद जनन (पसीना लाने वाली), मूत्रल, लाला ग्रन्थियों व आमाशयगत ग्रन्थियों को उत्तेजित करने वाली तथा केन्द्रीय तन्त्रिका तंत्र (नाड़ी मण्डल) पर शामक (sedative) प्रभाव वाली है। आध्मान, शूल, खट्टे डकार (dyspepsia), प्लीहा की कठोरता, आमाशयगत विकारों, मांसपेशियों में ऐंठन (cramps), प्रतिश्याय, यकृत् व प्लीहा विकारों में भी इसका प्रयोग लाभदायक है।

13. तुलसी (Ocimum sanctum)

आयुर्वेदिक औषधियों में प्रचुरता से प्रयुक्त होने वाली तुलसी (Sacred basil) Sweet basil की ही एक जाति है। भारतीय संस्कृति में तुलसी का पौधा पवित्र माना जाता है। आस्ट्रेलिया में Queensland व उत्तरी भाग में तुलसी पायी जाती है।

पाश्चात्य वनस्पतिशास्त्र में इसका वर्णन बहुत कम मिलता है। परन्तु Tabernaemontanus लिखते हैं कि यह एक अच्छा खुशबूदार पौधा है, जिसकी पत्तियाँ आरी की तरह दांतेदार, भुरभुरी व हल्का नीलापन लिए होती हैं। इटली के पुराने ग्रन्थों में कुछ स्थानों पर इस पौधे का *Ocimum crispum Hispanicum* के नाम से वर्णन किया है।

इसका तना लगभग 40 सेन्टीमीटर ऊंचा होता है। यह थोड़ा खुरदरा तथा अधिकतर लालिमा लिए भूरे रंग का होता है। इसकी पत्तियाँ लगभग 2.5 सेन्टीमीटर चौड़ी, चिकनी-मुलायम, गोलाई लिए कालापन लिए रक्ताभ या नीलापन लिए हुए होती हैं। इसमें लालिमा लिए सफेद फूल आते हैं। भारत में यह पौधा प्रायः सभी घरों के उद्यानों में पाया जाता है।

यह पौधा एक वर्ष तक चलता है। यदि बीज न आने दिये जायें तो सदा हरा भरा रहता है।

वनस्पति शास्त्र में नाम   *Ocimum sanctum*

कुल (Family)   Labiatae

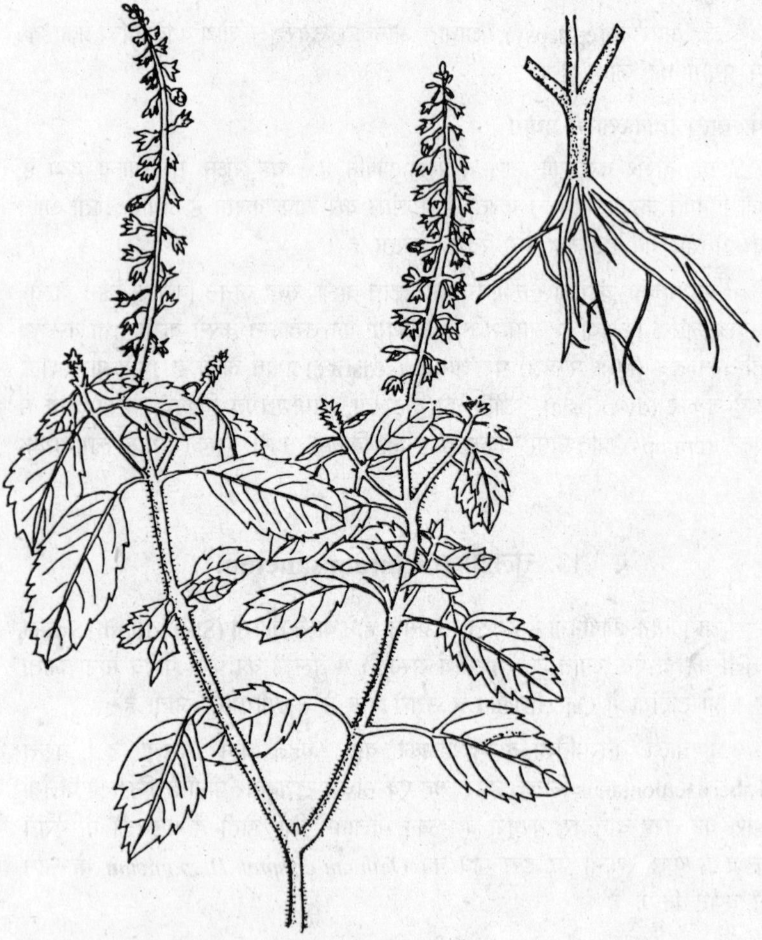

तुलसी (OCIMUM SANCTUM)

English Name	Sacred or Holy Basil, Black Basil
रस	तिक्त, कटु व कषाय
वीर्य	उष्ण
विपाक	मधुर

कर्म

तुलसी में **organic ionized** रूप में ताम्र पाया जाता है। इसके निरन्तर प्रयोग से शरीर में रोग-विरोधी क्षमता **(immunity)** बढ़ती है। तुलसी का मस्तिष्क **(mind)**

पर अच्छा प्रभाव पड़ता है । नाड़ी संस्थान (तंत्रिका तंत्र) व मन को शान्त (tranquility and mental peace) रखती है । यह वनस्पति प्रायः जड़ी-बूटियों से निर्मित चाय में प्रयुक्त होती है। यह दूध व चीनी के साथ भी प्रयोग में लाई जाती है ।

तुलसी शरीर को हल्का करती है व मेदस् (चर्बी) को एकत्रित नहीं होने देती, विशेष रूप से स्त्रियों में रजोनिवृत्ति (menapause) होने के बाद । यह कफ को कम करती है, तीनों ही दोषों का शमन करती है ।

चाय में प्रयोगार्थ एक कप में इसका एक-एक चम्मच चूर्ण दिन में दो बार प्रयोग करें । यह मात्रा वयस्क (adult) लोगों के लिए है । यदि इस चूर्ण का प्रयोग मधु के साथ किया जाए, तो इसके औषधीय गुण बढ़ जाते हैं । मधु की मात्रा चौथाई चम्मच होनी चाहिए ।

यह जठरान्त्र-प्रणाली (gastro-intestinal tract) व फुफ्फुस के लिए लाभदायक है । यकृत् विकारों में भी इसका प्रयोग किया जाता है । वयस्कों के लिए यह तीव्र उत्तेजक नहीं है ।

ताम्र में अग्नि महाभूत की अधिकता होती है ।

पाश्चात्य चिकित्सा में प्रयोग

एतदनुसार तुलसी दूसरे दर्जे की उष्ण औषधि है । यह कफ निःसारक, हृदय को बल देने वाली, अवसाद (depression) में लाभकारी, पौष्टिक, बल्य (tonic), स्तन्यवर्धक (galactogogue) व वाजीकर (aphrodisiac) औषधि है ।

14. यष्टीमधु (Glycyrrhiza glabra)

चिकित्सा जगत् में एक औषधि के रूप में यष्टीमधु का प्रयोग हजारों वर्षों से होता आ रहा है । यह एक जड़ी-बूटीय और बारहमासी (perennial) पौधा है । इस पौधे की ऊंचाई 0.5 से 1.5 सेन्टीमीटर होती है । इसकी जड़ लगभग 15 सैन्टीमीटर तक लम्बी होती है, जिसमें से 3 से 5 तक 1.25 सेन्टीमीटर लम्बी सहायक जड़ें निकलती हैं । इनमें से बहुत सी आड़ी शाखाएँ आगे जड़ पकड़ती जाती हैं, जो आठ मीटर तक लम्बी हो सकती हैं । इसके सीधे तने पर 4-7 पत्तियों के जोड़े होते हैं । ये पत्ते 2.5 से 5 सेन्टीमीटर लम्बे व अण्डाकार होते हैं, जिनकी निचली सतह चिपचिपी (glutinous) होती है । मधुयष्टी के फूल एक सेन्टीमीटर लम्बे, खुश्बूदार व बकायन के पौधे की तरह नीले रंग के होते हैं, जो ढीले-ढीले गुच्छों (racemes) के रूप में आते हैं। ये गुच्छे 10 से 15 सेन्टीमीटर लम्बे होते हैं । ये ग्रीष्म के मध्य या अंतिम काल में निकलते हैं । बाद में फूलों के स्थान पर इस क्षुप पर 1

से 2.5 सेन्टीमीटर लम्बी लालिमा लिए भूरे रंग की फलियाँ (बीज कोष) लगती हैं। विशेष रूप से नदी की घाटियों में, रेतीली भूमि में इसकी अच्छी उपज होती है। खेती के लिए जड़ों को विभक्त करके लगाया जाता है।

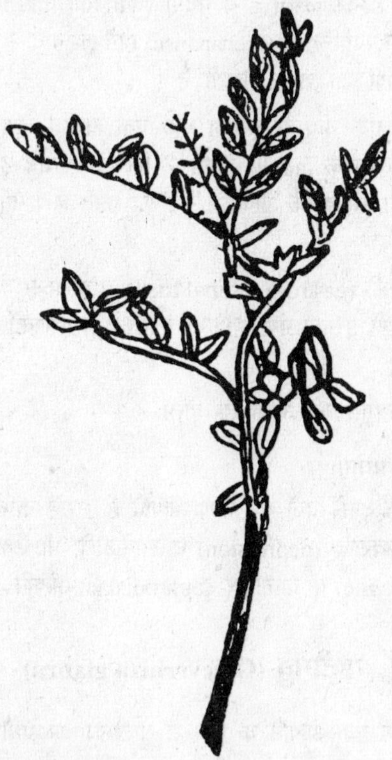

यष्टीमधु (GLYCYRRHIZA GLABRA)

संघटन (Constituents)

इसमें ग्लिसिराइज़िन (glycyrrhizin) 5-10 प्रतिशत, ग्लिसिराज़िक एसिड (glycyrrhizic acid) के कैल्शियम (calcium) व पोटाशियम (potassium) नमक प्रमुख घटक हैं। इसके अतिरिक्त फ्लेवोनॉयड (flavonoid), ग्लाइकोसाइड्स (glycosides), लिक्विरिटोसाइड (liquritoside), आइसोलिक्विरिटोसाइड (isoliquiritoside), सुक्रोज़ (surcose) और डेक्सट्रोस (dextrose) 5-10 प्रतिशत, स्टार्च 30 प्रतिशत, प्रोटीन, वसा (fats), राल या निर्यास (resin), ऐस्पैरेजिन (asparagin), उड़नशील तैल (volatile oil), सैपोनिन (saponins) आदि रासायनिक तत्त्व पाये जाते हैं । मधुयष्टी का चिकित्सा जगत् में बड़े पैमाने में प्रयोग होता है । यह ब्रिटिश और अमेरिका के भेषजकोश (pharmacopoeia) का भी एक अंग है । परन्तु आधुनिक चिकित्सा-शास्त्र में इसका सीमित रूप में, केवल एक कफनिस्सारक औषधि के रूप में प्रयोग किया जाता है । इस पौधे को अब भारत में भी उपजाया जाने लगा है । इससे पूर्व यहाँ इसकी खेती नहीं की जाती थी।

वनस्पति शास्त्र में नाम	*Glycyrrhiza glabra*
कुल (Family)	Leguminosae
English Name	Liquorice
रस	मधुर
वीर्य	शीत
विपाक	मधुर

चूंकि यह शीतवीर्य व मधुर विपाक की वनस्पति है, अतः सामान्यतया यह कफ के विकारों के लिए उपयोगी नहीं होनी चाहिए, परन्तु अपने विशेष प्रभाव के कारण यह कफ को पतला कर उसे निकालती है । अतः कफ का शमन करती है । यह उपचय (anabolic) क्रिया प्रधान वनस्पति है । इसके साथ-साथ यह वायु व पित्त के शमन के लिए भी प्रयोग में लाई जाती है ।

कर्म

यह एक उत्तम व्रण रोपक व स्वास्थ्यकारी वनस्पति है, जो आयुवर्धक, थकावट (fatigue) की अवस्था में शक्तिवर्धक, विरेचक (laxative), वातशामक, बिना किसी कष्ट के मृदु रूप से छर्दिकर (वमनकारक—emetic), पुष्टिकर व नेत्रदृष्टि के लिए हितकारी वनस्पति है ।

औषधीय प्रयोग

इसका प्रयोग आमवात, रक्तस्राव (वासा के सदृश नहीं, क्योंकि वासा अधिक रक्तरोधक है), कण्ठ में खारिश, श्वास नली में शोथ व क्षोभ, मूत्रविकार, तृष्णा, थकावट व श्रम (exhaustion) की अवस्था में किया जाता है ।

यह वात, पित्त शामक व कफ निःसारक है । श्लेष्मा को शरीर से निकालती है ।

प्रायः इसका प्रयोग चूर्ण के रूप में किया जाता है । चूंकि जड़ में बहुत रेशे (fibre) होते हैं, इसलिए इसे उबाल कर क्वाथ के रूप में दूध या मधु के साथ भी सेवन किया जाता है ।

आधा लिटर दूध में एक बड़ा चम्मच (10 ग्राम) मधुयष्टी चूर्ण व 2 लिटर पानी मिलाकर तब तक उबालें जब तक आधा लिटर पानी शेष बचे । इसे छान कर चीनी मिलाकर रसायन औषधि के रूप में प्रयोग करना चाहिए ।

चीनी चिकित्सा में प्रयोग

यह एक उदासीन (neutral) व स्वादिष्ट वनस्पति है। यह स्नायु केन्द्रों को पुष्ट कर उन्हें शक्ति प्रदान करती है । जमी हुई श्लेष्मा को ढीला कर निकालती है व उसके दोष (विषाक्तता) को कम करती है। इसे अन्य औषधियों के साथ मिला कर भी प्रयोग किया जाता है ।

पाश्चात्य चिकित्सा में प्रयोग

यह मनुष्य की शारीरिक ऊष्मा के लगभग समान ताप वाली औषधीय वनस्पति है । इसके साथ-साथ यह कफनिःसारक, कफशामक, रेचक, शोथहर व उद्वेवष्टरोधी (ऐंठन को दूर करने वाली) है ।

15. वासा (Adhatoda vasica)

वासा वस्तुतः एक झाड़ीनुमा पौधा है, जिसकी ऊँचाई लगभग 2 मीटर तक होती है । इसकी पत्तियाँ 8–15 सेन्टीमीटर लम्बी, 5 सेन्टीमीटर चौड़ी, भालेनुमा आकार की व सूखने पर हल्के भूरे रंग (धूसरवर्ण) की होती हैं । इसका स्वाद तिक्त व गन्ध तेज चाय जैसी होती है । इसके फूल सुन्दर व सिंह के मुख के आकार के होते हैं । इसकी लकड़ी नर्म होती है । यह विस्फोटक पदार्थों (जैसे - gun powder) आदि के लिए कोयला (coal) बनाने के काम आती है ।

घटक (Constituents)

इसकी पत्तियों में वासिसिन (vasicine) नामक क्षाराभ (alkaloid) पाया जाता है, जो कड़वा व दानेदार (crystalline) होता है । एक दूसरा क्षाराभ तत्त्व जैविक अम्ल (acid)-adhatodic acid (वासकाम्ल)–पाया जाता है । इसके अतिरिक्त एक सुगन्धित उड़नशील तत्त्व भी इसमें पाया जाता है । औषधि में सम्पूर्ण पौधे का प्रयोग किया जाता है ।

वनस्पति शास्त्र में नाम	*Adhatoda vasica*
कुल (Family)	Acanthaceae
English Name	Malabar nut tree
रस	तिक्त (bitter)
वीर्य	शीत

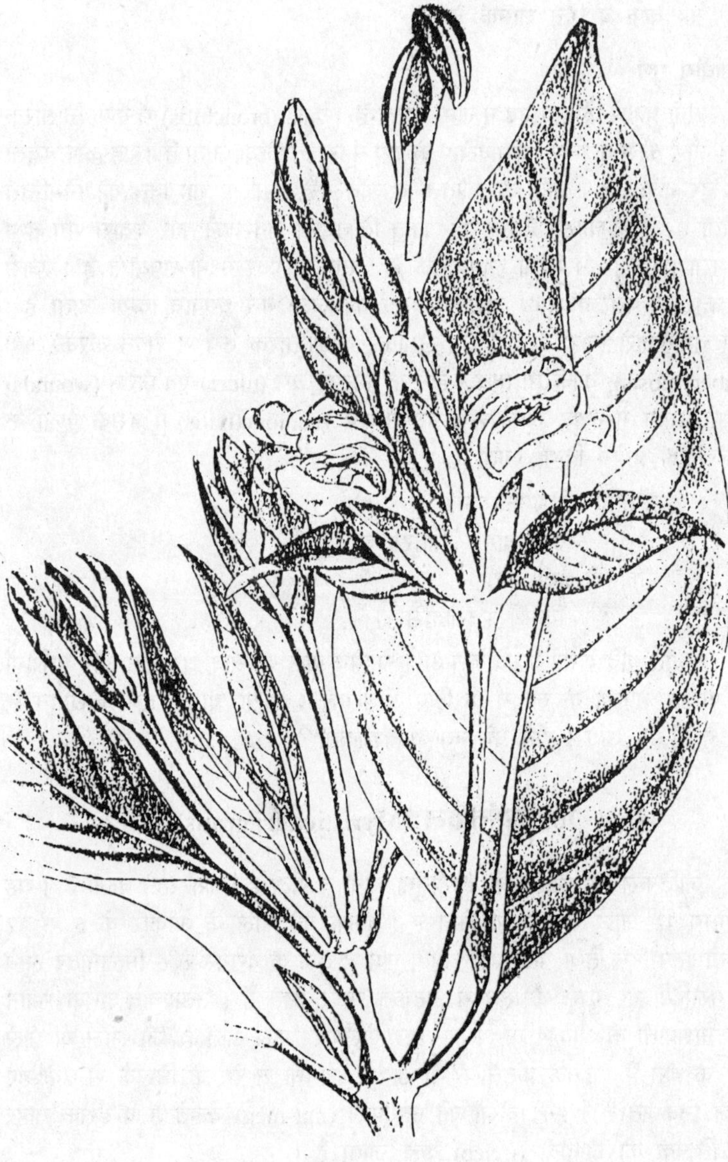

वासा (ADHATODA VASICA)

कर्म

यह कफ व पित्त शामक है ।

औषधीय गुण

सभी प्रकार के रक्तस्राव में लाभ करता है । कास (bronchitis) में कफ निःसारक है । जीर्ण कास के लिए **'वासावलेह'** के रूप में प्रयुक्त किया जाता है । यह कोष्ठबद्धता को दूर करता है । चूंकि वासा तिक्त व शीतल है, इसलिए यह पित्त को नियन्त्रित करता है । यही कारण है कि यह यकृत् विकार से होने वाले ज्वर, श्वास रोग तथा कामला (jaundice) में भी लाभदायक है । सामान्य ज्वर में भी उपयोगी है । श्वास में धत्तूरे के पत्तों के साथ वासा के पत्तों को जला कर धूम्रपान किया जाता है । इसे चर्मविकारों (बाह्य रूप में लेप लगाकर व आन्तरिक रूप से सेवन करके), क्षय (tuberculosis), वृक्करोग (मूत्रल होने के कारण), व्रण (ulcer) एवं जख्म (wounds) में भी प्रयोग में लाया जाता है । नेत्राभिष्यन्द (conjunctivitis) में इसके फूलों के स्वरस का प्रयोग किया जाता है ।

> वासायाम् विद्यमानायाम्
> आशायाम् जीवितस्य च ।
> रक्तपित्ती क्षयी कुष्ठी,
> किमर्थं अवसीदसि ।।

अर्थात् यदि शरीर के विभिन्न अंगों से होने वाले रक्तस्राव, क्षय रोग और चर्मरोगों से पीड़ित रोगियों के जीवन के लिए आशास्वरूप 'वासा' नामक द्रव्य विद्यमान है, तो दुःखी या उदास होने की क्या आवश्यकता ?

16. जातिफल (Myristica fragrans)

जातिफल का वृक्ष लम्बा, झाड़ीनुमा, घना व सदा हरा-भरा रहने वाला है । यह लगभग 12 मीटर तक ऊँचा होता है । इसके पत्ते भाले के आकार के 5 से 12 सेन्टीमीटर लम्बे तथा पीताभ होते है । पुष्प डण्ठल के बराबर से 6 मिलीमीटर लम्बे व मंजरियों पर गुच्छे के रूप में लटकते नजर आते हैं । तत्पश्चात् इनके स्थान पर नाशपाती के आकार के अथवा कुछ गोलाकार फल आते हैं, जो लाल या पीले रंग के होते हैं । इनके फटने पर अण्डाकार जामनी से रंग के छिलके से ढके हुए बीज निकलते हैं । इन्हीं बीजों को जायफल (nut-meg) कहते हैं व इसके बाहर के छिलके को जावित्री (mace) कहा जाता है ।

यह मूल रूप से मोलुक्का टापू पर पाया जाने वाला वृक्ष है, जो अब भूमध्य

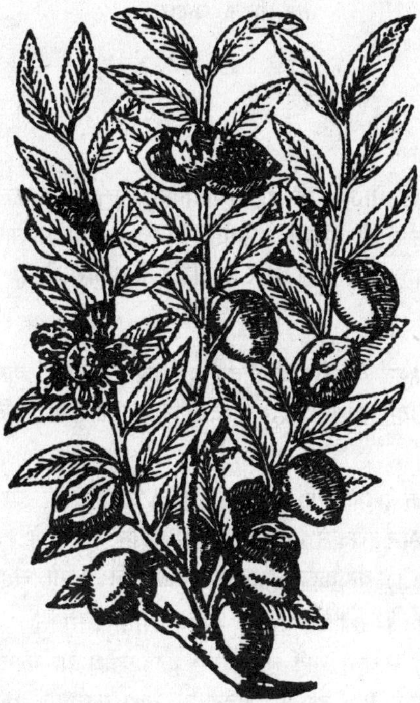

जातीफल (MYRISTICA FRAGRANS)

रेखा के आस-पास के सभी इलाकों में उपजाया जाता है। इस वृक्ष पर 9-10 वर्ष बाद फल लगते हैं। लगभग 80 वर्ष तक यह वृक्ष फल देता रहता है। इसकी कलमों (cuttings) को रोप कर खेती की जाती है।

घटक (Constituents)

इस जायफल के गूदे (kernel) में उड़नशील तैल (5-15 प्रतिशत), स्थिर तैल (25-40 प्रतिशत, जिसमें मिरिस्टिक अम्ल – myristic acid 60%, औलिक – oleic, पामिटिक – palmitic, लौरिक – lauric व lionolic acid लॉयनोलिक अम्ल नामक तत्व विद्यमान हैं), terpineol, terpenes आदि तत्त्व पाये जाते हैं।

वनस्पति शास्त्र में नाम *Myristica fragrans*

कुल (Family) Myristicaceae

English Name	Nutmeg
रस	कटु, तिक्त, कषाय
वीर्य	उष्ण
विपाक	कटु

कर्म

पाचन-क्रिया को उत्तेजित करता है (दीपक), स्तम्भक (कब्जकारक) किन्तु अनुलोमक है। अतिसार को रोकता है (ग्राही), परन्तु पेट में आध्मान (अफारा) नहीं करता। कफ व वात शामक है। स्वर के लिए हितकारी है।

औषधीय गुण

मुख की चिपचिपाहट व सांस की बदबू दूर करने के लिए, कण्ठगत रोगों, मूत्र विकार, ज्वर, कास, छर्दी, श्वास, हृद्रोग, उदरशूल व गर्भाशय के विकारों में इसका प्रयोग किया जाता है।

जायफल को एक वाजीकरण (aphrodisiac) औषधि के रूप में जाना जाता है। यह शुक्र के स्तम्भन (रोकने की) की शक्ति प्रदान करता है। अपने मदकारक प्रभाव (narcotic effect) के कारण अच्छी निद्रा लाने में भी सहायक है।

यदि प्रसव के बाद स्त्रियों को इसका सेवन कराया जाये, तो गर्भाशयगत विकार (जैसे – sepsis आदि) उत्पन्न नहीं हो पाते। कोई शोथ या कीटाणुओं का प्रभाव नहीं या बहुत कम होता है। दूध या शहद के साथ जायफल को घिसकर बच्चों को देने से उन्हें नींद अच्छी आती है तथा वे दांत निकालने के समय होने वाले कष्ट व पाचन-सम्बन्धी विकारों से बचे रहते हैं।

पाश्चात्य चिकित्सा में प्रयोग

जायफल एक पाचक (carminative), सुगन्धित (aromatic) और उत्तेजक द्रव्य है। आध्मान (flatulence) को दूर करने के लिए, पाचन-क्रिया को बढ़ाने के लिए, भूख में वृद्धि के लिए तथा अतिसार, छर्दी व हृल्लास को रोकने के लिए अल्प मात्रा में इसका प्रयोग किया जाता है। इसको सावधानी से प्रयोग करना चाहिए, क्योंकि अधिक मात्रा में प्रयोग करने से मादक स्थिति, भ्रान्ति (disorientation), मतिभ्रम अथवा विभ्रम (hallucination) व ऐंठन (convulsion) जैसे विकार उत्पन्न हो सकते हैं। Tabernaemontanus इसके सम्बन्ध में लिखते हैं कि जायफल (nutmeg) दूसरे दर्जे का उष्ण है व कषाय (astringent) द्रव्य है।

17. हिंगु (हींग–Ferula foetida)

हिंगु एक भूरे रंग का बहुत दुर्गन्ध वाला तथा गोंद के समान निकलने वाला दूध है, जो एक-दो मीटर से भी अधिक ऊंचे बहुवर्षीय वृक्ष से प्राप्त होता है। इसके दो-दो के जोड़े में बड़े-बड़े पत्ते जड़ से निकले हुए डण्ठल के दोनों ओर सीधे फैले होते हैं। बढ़ने पर इसकी जड़ से निकलने वाला तना (root stock) बहुत मोटा व गूदेदार हो जाता है। पांचवें वर्ष में इस वृक्ष पर 10 सेन्टीमीटर मोटे व 3 मीटर ऊँचे डण्ठल पर गुच्छों के रूप में फूल लगते हैं। पीले रंग के ये फूल छत्तरीनुमा आकार में व गुच्छों में वसन्त ऋतु के मध्य में दिखाई देते हैं। यह मूल रूप से पूर्वी ईरान (Persia) और पश्चिमी अफगानिस्तान में पाया जाने वाला पौधा है। इस वृक्ष का दूध भारत अफगानिस्तान से आयात करता है। यह एक प्रकार की सूखी गोंद है। दुर्भाग्यवश इसमें प्रायः मिलावट करके बेचा जाता है। वस्तुतः हींग के स्रोत के रूप में दो जातियाँ प्रचलित हैं:

1. *Ferula narthex*
2. *Ferula foetida*

दोनों पौधे लगभग एक-जैसे दिखाई पड़ते हैं और कम से कम पांच वर्ष पुराने पौधों से ही इस निर्यास को, जो कि गोंद जैसा पदार्थ है, एकत्रित किया जाता है।

घटक (Constituents)

इसमें उड़नशील तैल 10 प्रतिशत, राल या निर्यास (resin) 50 प्रतिशत, गोंद (gum) 25 प्रतिशत और ferulic acid पाये जाते हैं। उड़नशील तैल में terpenes, disulphides व finene होते हैं। यह उड़नशील तैल ही मुख्यतया औषधीय दृष्टि से लाभकारी है।

वनस्पति शास्त्र में नाम	*Ferula narthex* और *Ferula foetida*
कुल (Family)	Umbelliferae
English Name	Asafoetida, "Devil's Dung"
रस	कटु (pungent)
वीर्य	उष्ण

(इस रस और वीर्य के कारण यह दीपन-पाचन है व पाचक-अग्नियों और धात्वग्नियों को उत्तेजित करती है।)

विपाक	कटु (pungent)

कर्म

पाचन-क्रिया को उत्तेजित करता है। दीपन कर आम दोष को दूर करता है।

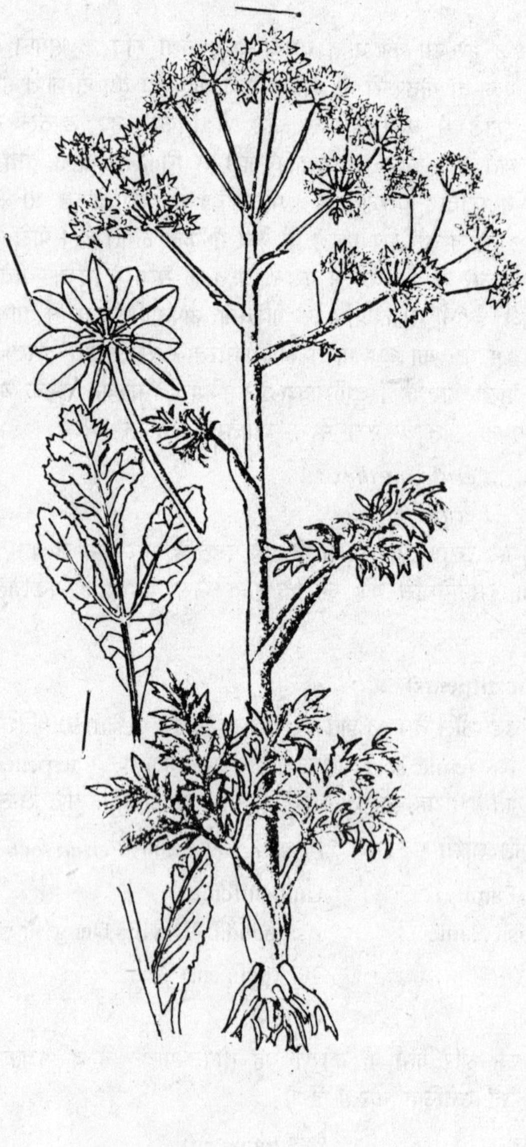

हिंगु (FERULA NARTHEX)

वात व कफ का शमन करता है। उष्ण गुण के कारण यह पित्त प्रकृति व्यक्तियों के लिए व पित्तवृद्धि होने पर अधिक लाभकारी नहीं है। यह नाड़ी-संस्थान के तन्तुओं को उत्तेजित करता है। कफ निःसारक है, मूत्रल व गर्भस्राव करता है। अतः कई लोग गर्भस्राव के लिए इसका दुरुपयोग भी करते हैं।

औषधीय गुण

इसका प्रयोग आन्त्रकृमियों (intestinal parasites) के नाश के लिए (वहाँ स्वस्थ वातावरण बनाकर), कोष्ठबद्धता (वायु का अनुलोमन करके), उदरशूल (यकृत् व पित्तस्राव को उत्तेजित करके), कुक्कुर खांसी (whooping cough), पक्षाघात और गृध्रसी के लिए किया जाता है।

हृच्छूल व निमोनिया या वक्षशूल (pneumonic chest pain) के लिए निम्नलिखित योग उपयोगी है :

हिंगु	1 भाग
कर्पूर	1 भाग
कस्तूरी	1/8 भाग

इनकी 250–250 मि.ग्रा. की गोलियाँ बना लें। इस एक गोली को गर्म पानी के साथ सेवन करने से लाभ होता है।

हींग को थोड़े से घी में भून लेने से भुरभुरी हो जाती है। इस हींग का ही प्रयोग करना चाहिए। यह लहसुन की दुर्गन्ध को भी दूर करती है।

पाश्चात्य चिकित्सा में प्रयोग

यह नाड़ी-संस्थान को उत्तेजित करने वाला, शक्तिशाली उद्वेष्टरोधी (ऐंठन को दूर करने वाला – antispasmodic), कफ निःसारक और पाचक औषधीय द्रव्य (आमदोष (बादी) को दूर करता है) है। योषापस्मार (hysteria), कास (bronchitis), श्वास (asthma), कुक्कुर कास (whooping cough) एवं आध्मान (अफारा)-जन्य उदरशूल के लिए एक प्रभावकारी औषधि है। Tabernaemontanus के कथानानुसार, हींग शरीर में ऊष्मा व रूक्षता उत्पन्न करती है। इसकी भस्म रक्तस्राव को रोकती है।

18. गुग्गुलु (Commiphora mukul)

गुग्गुलु एक छोटा सा 2.75 मीटर ऊँचा झाड़ीदार पौधा है। इसका तना (trunk) मोटा होता है। इसमें अनगिनत अनियमित शाखाएँ निकली होती हैं, जो गांठों से युक्त होती है। इन शाखाओं से छोटी-छोटी उपशाखाओं के गुच्छे से निकले होते

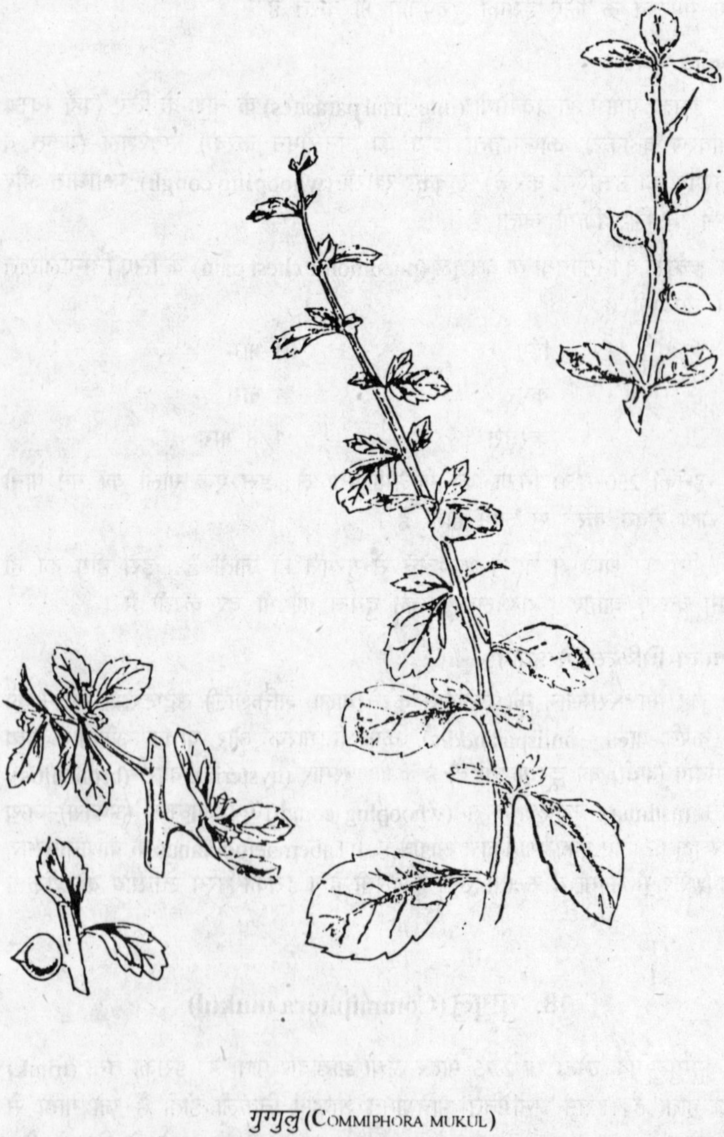

गुग्गुलु (COMMIPHORA MUKUL)

हैं, जो समकोण में फैले रहते हैं। इनके किनारे नुकीले काँटेदार होते हैं। इस वृक्ष पर पत्तियाँ थोड़ी होती हैं, जो 1 से 1.5 सेन्टीमीटर लम्बी होती हैं व छोटी उपशाखाओं के किनारे पर लगी होती हैं। इनका आकार अण्डाकार होता है, इस में तीन पत्तियाँ होती हैं व उनके पास अन्य छोटी-छोटी पत्तियाँ निकलती मालूम होती हैं, जो चिकनी अथवा बिना रोये की (glabrous) होती हैं। इस वृक्ष की छाल से स्वयमेव अथवा चाकू से खुरच देने पर गोंद निकलता रहता है। यह पठारी (basaltic) भूमि व अत्यधिक गर्म इलाकों में पाया जाता है।

इस पौधे में वसन्त ऋतु में गुलाबी-लाल रंग के फूल आते हैं व गर्मी में फल आते हैं। इसकी कलम (cutting) लगाकर उपजाया जाता है। इस पौधे को बहुत कम पानी की आवश्यकता होती है। इसके राल का प्रयोग अगरबत्तियों व धूप में सुगन्धि के लिए भी किया जाता है। यह राल इसके तने को काट कर प्राप्त किया जाता है। क्योंकि इसी कटे भाग में से यह राल टपकता है।

घटक (Constituents)

इसमें तैल, गोंद व राल सब सम्मिलित हैं , जिसमें राल 25-35 प्रतिशत, उड़नशील तैल 2.5 से 6.5 प्रतिशत तथा गोंद 50 से 60 प्रतिशत होती है।

वनस्पति शास्त्र में नाम	*Commiphora mukul*
कुल (Family)	Burseraceae
English Name	Myrrh
रस	कटु (pungent)
वीर्य	उष्ण
विपाक	कटु (pungent)

कर्म

यह कफ व आम दोष का शमन करने वाली अत्यन्त प्रभावशाली औषधि है। यह वसा को कम करती है। चूंकि यह तैलीय राल है, अतः वायु का भी शमन करती है। एक उत्तम रसायन व हृद्य औषधि-द्रव्य है।

औषधीय गुण

यह अस्थि भग्न, व्रण, संधिशूल, मूत्र विकार, शोथ, मेदोवृद्धि (adiposity), उच्च रक्त वसा (hyper cholesterolemia), लसीका ग्रन्थियों (lymph glands) की वृद्धि व शोथ, गलगण्ड (शोथ को दूर करने तथा हार्मोन्स के स्रोत पिट्यूटरी ग्रन्थि पर नियन्त्रण के कारण), चर्म विकार, कीटाणु व कृमि नाशक है। यह पुष्टिकारक होने के साथ-साथ लेखन (अधिक चर्बी को कम करता है) भी करता है। इस प्रकार, यह द्रव्य शरीर को नियन्त्रित अवस्था में रखता है।

चीनी चिकित्सा में प्रयोग

यह एक उदासीन (neutral) व स्वाद में तिक्त (bitter) औषधि है। यह शोथ व शूल को केन्द्रित (localise) कर कम करता है। अभिघातज क्षति (traumatic injury), शूल, मधुमेहजन्य पीडिका (carbuncle)-जो एक प्रकार का जहरीला फोड़ा होता है, व्रण (sore), वक्षशूल, उदर पीड़ा, आमवात, नष्टार्त्तव तथा कष्टार्त्तव में लाभप्रद है।

पाश्चात्य चिकित्सा में प्रयोग

यह औषधि न अधिक गर्म है और न अधिक शीतल है अर्थात् इस दृष्टि से मध्यम प्रकृति की है। यह रूक्ष व स्तम्भक (astringent) है। इसके बेर की तरह के छोटे फलों का प्रयोग हृदय के टॉनिक के रूप में किया जाता है। इसकी पत्तियाँ फोड़े-फुन्सियों पर बांधने के लिए, शरीर की दुर्गन्ध को दूर करने के लिए, मुखपाक व श्लैष्मिक कला को सिकोड़ने के लिए प्रयुक्त की जाती हैं। इससे बनाया गया tincture घावों पर लगाया जाता है। कुछ दंतमंजनों में भी इसका प्रयोग किया जाता है। पशु चिकित्सा में घाव आदि के लिए प्रयुक्त किया जाता है। इसके अतिरिक्त, धूप व अगरबत्ती आदि में सुगन्धित द्रव्य के रूप में इसका प्रयोग किया जाता है।

19. जीरक (Cuminum cyminum)

जीरक (cumin) का पौधा लगभग 15 सेन्टीमीटर ऊँचा, वर्ष भर रहने वाला, कोमल (दुबला-पतला) व चिकना होता है। इसके तने में ऊपर से अनेक शाखाएँ निकलती हैं। इसकी पत्तियाँ 15 मि.मी. से 5 सेन्टीमीटर तक लम्बी व दो या तीन भागों में विभक्त होती हैं। इसके सफेद या गुलाबी रंग के फूल विरल रूप में छत्ताकार गुच्छे में वसन्त ऋतु के अंत में आते हैं। इस पर फलियाँ जैसी लगती हैं, जिनमें सख्त रोम युक्त 7 मि.मी. लम्बे फल पाये जाते हैं।

घटक (Constituents)

इसमें स्थिर तैल 2.5 से 4 प्रतिशत होता है, जिस में cumaldehyde, terpens, cuminic alcohol, pinenes नामक तत्त्व पाये जाते हैं। इसके अतिरिक्त वसायुक्त तैल (fatty oil) व pentosan आदि मुख्य घटक पाये जाते हैं। इसके पके हुए सूखे फलों को प्रयोग में लाया जाता है।

इसकी पैदावार के लिए वसन्त ऋतु के अंतिम चरण में इसके बीजों को बोया जाता है। इसके लिए रेतीली भूमि व गर्म वातावरण उपयुक्त रहता है। इसकी पौध को 20-20 सेन्टीमीटर की दूरी पर लगाया जाता है। उत्तरी अफ्रीका के समुद्री तट पर, मध्यपूर्वी एशिया, भारत, माल्टा व चीन में इसकी खेती होती है।

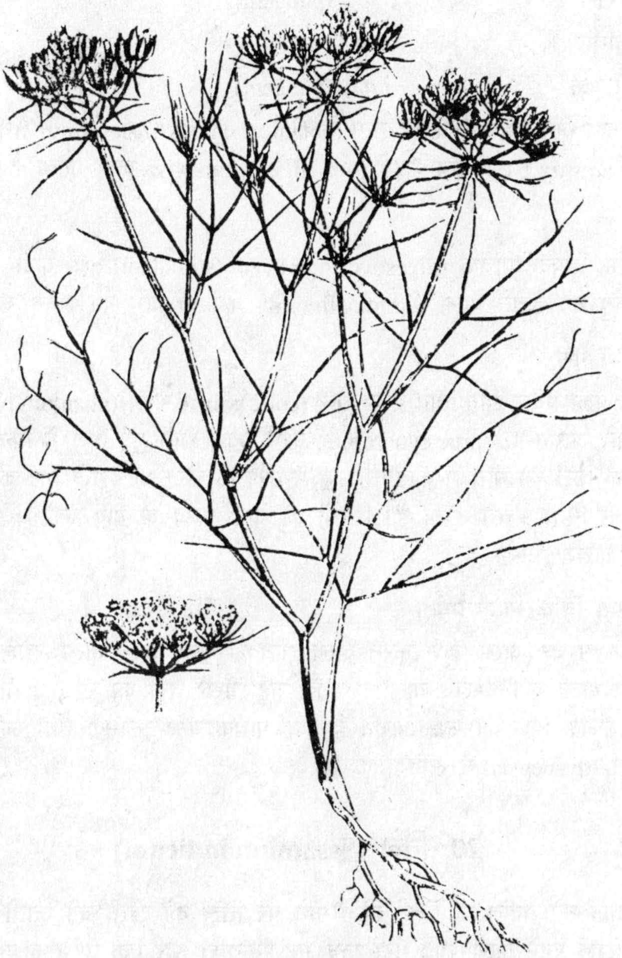

जीरक (CUMINUM CYMINUM)

वनस्पति शास्त्र में नाम	*Cuminum cyminum*
कुल (Family)	Umbelliferae
English Name	Cumin

रस	कटु (pungent)
वीर्य	उष्ण
विपाक	कटु (pungent)

कृष्ण जीरे का वानस्पतिक नाम (botanical name) *Carum carvi* तथा अंग्रेजी नाम caraway है। प्राचीन अरबी भाषा में इसे karawiya कहा जाता है।

कर्म

यह दीपक, पाचक (digestive) व उत्तेजक (stimulant) तथा बादी या उदर की वायु को हटाने वाला (carminative) है। कफ व वायु का शमन करता है।

औषधीय गुण

इसका प्रयोग प्रायः तीव्र उदर शूल (colic pains), गुल्म (phantom tumour), अतिसार, संग्रहणी (sprue syndrome), जीर्ण ज्वर, छर्दी एवं अर्श में किया जाता है। पके केले को बीच में काटकर उस में जीरे के बीज या इसके चूर्ण को भरकर खाने से निद्रा अच्छी आती है। स्त्रियों को प्रायः प्रसव के बाद जीरे के चूर्ण का सेवन कराया जाता है।

पाश्चात्य चिकित्सा में प्रयोग

ऊष्मा देने वाला, कृश करने वाला, पाचक, विभेद करने वाला, खोलने वाला, सुखाने वाला व निकालने वाला द्रव्य है। यह तीसरे दर्जे का उष्ण व तीसरे दर्जे के प्रारम्भिक अंश की रूक्ष औषधि है। यह पाचक व अनुलोमक तथा अतिसार व अजीर्ण (dyspepsia) में लाभदायक है।

20. तिल (Sesamum indicum)

तैल की प्राप्ति के लिए बड़े पैमाने पर तिल की खेती की जाती है। यह सीधा खड़ा रहने वाला, तीव्र गन्ध युक्त, मृदु रोमयुक्त और एक वर्ष तक रहने वाला पौधा है। 90 सेन्टीमीटर तक लम्बा होता है। इसकी पत्तियाँ भिन्न-भिन्न प्रकार की, यथा-भालाकार (भाले के आकार की) अथवा अण्डाकार, एक दूसरे के सामने या एकान्तर (एक के बाद दूसरी) होती हैं। इसके फूल बैंगनी या श्वेताभ होते हैं, जो 3 सेन्टीमीटर लम्बे होते हैं। इस फूल में एक 3 सेन्टीमीटर लम्बा बीजकोष (capsule) आता है, जिसमें अनेक चपटे बीज भरे रहते हैं। यह कई प्रकार का होता है। मुख्यतया काला या सफेद, दो प्रकार का होता है। कभी-कभी काले तिल के छिलके को निकाल कर उन्हें सफेद बनाया जाता है। परन्तु यह सफेद प्रकार के तिल से भिन्न होता है। यह मूलतः भूमध्य रेखा के आस-पास के इलाकों (tropical) में पाया जाने वाला पौधा है।

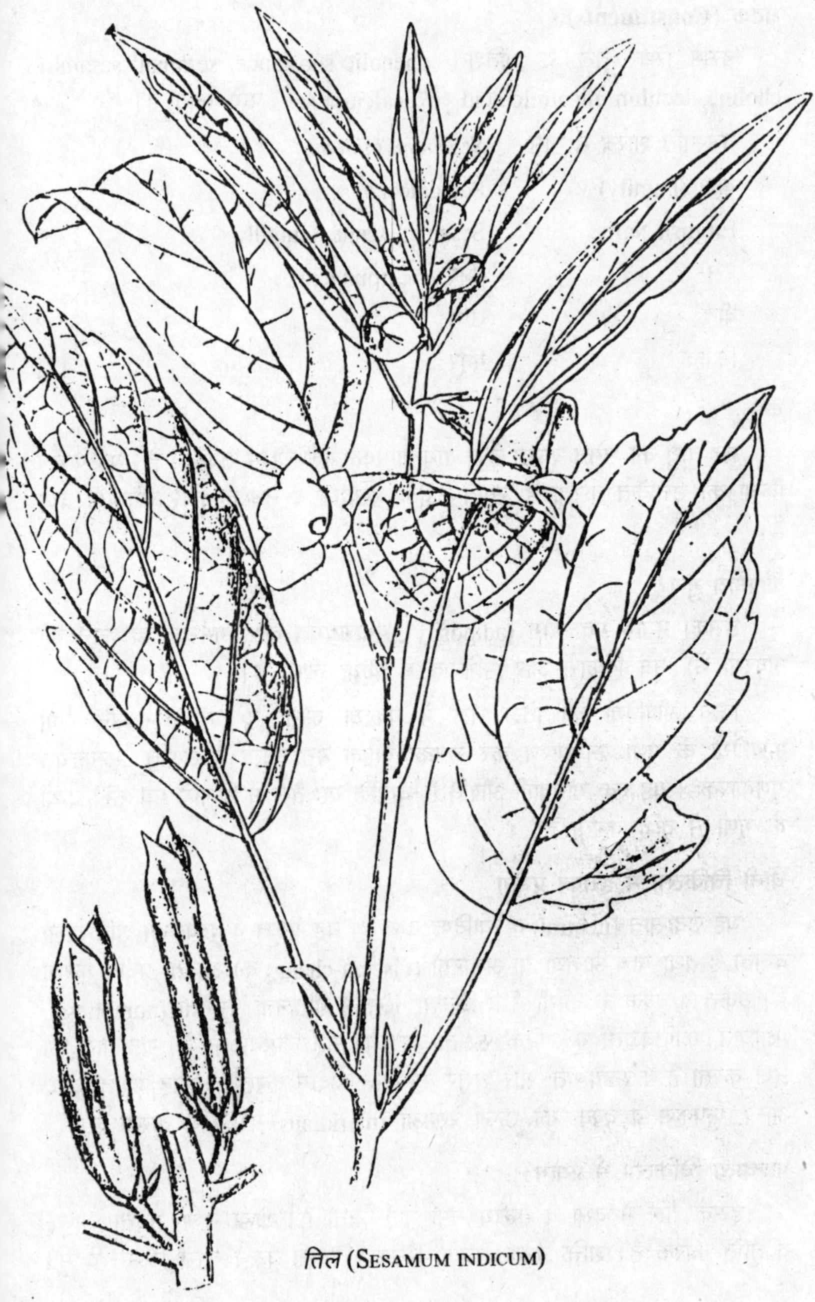

तिल (SESAMUM INDICUM)

घटक (Constituents)

इसमें स्थिर तैल 55 प्रतिशत, phenolic substance, sesamal, sesamin, choline, lecithin, nicotinic acid और calcium salts पाये जाते हैं।

वनस्पति शास्त्र में नाम	*Sesamum indicum*
कुल (Family)	Pedaliaceae
English Name	Sesame, Benne, Gingilly, Tiel
रस	मधुर, कटु (pungent)
वीर्य	उष्ण
विपाक	मधुर

कर्म

यह वायु का शमन करता है व वायु शामक औषधियों में सर्वश्रेष्ठ है। यह पाचन क्रिया को उत्तेजित करता है, स्मृति वर्द्धक, रसायन व नेत्र के लिए उपयोगी द्रव्य है।

औषधीय गुण

इसका प्रयोग मेदो रोग (adiposity), गर्भाशयगत दोष (गर्भस्राव हो जाने की अवस्था में), मूत्र विकारों और अभिघात में किया जाता है।

जिन औषधियों को तिल तैल में पकाया जाता है, यह तैल उन सभी औषधियों के गुणों को धारण कर उनका वाहक बन जाता है अर्थात् 'संस्कारात् गुणकारकः'। यह एक योगवाही औषधि है, क्योंकि यह तैल में मिलाये गये सभी द्रव्यों के गुणों में वृद्धि करता है।

चीनी चिकित्सा में इसका प्रयोग

यह उदासीन (neutral) व स्वादिष्ट द्रव्य है। यह यकृत् व वृक्क को शक्तिशाली बनाता है तथा पांच आशयों या अन्तरंगों (viscera-chang) को आर्द्रता प्रदान करता है। यकृत् व वृक्क के कार्यों में शिथिलता, सिर में शीतलता, सुन्नता (numbness), पक्षाघात, कोष्ठबद्धता व अधिक रूक्षता होने पर यह लाभदायक है। यह वायु को नष्ट करता है व सामान्यतः सारे शरीर को शक्ति प्रदान करता है। यह यकृत्, बृहद् आन्त्र, फुफ्फुस व वृक्क की ऊर्जा रेखाओं (meridians) पर कार्य करता है।

पाश्चात्य चिकित्सा में प्रयोग

इसके तैल में वसा व तैलीय नमी पाई जाती है। थोड़ा उष्ण, मृदुता कारक व तृप्ति कारक है। शक्ति वर्धक, रेचक, स्निग्ध, चिकना करने वाला, जनन व मूत्र

मार्ग के अंगों को पुष्ट करने वाला, संक्रमण व कोष्ठबद्धता में लाभ करता है। इसके बीजों को पानी के साथ पीसकर लेने से अर्श के रक्तस्राव में लाभ होता है। यह एक उत्तम आर्त्तवजनक औषधि का कार्य करता है।

21. वाताम अथवा बादाम (Prunus amygdalus)

बादाम का वृक्ष झाड़ी या वृक्ष के रूप में 3 से 7 मीटर तक ऊँचा होता है। इसमें हल्के रंग की चिकनी शाखाएँ होती हैं। पत्तियाँ अण्डाकार, भाले के आकार की, कम चौड़ी, चिकनी, हल्की दन्तुर (कटाव वाले) और 7.5 सेन्टीमीटर लम्बी होती हैं। इनका पत्रदण्डक (petiole) गाँठदार होता है। इसमें सफेद या गुलाबी रंग के एकल (solitary) फूल होते हैं, जो 3 से 4 सेन्टीमीटर चौड़े होते हैं। ये फूल वसन्त ऋतु के मध्य से लेकर अन्त तक आते हैं। इसमें अण्डाकार व हल्के हरे रंग के रोमश फल होते हैं, जो 4 सेन्टीमीटर लम्बे होते हैं। उनमें एक या दो बीज रहते हैं।

यह मूलतः मध्य व दक्षिण एशिया में, विशेष रूप से ईरान (Persia) में पाया जाने वाला पौधा है। यह 3000 मीटर की ऊँचाई तक पाया जाता है।

बादाम के बीज या गिरी के घटक (Constituents of seed)

इसमें प्रोटीन 20 प्रतिशत, वसा तैल 65 प्रतिशत, enzyme विशेषतः emulsin, विटामिन ए, बी1, बी2, बी, बी6, ई, PP (nicotinamide), खनिज लवण आदि पाये जाते हैं। कड़वे बादाम में 4 प्रतिशत तक विषैला (toxic) glycoside (amygdalin) होता है। कच्चे कड़वे बादाम विषैले होते हैं, इसमें सायनाइड (cyanide) के यौगिक (derivatives) पाये जाते हैं। बादाम का वृक्ष संसार के अनेक भागों में बहुतायत से उगाया जाता है।

वनस्पति शास्त्र में नाम	*Prunus amygdalus, Amygdalus communis*
कुल (Family)	Rosaceae
English Name	Almond tree
रस	मधुर, कटु (pungent), तिक्त (bitter)
वीर्य	उष्ण
विपाक	मधुर

कर्म

यह वायु का शमन करता है, पुष्टिकर (nourishing) व शक्तिवर्धक है।

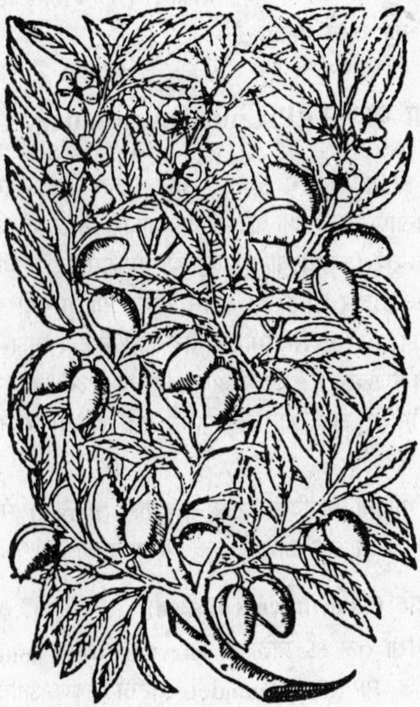

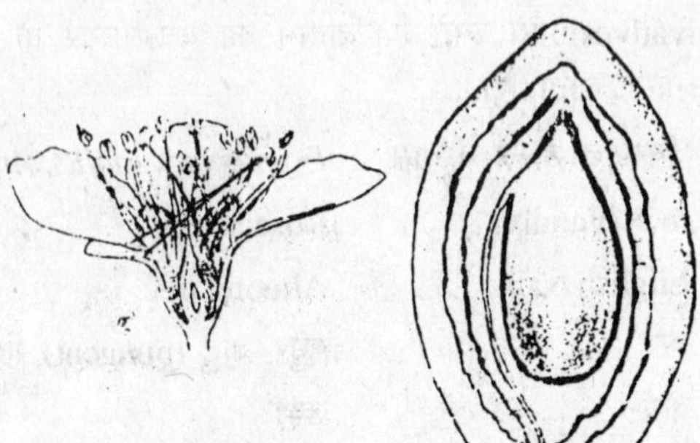

वाताम (PRUNUS AMYGDALUS)

औषधीय प्रयोग

इसका प्रयोग फुफ्फुस रोगों, वृक्क विकारों, कटिशूल आदि में किया जाता है। कटिशूल के लिए बादाम, लौंग, दालचीनी (cinnamon), इलायची (cardamom) और थोड़ी काली मिर्च मिलाकर paste बनायें और सेवन करें।

एक चम्मच बादाम रोगन प्रतिदिन प्रांतः या सायं दूध में मिलाकर लेने से नींद अच्छी आती है। यह नाड़ी-तन्तुओं को शक्ति देने वाला एक उत्तम टॉनिक है।

एक वाजीकरण (Aphrodisiac) योग

बादाम + अश्वगन्धा (*Withania somnifera*) + पिप्पली + घृत + दूध + चीनी के मिश्रण को एक मास तक लगातार सेवन करें। वाजीकर होने के साथ–साथ इससे नींद भी अच्छी आती है।

बादाम रोगन की नस्य लेने से नाड़ी-तन्तुओं में स्निग्धता व कोमलता आती है। (नाक के छिद्रों में बादाम रोगन डालने से यह sinuses में पहुँच जाता है तथा इसका कुछ अंश नाड़ी तन्तुओं द्वारा सोख (absorb) लिया जाता है। इससे वह मस्तिष्क पर अच्छा प्रभाव डालता है।)

चीनी चिकित्सा में प्रयोग

इसमें ऊष्मा देने वाले गुण हैं। तीक्ष्ण परन्तु स्वादिष्ट है। यह कफ को पतला कर बाहर निकालने में सहायक होता है। यह आंतों को चिकना (lubricate) करता है, अतिरिक्त (आवश्यकता से अधिक) ऊर्जा को कम करता है। प्रतिश्याय व कास (cough) में लाभ करता है, कफ पैदा नहीं करता, श्वास कृच्छ्रता (श्वास लेने में कठिनाई–dyspnoea), श्वास रोग एवं कोष्ठबद्धता में लाभ पहुँचाता है।

पाश्चात्य चिकित्सा में प्रयोग

यह उष्ण व रूक्ष है या उष्ण व आर्द्र है। यह शामक (शान्ति देने वाला-demulcent) व पुष्टिकारक है। खांसी के लिए बनाये जाने वाले मिश्रणों (mixtures) में तथा अभ्यंग के लिए बादाम रोगन को बहुतायत से प्रयोग किया जाता है। रेचन के लिए भी इसका सेवन किया जाता है। जबकि कुछ प्राचीन ग्रन्थकारों के मतानुसार बादाम की पूरी गिरी थोड़ी कोष्ठबद्धता करती है।

22. एरण्ड (Ricinus communis)

यह अनेक प्रकार का वर्षायु (वर्ष भर हरा भरा रहने वाला) अथवा बहुवर्षीय पौधा है, जो 2 मीटर से 15 मीटर तक लम्बा हो सकता है। सामान्यतः इसकी ऊँचाई

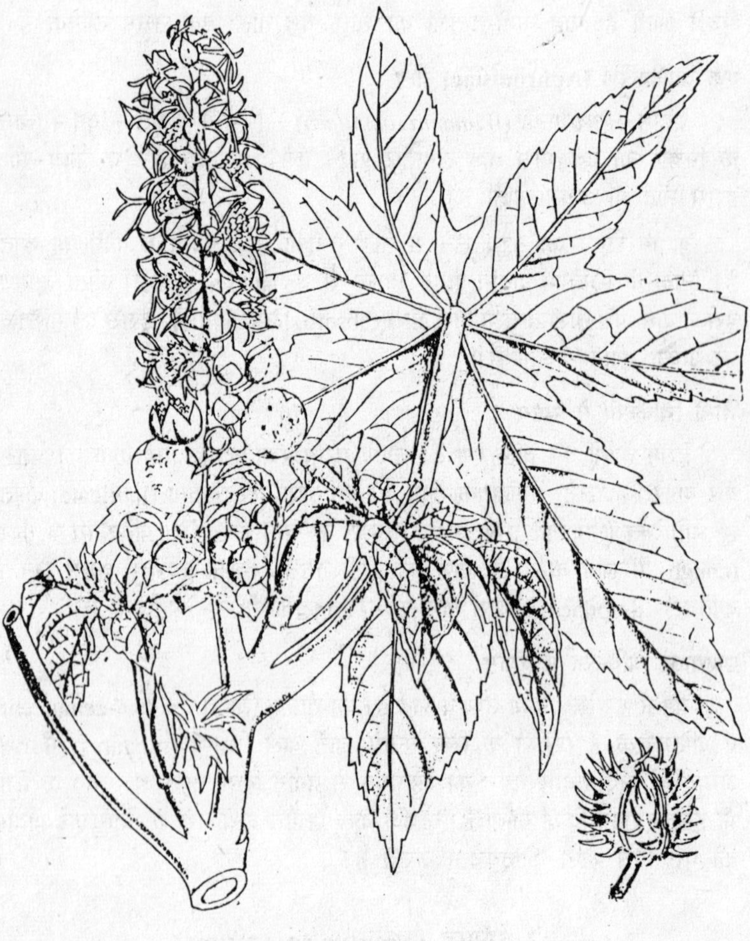

एरण्ड (RICINUS COMMUNIS)

लगभग 4 मीटर होती है। इसकी पत्तियाँ सादी होती हैं, एक के बाद एक के क्रम में तथा एक मीटर तक चौड़ी होती हैं। 5 से 11 फांकों से युक्त ये पत्ते लम्बे व पोले पत्र-दंडक (petioles) के साथ लगे रहते हैं। इसके नर-पुष्प नीचे की ओर व मादा पुष्प ऊपर की ओर होते हैं। दोनों प्रकार के पुष्पों में पंखुड़ियाँ नहीं होतीं। इस पुष्प के स्थान पर कांटेदार अथवा मुलायम बीजकोष लगता है, जो 3 सेन्टीमीटर घेराव (diameter) का होता है। यह मूलतः भारत व उष्णकटिबंधीय अफ्रीका में पाया जाने वाला पौधा है। यह उष्णकटिबन्धीय (भूमध्य रेखा के आसपास के) इलाकों में सर्वत्र व समशीतोष्ण तापमान वाले इलाकों में पाया जाता है। यह पौधा शुष्क मिट्टी (जिस भूमि से पानी निकल चुका होता है) व अधिक धूप में खूब फलता-फूलता है। बहुत से देशों में व्यापारिक दृष्टिकोण से इसकी खेती की जाती है। इसके बीजों से पौध तैयार की जाती है व वसन्त के प्रारम्भ में पौधों को रोपा जाता है।

घटक (Constituents)

इसके बीजों में प्रोटीन 26 प्रतिशत व स्थिर तैल (जिसमें ricinoleic, oleic, linoleic, stearic व hydro stearic acids नामक तत्त्व विद्यमान हैं) 50 प्रतिशत होता है। सम्पूर्ण बीज में प्रोटीन तत्त्वों में एक albuminoid नामक विषैला तत्त्व होता है, जिसके कारण बीज का प्रभाव विषैला होता है। यह पौधा अनेक प्रकार का होता है। मुख्यतया इसके बीज प्रयुक्त किये जाते हैं, परन्तु जड़, पत्ते व तना भी लाभकारी हैं।

वनस्पति शास्त्र में नाम	*Ricinus communis*
कुल (Family)	Euphorbiaceae
English Name	Caster-oil plant
रस	कटु (pungent), तिक्त (bitter) व मधुर
वीर्य	उष्ण
विपाक	कटु (pungent)

कर्म

इसका तैल आमवात जन्य व्याधियों में उत्तम है। इसका कच्चा तैल एक अच्छा रेचक है, जबकि साफ किया गया (refined) तैल बहुत कम प्रभावशाली होता है। अतः प्रायः कच्चे तैल का ही रेचन के लिए प्रयोग किया जाता है।

औषधीय प्रयोग

वातरक्त (gout), आमवात (rheumatoid arthritis), श्वास (asthma), कास (bronchitis), अंश्मरी, गुल्म (phantom tumour), शूल, अपेण्डीसाइटिस की प्रारम्भिक

स्थिति में इसका प्रयोग लाभदायक है। (अपेण्डिक्स की प्रारम्भिक अवस्था में यदि एरण्ड के तेल का प्रयोग किया जाए, तो ऑपरेशन से बचा जा सकता है। क्योंकि यह सूजे हुए अपेण्डिक्स पर एक चिकनाहट का कार्य करता है। परन्तु इस सन्दर्भ में यह ध्यान रखने योग्य तथ्य है कि एरण्ड का तेल एक तीव्र विरेचक का कार्य करता है। अतः इसका केवल 1/8 चम्मच ही किसी मीठे पदार्थ के साथ मिलाकर सेवन कराना चाहिए।)

एरण्ड के पत्तों की पट्टी बनाकर और गर्म करके पीड़ा युक्त जोड़ों या शरीर के दूसरे दर्द वाले अंगों पर बाँधने से लाभ मिलता है। कई बार इन पत्तों के साथ धत्तूरे के पत्तों को भी मिला लिया जाता है। एरण्ड के तेल को गर्म करके मालिश करने से भी दर्द में आराम मिलता है। चूंकि यह तेल अधिक चिकना होता है, अतः इसकी मालिश के बाद गर्म जल से स्नान करना चाहिए। इस जल में एरण्ड के पत्तों का काढ़ा मिलाने से लाभ होता है। इसकी जड़ और टहनियों का प्रयोग स्वेदन के लिए भी किया जा सकता है।

चीनी चिकित्सा में प्रयोग

यह एक उदासीन (neutral), स्वाद में रुचिकर परन्तु कुछ चरपरा (acrid) और विषैला औषधि–द्रव्य है। यह पूय (pus) को बाहर निकालता है, दर्द और कोष्ठबद्धता को दूर करता है व भ्रंश (prolapses) को ठीक करता है। यह घाव (wound), फोड़े (boil), विद्रधि (abscesses), लसीका पर्व (lymph nodes), वृद्धि, संधिशूल, अर्दित, तिर्यक् दृष्टि या भैंगापन (strabismus), कोष्ठबद्धता, गुदभ्रंश, गर्भाशय भ्रंश (prolapses) तथा मुखघात के लिए उपयोगी है।

पाश्चात्य चिकित्सा में प्रयोग

मुख्य रूप से यह जीर्ण कोष्ठबद्धता के लिए अच्छे रेचन का कार्य करता है। बद्ध या सख्त हुए मल को निकालने के लिए इसकी बस्ति (enema) दी जाती है। बाह्य प्रयोग करने से यह चिकनाहट उत्पन्न करता है। आंखों की जलन व क्षोभ को दूर करता है। इसके सम्पूर्ण बीज को विषैला माना जाता है। अतः इसके तैल का अधिक मात्रा में सेवन करने से वमन, उदरशूल व अत्यधिक रेचन जैसे उपद्रव हो जाते हैं।

23. वत्सनाभ (Aconite)

इस वनस्पति के अन्तर्गत वत्सनाभ (aconite) की तीन जातियाँ आती हैं। इसकी सभी जातियाँ विषैली होती हैं। वैसे तो वत्सनाभ के पौधे के सभी भागों में एकोनाइटिन नामक विषैला तत्त्व पाया जाता है, परन्तु जड़ में तो यह विशेष रूप से विद्यमान

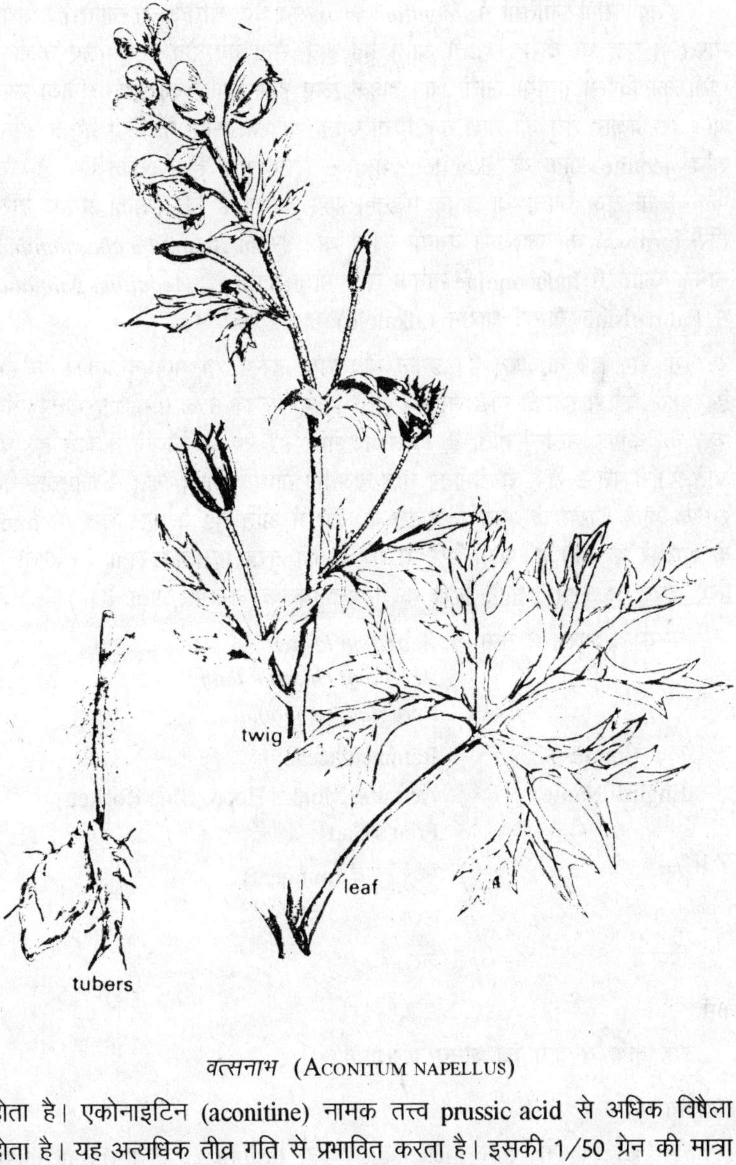

वत्सनाभ (ACONITUM NAPELLUS)

होता है। एकोनाइटिन (aconitine) नामक तत्त्व **prussic acid** से अधिक विषैला होता है। यह अत्यधिक तीव्र गति से प्रभावित करता है। इसकी 1/50 ग्रेन की मात्रा एक चिड़िया को कुछ ही क्षणों में मारने के लिए पर्याप्त है। 1/10 ग्रेन वत्सनाभ

खरगोश को केवल पांच मिनिट के अन्दर ही मौत के मुँह में पहुँचा देता है।

इसकी सभी जातियों में *Aconitum ferox* सर्वाधिक शक्तिशाली जाति है। प्राचीन भारत में युद्ध के दौरान बढ़ती आती हुई शत्रु सेना को रोकने के लिए कुओं के पानी को विषैला बनाया जाता था। इसके लिए इसी जाति का प्रयोग किया जाता था। इस प्रकार शत्रु का नाश कर दिया जाता था। वत्सनाभ के लिए प्रयुक्त अंग्रेजी शब्द `aconite' ग्रीक के `akontion' शब्द से लिया गया है, जिसका अर्थ है–तेज फैंकना या तेज जाना या झपट पड़ना। यही कारण है कि इसका प्रयोग करके तीरों (arrows) को जहरीला बनाया जाता था। इसकी *Aconitum chasmanthum* नामक जाति में Indaconitine नामक तत्त्व पाया जाता है। *Aconitum palmatum* में Palmatisine नामक क्षाराभ (alkaloid) पाया जाता है।

ये औषधियाँ बहुवर्षायु हैं। इनके पौधे सदा हरे-भरे व मजबूत प्रकार के होते हैं। पहले वर्ष में इसकी जड़ उत्पन्न होती है, दूसरे वर्ष में लगभग 1.5 मीटर ऊँचा फूल का काण्ड उत्पन्न होता है, जिस पर गहरे हरे रंग के चिकने व कटे हुए पत्ते आते हैं। ये पत्ते 3 से 8 सेन्टीमीटर चौड़े होते हैं। ग्रीष्म व शरद् ऋतु में जामुनी–नीले रंग के फूल शाखा के अन्त में गुच्छों के रूप में आते हैं। ये फूल छत्र (helmet) के आकार के होते हैं। आर्द्र भूमि में यह अच्छी तरह फूलता-फलता है। खेती के लिए शरद् ऋतु में इसकी जड़ों को विभक्त करके लगाया जाता है।

वनस्पति शास्त्र में नाम	*Aconitum ferox; Aconitum chasmanthum; Aconitum palmatum*
कुल (Family)	Ranunculaceae
English Name	Aconite, Monk's Hood, Blue Rocket, Friar's Cap
रस	मधुर, कटु (pungent)
वीर्य	उष्ण
विपाक	कटु

कर्म

यह कफ व वायु का शमन करता है।

औषधीय प्रयोग

यह चर्म विकारों, शोथ (oedema), श्वास (asthma), कास (bronchitis), जलोदर (ascites), ज्वर (सान्निपातिक), मधुमेह (diabetes mellitus), बाह्य व्रण,

कण्ठमाला (cervical lymphadenitis) और अन्तःशोथ (internal swelling) आदि में लाभकारी है।

इसका विषैला प्रभाव नष्ट करने के लिए गाय के दूध के साथ इसका शोधन (purification) आवश्यक है। इसके लिए वत्सनाभ के ऊपर की छाल उतार कर व छोटे-छोटे टुकड़े काट कर 7 दिन तक गाय के दूध में भिगो कर रखा जाता है। फिर इसे ठण्डे पानी में धोया जाता है। कभी-कभी इस प्रक्रिया को 2-3 बार या तब तक दोहराना पड़ता है, जब तक इस के स्वाद में जिह्वा पर स्तब्धता (numbness) का एहसास समाप्त न हो जाए।

चीनी चिकित्सा में प्रयोग

Aconitum lycotonum थोड़ा उष्ण है। स्वाद में जिह्वा पर तीखा (काटने का सा) अनुभव होता है व अत्यधिक विषैला है। आर्द्रता से उत्पन्न हुई सर्दी को दूर करता है। Meridian स्रोतों के मार्ग को खोलता है। सर्दी से होने वाले दर्द और पीड़ा का शमन करता है। हवा और सर्दी से होने वाली आर्द्रता, स्तब्धता (numbness), वायु के कारण होने वाले संधिशूल, शाखाओं (हाथ, पैरों) में हाने वाली ऐंठन (spasm), वायु से होने वाले शिरःशूल, वक्षशूल और उदरशूल को नष्ट करता है।

पाश्चात्य चिकित्सा में प्रयोग

यह निद्रा लाने वाला (sedative), पीड़ा नाशक, पसीना लाकर ज्वर कम करने वाला (antipyretic) द्रव्य है। गृध्रसी (sciatica) और तंत्रिका (nerves) तन्तुओं की पीड़ा (neuralgia) को शान्त करने के लिए इसका बाह्य प्रयोग किया जाता है। होम्योपैथिक चिकित्सा-पद्धति में भी यह एक महत्वपूर्ण औषधि द्रव्य माना गया है।

24. अतिविषा (अतीस–Aconitum heterophyllum)

अतिविषा शब्द 'अति' (अर्थात् अतिक्रान्त – जो विजय प्राप्त कर लेता है) और 'विषा' (अर्थात् जहर) के योग से बना है। इसका शाब्दिक अर्थ हुआ – वह वनस्पति जो विषैले प्रभाव को नष्ट कर सकती है। वस्तुतः यह वत्सनाभ की एक विषरहित जाति है, जिसने विषैले प्रभाव पर विजय प्राप्त कर ली है। इस क्षुप में aconitine नामक विषाक्त तत्त्व नहीं पाया जाता। इसका एक मुख्य घटक एक अत्यन्त कटु क्षाराभ (alkaloid) है, जो Atisine नाम से जाना जाता है। यह क्षाराभ पुष्टिकारक व ज्वर-शामक (anti-pyretic) प्रभाव वाला है।

वनस्पति शास्त्र में नाम	*Aconitum heterophyllum*
कुल (Family)	Ranunculaceae

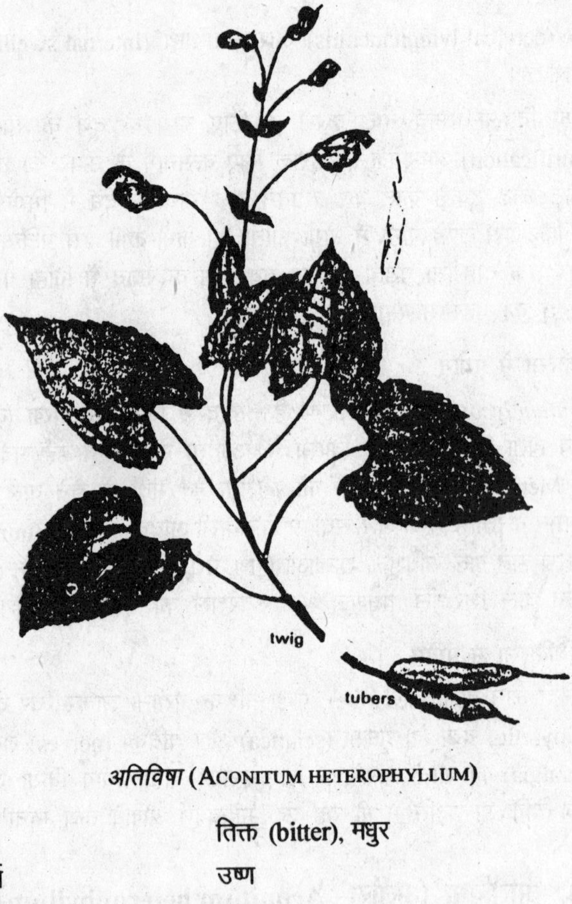

अतिविषा (ACONITUM HETEROPHYLLUM)

रस	तिक्त (bitter), मधुर
वीर्य	उष्ण
विपाक	मधुर

कर्म

यह वात, पित्त और कफ का शमन करती है। पाचन–शक्ति को उत्तेजित करती है। पुष्टिकर व वातानुलोमक है। यह माँ के दूध को शुद्ध करती है। (प्रसव के बाद माँ का दूध प्रदूषित हो सकता है। और वात, पित्त अथवा कफ दोषों का प्रकोप भी इसे दूषित कर सकता है। इन दोषों व प्रदूषण के कारण यह दूध नवजात शिशु के लिए हानिकर हो सकता है। इस वनस्पति के सेवन से दूषित दूध का शुद्धिकरण हो जाता है।)

औषधीय प्रयोग

यह औषधि अंगमर्द (शारीरिक पीड़ा–malaise), अतिसार (diarrhoea), संग्रहणी (sprue syndrome), कास, प्रतिश्याय, छर्दी, तीव्र शूल (colic pain), प्रवाहिका

(dysentery), रक्तस्राव एवं अर्श को नष्ट करती है।

चूंकि यह वनस्पति निर्विष है, अतः इसका प्रयोग छोटे बच्चों के लिए भी किया जा सकता है। इसके प्रयोग से सम्भावित व्याधियों के आक्रमण से भी बचा (preventive medicine) जा सकता है।

25. विडंग (Embelia ribes)

यह एक झाड़ी अथवा वृक्ष है, जो लगभग 3.5 से 4.5 मीटर ऊँचा होता है। यह ऊँचाई वाले स्थानों (high altitude) पर ठण्डे प्रदेशों में पाया जाता है। इसकी पत्तियाँ डण्ठल युक्त (petiolate) व फूल छोटे-छोटे व श्वेताभ गुलाबी रंग के होते हैं, जो शाखा के अंतिम भाग पर गुच्छों (मञ्जरियों–racemes) के रूप में लगते हैं। फल छोटे-छोटे, गोलाकार व काली मिर्च के समान दिखाई देते हैं। ये फल लालिमा लिए काले रंग के होते हैं। विडंग (*Embelia ribes*) के फल गोल अण्डाकार होते हैं। पत्तियाँ भाले की धार के आकार की (lanceolate) व चिकनी होती हैं। फल ग्रन्थि युक्त (warty) होते हैं। कई बार इन्हें काली मिर्च के साथ मिलावट के लिए भी डाला जाता है। इसकी दूसरी जाति *Embelia robusta* है, जिसके फलों पर लम्बाई में बारीक धारियाँ होती हैं।

घटक (Constituents)

इसमें Embelic acid (जो केवल alcohol, chloroform या benzem में घुलनशील है) और quinone (जिसे Embelia कहा जाता है) नामक तत्त्व पाये जाते हैं।

वनस्पति शास्त्र में नाम	*Embelia ribes*
कुल (Family)	Myrsinaceae
English Name	Embelia, Viranga, Birang-i-Kabuli
रस	कटु (pungent), कषाय (astringent)
वीर्य	उष्ण
विपाक	कटु (pungent)

कर्म

वसा (fats) को कम करता है। यह क्षुधा में तो वृद्धि नहीं करता, परन्तु धातुओं (tissue elements) के स्तर पर ही कार्य करता है और वसा को कम करता है। एक उत्तम कृमिघ्न (anthelmintic) औषधि है। (इसका एक चम्मच चूर्ण लेने से यह रेचन का कार्य करता है। इसके पश्चात् दूसरा चम्मच चूर्ण लेने से कृमियों को नष्ट करता है। इसके सेवन से मूत्र का रंग लाल हो जाता है।)

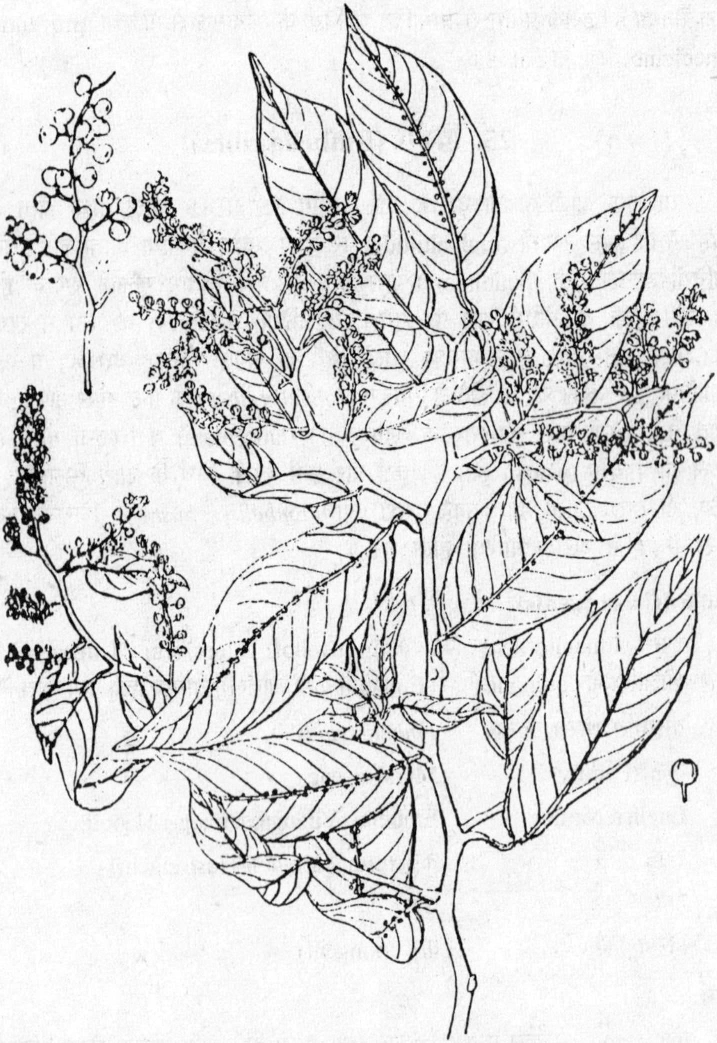

विडंग (EMBELIA RIBES)

औषधीय प्रयोग

संक्रमण से होने वाले विकारों (infective conditions) को रोकने में अच्छा कार्य करता है। अन्य द्रव्यों के साथ मिलाकर नस्य के रूप में प्रयोग में लाया जाता है, इससे कफ की मात्रा में न्यूनता आती है।

गर्भनिरोध के लिए भी इसका सेवन किया जाता है। (एक पुराना योग–पिप्पली, विडंग व टंकण (borax), इन तीनों को बराबर मात्रा में मिला लें। रजःस्राव के पांचवें दिन से लेकर सात दिन तक लगातार 2 ग्राम की मात्रा में प्रातःकाल एक बार इसका सेवन करायें। कुछ परिवर्तन के साथ आज भी इस योग को प्रयोग में लाया जाता है।)

पाश्चात्य चिकित्सा में प्रयोग

इसे एक कृमिघ्न औषधि के रूप में प्रयुक्त किया जाता है। विशेष रूप से फीता कृमियों (tape worms) के लिए प्रयोग करते हैं।

26. चित्रक (Plumbago zeylanica)

चित्रक (plumbago) एक मध्यम कठोर प्रकार की जड़ी-बूटीय लता व अर्ध झाड़ीनुमा पौधा है। इसकी जड़ बेलनाकार होती है। यह पौधा 30 से 110 सेंमी. की ऊँचाई तक बढ़ता है व इसमें अनेक शाखाएँ होती हैं। इसके निचले भाग की पत्तियाँ अण्डाकार होती हैं व मध्यम भाग की पत्तियाँ भाले के आकार की होती हैं। इसकी दो जातियाँ हैं–एक में लाल फूल आते हैं और दूसरी जाति में सफेद फूल आते हैं। आस्ट्रेलिया में पाई जाने वाली जाति में पीलापन लिए नीले फूल आते हैं। इन फूलों के स्थान पर अण्डाकार बीजकोष उत्पन्न होता है।

औषधि के लिए लाल व सफेद जातियाँ ही प्रयोग में लाई जाती हैं। इनमें भी लाल जाति अधिक प्रभावशाली है।

वनस्पति शास्त्र में नाम	*Plumbago zeylanica*
	Plumbago rosea
कुल (Family)	Plumbaginaceae
English Name	Leadwort की एक जाति
रस	कटु (pungent)
वीर्य	उष्ण
विपाक	कटु (pungent)

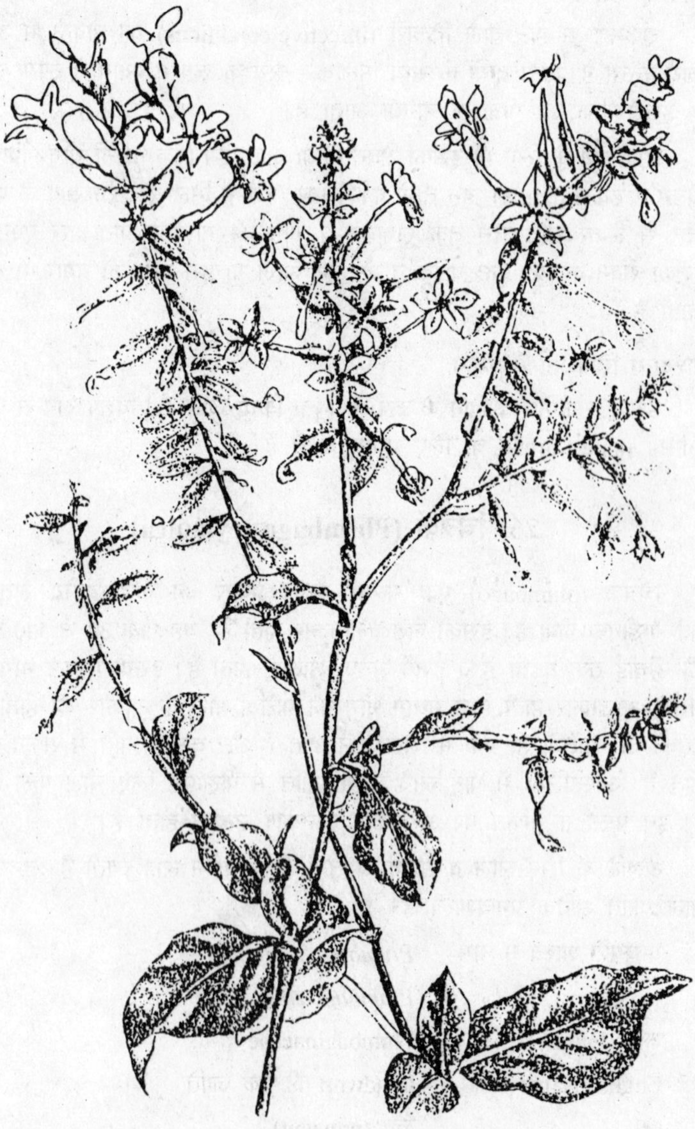

चित्रक (PLUMBAGO ZEYLANICA)

(यह औषधीय वनस्पति बहुत उष्ण व रूक्ष होती है, अतः व्रण होने पर इसका प्रयोग नहीं करना चाहिए।

कर्म

इसकी लाल जाति भारतीय आदिवासियों में परिवार नियोजन (गर्भनिरोधक) के लिए प्रयुक्त की जाती है। इसकी जड़ का प्रयोग गर्भस्राव के लिए किया जाता है। यह तन्तुओं (tissues) में क्षोभ (सन्ताप) उत्पन्न करता है।

क्षुधा को बढ़ाने में बहुत प्रभावकारी है। इसके साथ आँतों के भीतर की पाचक-शक्ति व धात्वग्निपाक क्रिया (चयापचय क्रिया–metabolism) में वृद्धि करता है। यह पाचक, गर्भस्रावक व वातानुलोमक है। यकृत्, प्लीहा व आन्तों को पुष्ट करता तथा वायु व कफ का शमन करता है।

औषधीय प्रयोग

यह अतिसार को दूर करता है। अर्श में भी इसका प्रयोग किया जाता है।

पाश्चात्य चिकित्सा में प्रयोग

यूरोप में पाये जाने वाले चित्रक (*Plumbago europea*) की जड़ तीखी होती है और चूसने पर यह लालास्राव को बढ़ाती है। दांत के दर्द को दूर करने के लिए इसे लाभकारी माना जाता है। *Plumbago zeylanica* को तीव्र स्वेदजनक (diaphoretic) औषधि माना गया है।

27. कटुकी (Picrorhiza kurroa)

यह पौधा पर्वतीय स्थानों पर ऊँचाई (high altitude) पर पाया जाता है। जब बर्फ पिघलती है, तब इसमें गुलाबी रंग के फूल दिखाई देते हैं। इस वनस्पति में एक लम्बा कन्द (rhizome) होता है। यह प्रायः वत्सनाभ के पौधों के आसपास पाया जाता है। इसकी अनेक प्रकार की जातियाँ मंगोलिया, तिब्बत व भूटान में बहुतायत से पाई जाती हैं।

वनस्पति शास्त्र में नाम	*Picrorhiza kurroa*
कुल (Family)	Scrophulaceae
रस	कटु (pungent), तिक्त (bitter)-अत्यधिक तिक्त
वीर्य	उष्ण
विपाक	कटु (pungent)

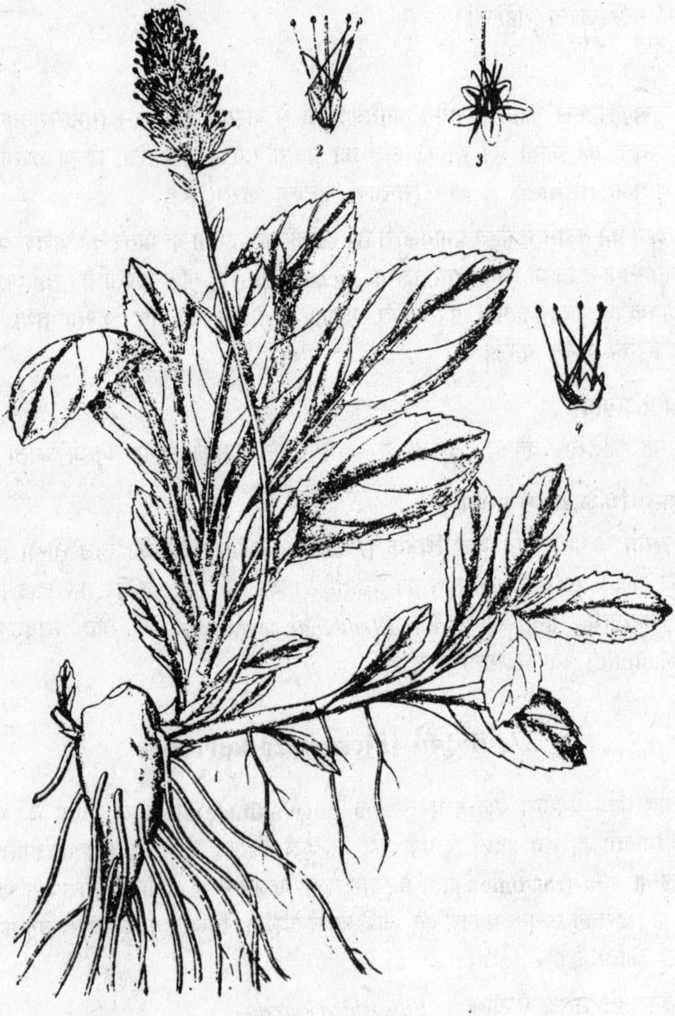

कटुकी (PICRORHIZA KURROA)

कर्म

यह रेचक है। यह यकृत्, प्लीहा व पित्ताशय को उत्तेजित करती है। यह उष्ण होने के कारण कफ का व तिक्त होने के कारण पित्त का शमन करती है। यदि

बच्चा माँ का दूध (दूषित होने के कारण) न ले रहा हो, तो कटुकी का सेवन कराके दूध को शुद्ध किया जाता है। यह पाचन–क्रिया को उत्तेजित करती है।

औषधीय प्रयोग

इसका प्रयोग चर्म विकारों, रक्त विकारों (रक्तशोधन हेतु), यकृत् विकारों, ज्वर, मूत्र विकारों (urinary disorders), मेदो वृद्धि (adiposity), श्वास, कास व आन्त्र कृमियों– सूत्र कृमि, हुक कृमि, गोल कृमि, फीता कृमि, आदि की चिकित्सा में किया जाता है। इस दृष्टि से यह अत्युपयोगी है।

28. भृंगराज (Eclipta alba)

यह पहाड़ी इलाकों, जंगली स्थानों, नदी–नालों के किनारों तथा सड़कों के किनारों पर छाया, घनी घास व आर्द्रता वाले स्थानों पर पाई जाने वाली वर्षायु जड़ी-बूटी है। इसका पौधा जल के किनारे पर छायादार स्थानों में बढ़ता है।

इसका सम्पूर्ण पौधा ही औषधियों में प्रयुक्त किया जाता है। इसकी गांठों से शाखाएँ (विरोहक–stoloniferous) निकलती हैं, जो रेशेदार जड़ों का रूप धारण कर लेती हैं। इसकी शाखाएँ मुलायम और पतली होती हैं, जिनसे अनेक उपशाखाएँ निकलती हैं। पत्तियाँ एक दूसरे के सामने अर्थात् अभिमुख (opposite), रेखांकित, आयताकार या भाले के आकार की, किनारे से सीधी (बिना कटाव वाली) अथवा कुछ–कुछ दंतुर एवं वृन्त (डण्ठल–petioles) से रहित होती हैं। इसके काण्ड और पत्तियों को यदि तोड़ा जाए तो उसमें से दूधिया तरल द्रव निकलता है, जो बाद में काला हो जाता है। गर्मियों में इस पर पीताभ सफेद या नीले रंग के फूल आते हैं। बाद में इन फूलों के स्थान पर एक अण्डाकार चपटी घुण्डी लगती है। फूल की पत्तियाँ गिर जाने पर इसमें से काले जीरे के समान 20 के लगभग बीज निकलते हैं। नीले पुष्पों वाली जाति उत्तम मानी जाती है।

वनस्पति शास्त्र में नाम	*Eclipta alba*
कुल (Family)	*Compositae*
English Name	Trailing eclipta
रस	कटु (pungent) एवं तिक्त (bitter)
वीर्य	उष्ण
विपाक	मधुर

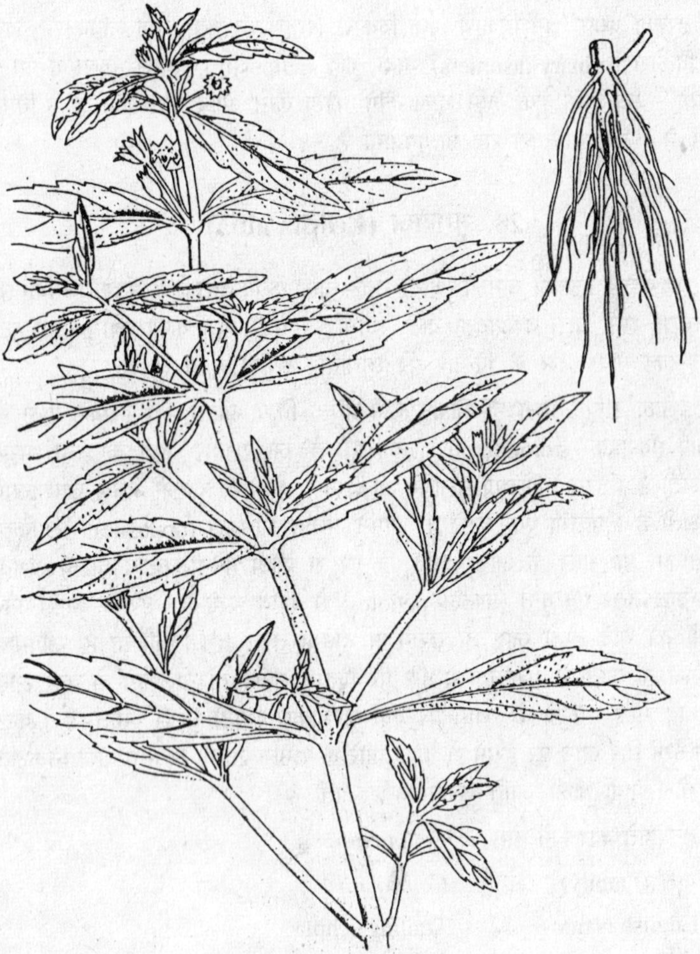

भृंगराज (ECLIPT ALBA)

कर्म

यह बालों को पुष्टि प्रदान करने वाला (tonic) सुपरिचित औषधि द्रव्य है। इसे बाह्य व अन्तः, दोनों रूपों में प्रयुक्त किया जाता है । यह त्वचा, दांतों व दृष्टि–शक्ति के लिए लाभकारी है । मूत्रल है व अच्छा टॉनिक (tonic) है ।

औषधीय प्रयोग

कास, श्वास, चर्म विकार, शोथ, रक्ताल्पता, यकृत् विकारों (liver disoruers) (इसी कारण यकृत् के लिए उपयोगी योगों (compounds) में प्रायः इस्को मिलाया जाता है), प्लीहा के विकारों (spleen disorders), अर्श और शिरःशूल की चिकित्सा में इसका प्रयोग किया जाता है।

बाह्य प्रयोग के लिए, इसे तिल के तेल के साथ पकाया जाता है । यदि कोई व्यक्ति प्रतिदिन एक बार भृंगराज के स्वरस का सेवन करे और भोजन के रूप में केवल दूध ले, तो वह 100 वर्ष तक पूर्ण शक्ति और बल के साथ जीवित रह सकता है ।

चीनी चिकित्सा में प्रयोग

यह एक उदासीन (neutral), खट्टा परन्तु स्वादिष्ट द्रव्य है । यह फुफ्फुस को पुष्ट करता है, वृक्क को शक्तिशाली बनाता है, ज्वर का शमन करता है व विषैले तत्त्वों को नष्ट करता है। रक्त को शीतल कर रक्तस्राव को रोकता है। इसका प्रयोग फुफ्फुसीय क्षय (pulmonary tuberculosis), यकृत् शोथ, आन्त्र शोथ (gastroenteritis), अभिष्यन्द (conjunctivitis), बस्ति शोथ, मूत्र-प्रणाली का शोथ, फोड़े, विद्रधि (abscess), सर्पदंश के विष, रक्तस्राव (hemotysis), मुख से रक्तस्राव (hematemesis), रक्त युक्त मल आने पर (bloody stools), मूत्र के साथ रक्तस्राव (hematuria), नाक से रक्तस्राव (epistaxis) तथा अभिघातज रक्तस्राव (traumatic bleeding) की चिकित्सा में किया जाता है ।

29. गुडूची (Tinospora cordifolia)

यह एक बहुवर्षीय लता है, जो आर्द्र व छायादार स्थानों में जगंली रूप से बढ़ती है । इसे बाढ़ (hedge) के रूप में लगाया जाता है । भूमिगत जड़ के कन्द अण्डाकार गोल होते हैं व आपस में स्थान-स्थान पर संधियुक्त होते हैं । इसका काण्ड (stem) लता के रूप में ऊपर चढ़ता जाता है । इसके पत्ते हृदयाकार (पान के पत्ते के आकार के), एकान्तर (एक पत्ता एक ओर दूसरा पत्ता दूसरी ओर (alternate) तथा किनारे समान (अदन्तुर) होते हैं । वसन्त व ग्रीष्म ऋतु में इस पर छोटे-छोटे लाल रंग के व गोलाकार फल आते हैं ।

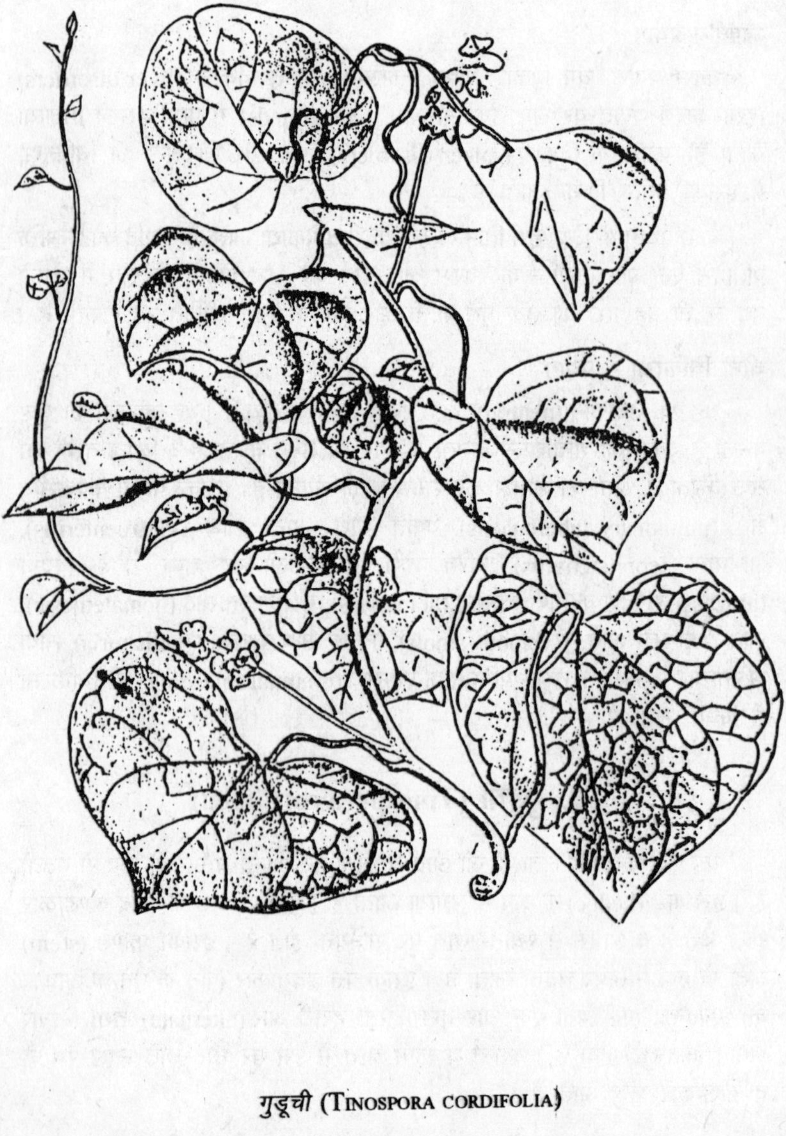

गुडूची (TINOSPORA CORDIFOLIA)

वनस्पति शास्त्र में नाम	*Tinospora cordifolia*
कुल (Family)	Menispermaceae
रस	तिक्त (bitter), मधुर
वीर्य	उष्ण
विपाक	मधुर

कर्म

यह जीर्ण ज्वर की उत्तम औषधि है, विशेष रूप से यक्ष्माजन्य ज्वर की। इसका सत्त्व (starch), जो सफेद रंग का होता है, स्वाद में कड़वा एवं ज्वर के लिए एक बहुत अच्छी औषधि है । इस सत्त्व को तैयार करने के लिए, सर्वप्रथम इसके काण्ड को छोटे-छोटे टुकड़ों में काट कर धोया जाता है । फिर इसका काढ़ा बनाया जाता है । इस काढ़े को छानकर गाढ़ा (solidified) किया जाता है।

यह सत्त्व यकृत् और प्लीहा के लिए बहुत अच्छी औषधि है । माता के दूध को जिसे बच्चा ग्रहण न कर पा रहा हो, विकार रहित करता है । यह मूत्रल व मृदु रेचक (mild laxative) है ।

औषधीय प्रयोग

मलेरिया, दाह या जलन (burning sensation) तथा अर्श की चिकित्सा में इसका प्रयोग किया जाता है।

चीनी चिकित्सा में प्रयोग

चीनी औषधियों में गुडूची की *Tinospora capillipes* (Chin-kuo Lan) नामक जाति प्रयोग में लाई जाती है । इसमें अति शीतल गुण हैं व स्वाद में कड़वी है । यह ज्वर का शमन करती है व विषाक्तता को नष्ट करती है । शोथ (inflammation) को कम करती है व पीड़ा को दूर करती है ।

30. कुमारी (घृत कुमारी – Aloe barbadensis)

कुमारी (aloe) की अनेक जातियाँ पायी जाती हैं। ये सभी रसीले व पिच्छिल पौधे हैं, जिसकी मोटी, मांसल व नुकीली पत्तियाँ घने गुच्छों का रूप धारण किये होती हैं । इन पत्तों के ऊपरी किनारे व हाशिये प्रायः कांटेदार व दंतुर होते हैं । इन पौधों में या तो काण्ड होता ही नहीं या काष्ठ निर्मित काण्ड कठोर होता है जो शाखाओं से युक्त होता है । यह काण्ड 45 सेन्टीमीटर से 15 मीटर तक लम्बा होता है । इसमें से सीधे व नुकीले पुष्प दण्ड (spike) निकलते हैं, जिन पर लाल, केसरी या पीले रंग के फूल निकलते हैं ।

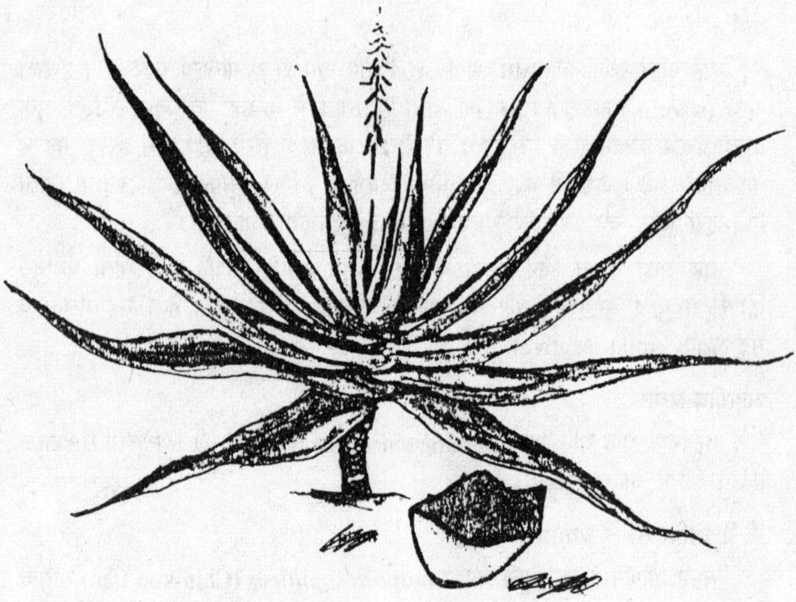

कुमारी (ALOE BARBADENSIS)

कुमारी (aloes) मूलतः दक्षिण–पूर्वीय अफ्रीका के रूक्ष व अधिक धूप वाले इलाकों में पाया जाने वाला पौधा है। यह उत्तरी अफ्रीका, स्पेन, इण्डोनेशिया, भारत एवं केरीबियन द्वीप में भी उगाया जाता है। अभी कुछ समय से ऑस्ट्रेलिया में भी उगाया जाने लगा है। कुमारी (aloes) का प्रयोग प्राचीन काल से ही न केवल भारत में, अपितु ग्रीक में भी कम से कम 400 वर्ष ईसा पूर्व से किया जा रहा है। इसके अतिरिक्त, प्राचीन मिश्र, अरब व चीन में भी पुराने काल से ही इसका प्रयोग होता आ रहा है। इस का प्राचीनतम उल्लेख 1500 वर्ष ईसा पूर्व के Papyrus Ebers में उपलब्ध है।

घटक (Constituents)

इसमें barbaloin व isbarbaloin, crystalline aloin, amorphous aloin तथा aloe emodin बनाते हैं, राल (trdom) व उड़नशील तैल भी पाये जाते हैं।

Aloe vera के अन्तर्गत कुमारी की निम्न जातियाँ आती हैं: *Aloe perryi baker, Aloe ferox, Aloe barbadensis,* आदि ।

वनस्पति शास्त्र में नाम	*Aloe barbadensis*
कुल (Family)	Liliaceae
English Name	Aloe
German Name	Aloe
रस	तिक्त (bitter), कषाय (astringent), मधुर (sweet)
वीर्य	शीत
विपाक	मधुर

कर्म

कुमारी उपचयकारक (anabolic) है, रेचक, यकृत् व प्लीहा को पुष्ट करने वाली विशेषतया यकृत् को उत्तेजित करने वाली औषधि है । यह आन्तों की पुरःसरण गति (peristaltic movements) को व्यवस्थित (regulate) करती है । दृष्टिशक्ति में वृद्धि करती है । पाचनशक्ति को बढ़ाकर कोष्ठबद्धता को दूर करती है । यह एक अच्छा रसायन व शक्तिवर्धक औषधि द्रव्य है । तीनों दोषों का शमन करती है । पाचक होने से पेट के आध्मान में उपयोगी है तथा वायु का अनुलोमन करती है । कुमारी मूत्रल है व आर्त्तवजनक होने के कारण गर्भपात में भी सहायक है ।

औषधीय प्रयोग

इसका प्रयोग ज्वर, चर्म-विकारों, व्रण, दग्धव्रण अर्थात् अग्नि से जलना, शोथ व ग्रन्थि (adenitis) में किया जाता है ।

कुमारी के स्वरस (juice) को गाढ़ा करके घन (solid) तैयार किया जाता है, जिसे **'मुसब्बर'** या **'मुसग्बर'** कहा जाता है । कुमारी से तैयार आसव (alcoholic preparation) आयुर्वेद में **'कुमार्यासव'** के नाम से जाना जाता है । Pituitary अथवा पीयूषिका ग्रन्थि (अग्र एवं पश्च), चुल्लिका ग्रन्थि (thyroid) एवं डिम्बग्रन्थियों (ovaries) पर भी कुमारी प्रभावशाली है ।

चीनी चिकित्सा में प्रयोग

इसका स्वाद कड़वा होता है । यह विषरहित (non-toxic) रेचक औषधि द्रव्य

है। पाचन-क्रिया को बढ़ाता है, जीर्ण कोष्ठबद्धता व नष्टार्त्तव में भी प्रयुक्त किया जाता है। कुमारी yang व fong (wind-वायु) को दूर करती है। आन्त्र-कृमिहर है तथा अर्श को दूर करती है। बच्चों के आन्त्र यक्ष्मा (infantile intestinal tuberculosis), आक्षेप (convulsions) एवं अपस्मार (epilepsy) की चिकित्सा में उपयोगी है। यकृत् में वृद्ध yang (वायु) को दूर करता है। यकृत् व नेत्रगत विकारों में प्रयोग में लाई जाती है। यकृत् (liver), आन्त्र (intestinal) व हृदय (heart) की ऊर्जा रेखाओं (meridian) पर कार्य करती है।

पाश्चात्य चिकित्सा में प्रयोग

यह रेचक है तथा ऐंठन को दूर करने वाली औषधि है। अन्य पाचक औषधियों के साथ मिलाने पर यह पाचक व वातानुलोमक है। मृदु रेचक, दग्धव्रण व दूसरे व्रण को भरने में सहायक, कटे हुए जख्म, सूर्य के ताप से दग्ध (sun burn) होने पर, बालों व शिरोवल्क या सिर की त्वचा की सुरक्षा में, अपस्फीत शिराओं (varicose veins), विचर्चिका, psoriasis, त्वचा के कैंसर में उपयोगी तथा व्रण (ulcers) में शोधन (cleanser) का कार्य करती है। इसे अब एक अति महत्वपूर्ण और उपयोगी वनस्पति माना जाने लगा है।

31. दाडिम (Punica granatum)

दाडिम का अनेक प्राचीन ग्रन्थों में वर्णन मिलता है। इसके फल के छिलके व जड़ की छाल का प्रयोग बहुत सी प्रचीन संस्कृतियों में औषधियों के रूप में किया जाता रहा है।

यह एक झाड़ी या मध्यम आकार का पेड़ है, जिसके पत्ते समय-समय पर झड़ते रहते हैं। यह लगभग छः मीटर तक लम्बा होता है। इसकी शाखाएँ नुकीली कांटेदार होती हैं। पत्तियाँ एक दूसरे के आमने-सामने (opposite), अण्डाकार, भालाकार, चिकनी, निचले सिरे में पतली या संकुचित, 2.5 से 6 सेन्टीमीटर लम्बी व बहुत छोटे डण्ठल (petiole) से लगी होती हैं।

इसके फूल सन्तरी लाल रंग के बहुत चिकने (waxy), 4-5 सेन्टीमीटर लम्बे व चौड़े होते हैं। तत्पश्चात् इन फूलों के स्थान पर बड़े आकार के भूरे, लाल या पीताभ खाने योग्य फल आते हैं। इनका व्यास 4 से 8 सेन्टीमीटर होता है। इनमें गुलाबी रंग के मुलायम गूदेदार अनगिनत बीज युक्त दाने होते हैं। आस्ट्रेलिया में बहुतायत से पाये जाते हैं।

मूलतः यह एशिया का पौधा है। परन्तु अब बहुत से देशों में उपजाया जाता है।

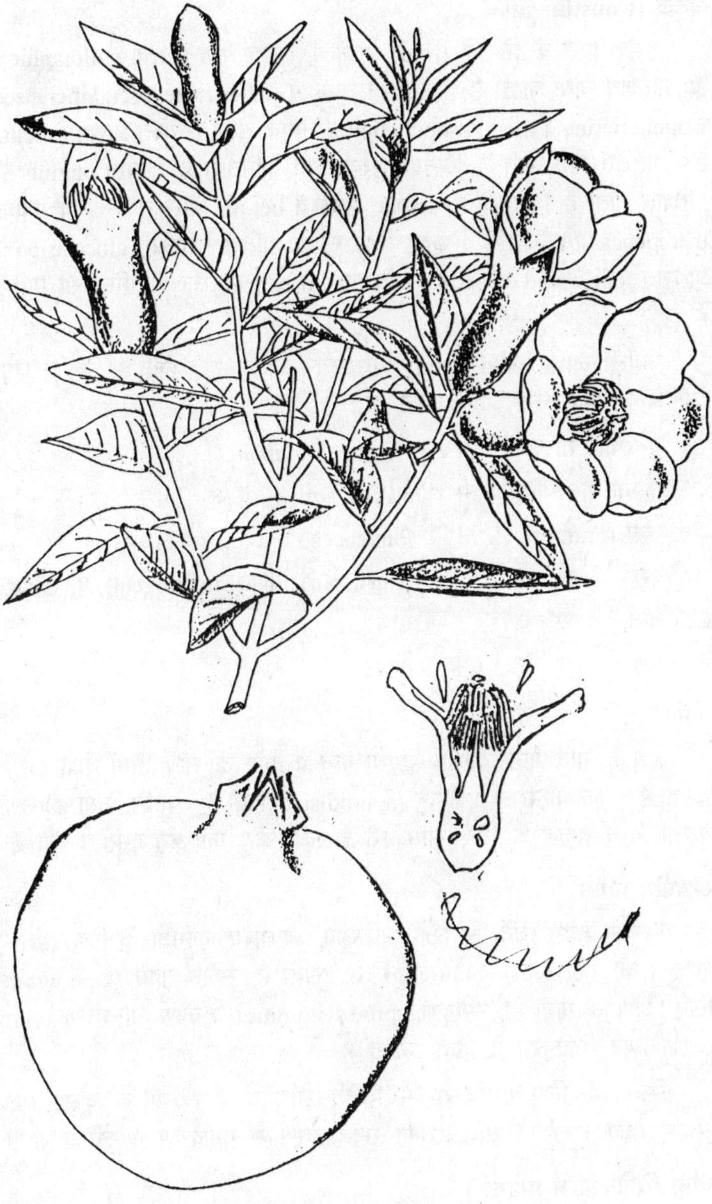

दाडिम (PUNICA GRANATUM)

घटक (Constituents)

इसके फल के छिल्के (rind) में पीला, कड़वा रंगीन तत्त्व, gallotannic acid 30 प्रतिशत पाया जाता है। जड़ की त्वक् में pelletierine, pseudopelletierine, isopelletierine व methylisopelletierine नामक तत्वों से युक्त क्षाराभ (alkaloids) 0.9 प्रतिशत पाये जाते हैं, जिनका मुख्य कार्य कृमिनाश है। इसमें tannins भी 20 प्रतिशत होता है। पत्तियों में ursolic अम्ल व betulic अम्ल तथा अनेक प्रकार के tritrepenes पाये जाते हैं। फल में 10 से 20 प्रतिशत शर्करा, glucose 5 से 10 प्रतिशत, citric acid 0.5 से 3.5 प्रतिशत, boric acid तथा विटामिन **सी** पाये जाते हैं।

जंगली जाति (wild variety) के अनार अधिक खट्टे होते हैं, जबकि उपजाये गये अनार अपेक्षाकृत अधिक मीठे होते हैं।

वनस्पति शास्त्र में नाम	*Punica granatum*
पुराना वानस्पतिक नाम	*Malus punica*
कुल (Family)	Punicaceae
रस	अम्ल (sour), कषाय (astringent), मधुर (sweet)
वीर्य	उष्ण
विपाक	मधुर

कर्म

हृद्य है, यदि मीठा दाडिम हो, तो वायु व कफ के साथ तीनों दोषों का शमन करता है। फल की छाल वाजीकर (aphrodisiac) होती है। पाचन क्रिया को उत्तेजित करता है व यकृत् के लिए लाभकारी है तथा वायु का अनुलोमन करता है।

औषधीय प्रयोग

इसका प्रयोग छर्दि, अतिसार, रक्तस्राव, आन्तरिक कृमियों के लिए (इस दृष्टि से इस की मूल (जड़) का प्रयोग किया जाता है, स्फीत् कृमि (tape worm) के लिए विशेष उपयोगी है), संग्रहणी (sprue syndrome) व जीर्ण आन्त्रशोथ (chronic colitis) की चिकित्सा में किया जाता है।

स्त्रियों के लिए गर्भावस्था में विशेष लाभप्रद है। गर्भ के दूसरे माह से लेकर सैंधव नमक के साथ इसका सेवन करने से गर्भावस्था में सुविधा रहती है।

चीनी चिकित्सा में प्रयोग

इसके फल की छाल का प्रयोग किया जाता है। यह स्वाद में कसैला, निर्विष (विष रहित), आन्त्र कृमिघ्न व स्तम्भक (astringent) है। इसका प्रयोग अतिसार व

व प्रवाहिका को रोकने के लिए किया जाता है। यह अस्थियों व मांसपेशियों में स्थित *Fong* (wind) को दूर करता है। आन्त्र व जननांगों से होने वाले रक्तस्राव व गुदभ्रंश में लाभ करता है। यह बृहद्-अन्त्र, यकृत् और वृक्क की meridians पर कार्य करता है।

पाश्चात्य चिकत्सा में प्रयोग

फल की सूखी छाल, जड़ की सूखी या ताजी त्वक्, ताजे हरे पत्ते व ताजे फल का प्रयोग किया जाता है। इसके फल की छाल एक शक्तिशाली स्तम्भक औषधि है, जिसका प्रयोग अतिसार व संग्रहणी में किया जाता है और इसका शीतकषाय (infusion) आन्त्र शोथ और उदर शूल में प्रयुक्त किया जाता है। प्रदर रोगों में इसके काढ़े द्वारा उत्तर बस्ति (douche) भी दी जाती है। इसकी त्वक् विशेषतः ताजी छाल स्फीत कृमि (tape worm) के नाश के लिए उपयोगी है। यह आर्त्तवजनक है, अतः गर्भस्राव करवाने के लिए औषधि के रूप में भी प्रयोग में लाई जाती है। इसकी पत्तियों में कीटाणु व विषाणु (bacteria) नाशक गुण पाये जाते हैं। इसका फल तिक्त (bitter) व ताजगी देने वाला है।

32. दूर्वा (Cynodon dactylon)

यह दूर्वा (cocksfoot grass) बहुत कुछ couch घास से मिलती जुलती है। इस पौधे के कन्द का प्रयोग औषधि के रूप में किया जाता है। यदि यह धूप में न हो अर्थात् छाया में हो तो श्वेत रंग की रहती है, क्योंकि इस में हरा तत्व (chlorophyll) विद्यमान नहीं होता। इसकी एक अन्य जाति धूप में होने के बावजूद भी श्वेत होती है। दूर्वा का प्रयोग होम में किया जाता है। इसके स्वरस का सेवन स्त्रियों को गर्भस्थापन हेतु कराया जाता है।

वनस्पति शास्त्र में नाम	*Cynodon dactylon*
कुल (Family)	Gramineae
English Name	Cocksfoot grass
रस	मधुर, तिक्त (bitter), कषाय (astringent)
वीर्य	शीत
विपाक	मधुर

कर्म

यह कफ व पित्त का शमन करती है। यह प्रजास्थापक है।

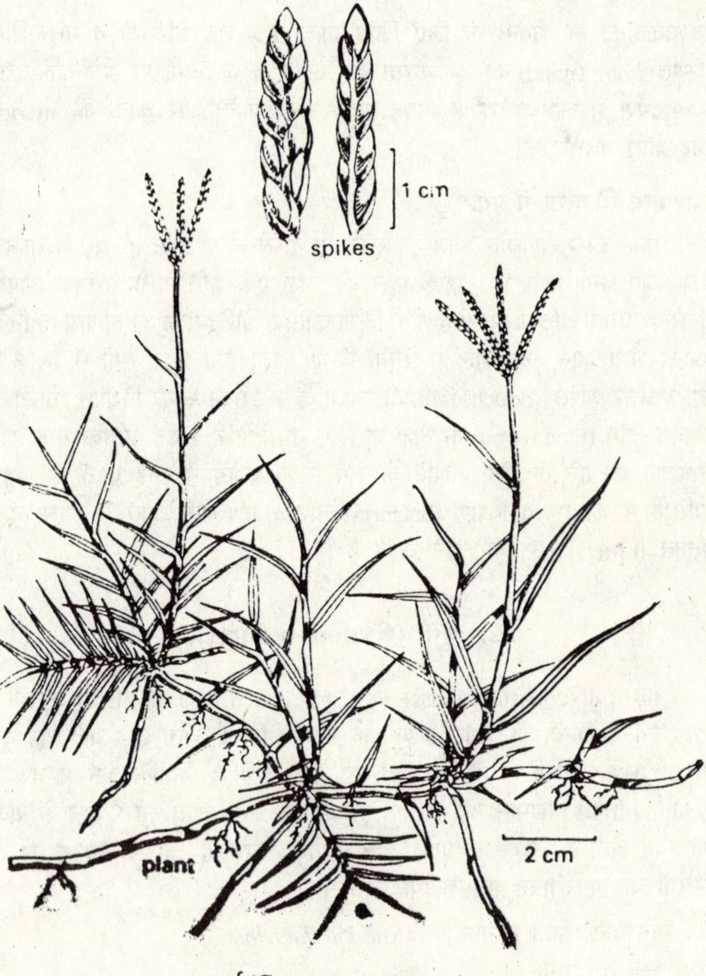

दूर्वा (CYNODON DACTYLON)

औषधीय प्रयोग

रक्तस्राव, दाह (burning sensation), विसर्प (erysipelas), चर्मविकार, व्रण, मूत्र कृच्छ्रता (dysuria), रक्तप्रदर (menorrhagia), अर्श (बाह्य प्रयोगार्थ), उन्माद व अपस्मार में इसका प्रयोग किया जाता है ।

अधिक प्रभावोत्पादन के लिए प्रायः अन्य औषधियों के साथ प्रयुक्त की जाती है ।

पाश्चात्य चिकित्सा में प्रयोग

प्रायः *Agropyrum repens* (couch grass) को दूब के स्थान पर प्रयोग में लाया जाता है परन्तु फ्रांस में तो cocksfoot grass ही औषधि के रूप में अधिक प्रसिद्ध व लोकप्रिय है। Couch grass मूत्रल व शान्ति देने वाली एक शामक (demulcent) औषधि है। यह मूत्रल प्रणाली के क्षोभ (irritation) को दूर कर अश्मरी आदि में लाभ करती है। वातरक्त व आमवात में भी इसका सेवन कराया जाता है। बस्तिशोथ (cystitis) में लाभप्रद है।

33. अशोक (Saraca indica)

अशोक 3–4 मीटर ऊँचा वृक्ष अथवा झाड़ी है। इस वृक्ष का वर्णन कवि कालिदास ने अपने काव्य ग्रन्थों में किया है। रामायण में भी इसका उल्लेख आता है।

वनस्पति शास्त्र में नाम	*Saraca indica*
कुल (Family)	Leguminosae
रस	कषाय (astringent), तिक्त (bitter)
वीर्य	शीत
विपाक	मधुर

कर्म

पित्त का तीव्रता से शमन करता है व वायु और कफ को भी कुछ सीमा तक कम करता है। शारीरिक तत्त्वों के निःसरण को रोकने में उपयोगी है। मल को बांधता है व स्तम्भक है (कषाय रस व शीतवीर्य के कारण ही यह मल को बांधता है) तथा वर्ण्य है।

औषधीय प्रयोग

इसका प्रयोग राजयक्ष्मा, ग्रन्थि शोथ (adenitis), तीव्र तृषा (morbid thirst), दाह (burning sensation), शोथ (oedema), विषाक्तता (poisoning), प्रदर (leucorrhoea) व गर्भाशय शूल आदि में किया जाता है।

इस औषधि द्रव्य से तैयार आसव-अरिष्ट (alcoholic preparations) का सेवन स्त्रियों द्वारा किया जाता है। क्योंकि यह विभिन्न स्त्रीरोगों में लाभप्रद है।

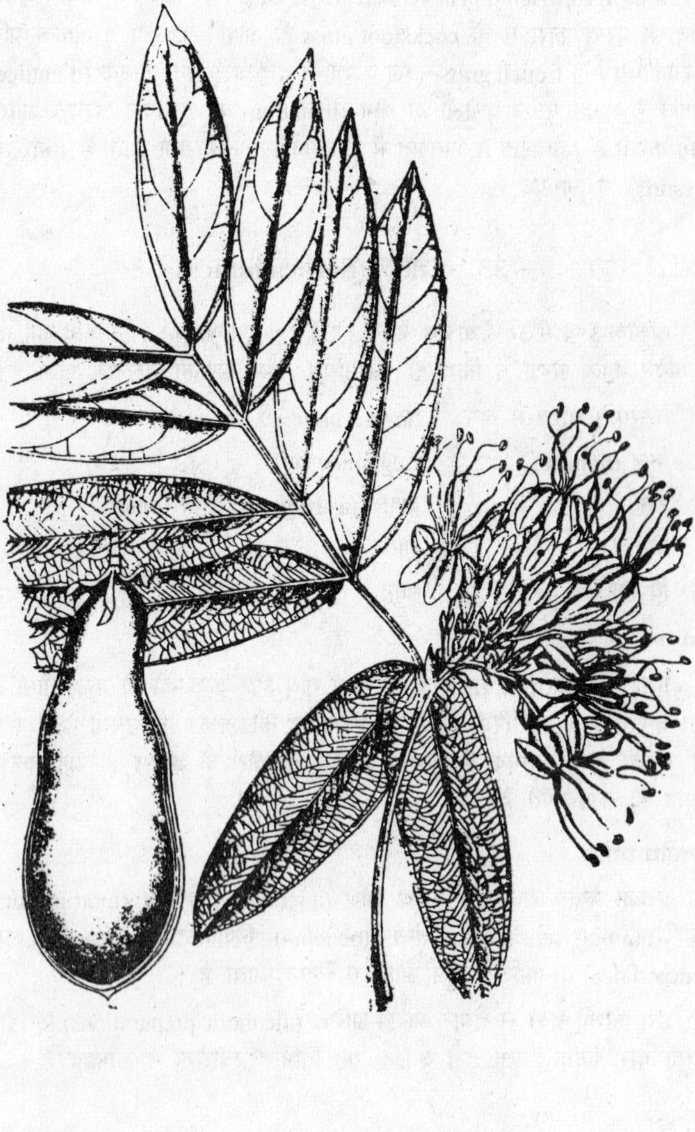

अशोक (SARACA INDICA)

34. मुस्ता (Cyperus rotundus)

यह तृणजाति का क्षुप है, जो खर-पतवार के रूप में पाया जाता है। इसकी जड़ कन्द युक्त होती है। इसकी जड़ें पतली-पतली और सूत्र सदृश होती हैं। इन जड़ों में से छोटे, चौड़े, अण्डाकार व रेशों से ढके अथवा बिना रेशों वाले कन्द निकलते हैं। इन कन्दों को तोड़ने पर अच्छी सुगन्ध आती है।

इसकी पत्तियाँ घास की तरह लम्बी व पतली होती हैं। इसके भूमि के अन्दर के कन्दों में से एक 2 से 4 फुट ऊँचा काण्ड निकलता है, जो ऊपरी भाग में त्रिकोणाकार होता है। इस काण्ड पर फूल लगते हैं। इस काण्ड के स्वनिर्मित कोष्ठक लम्बे-लम्बे और फैले होते हैं। इसकी पुष्पधारण करने वाली नुकीली शाखाएँ (spikelets) लालिमा लिए जामनी रंग से भूरे रंग तक की होती हैं।

Victoria में इसे एक हानिकारक खर-पतवार के रूप में घोषित किया गया है और ऐसा समझा जाता है कि Tasmania से अब इसका लोप हो चुका है। दक्षिण आस्ट्रेलिया के कृषि विभाग ने भी इसे अपने खर-पतवारों की सूची में शामिल किया है और इसे युद्ध स्तर पर नष्ट करने के आदेश भी जारी किए हैं।

वनस्पति शास्त्र में नाम	*Cyperus rotundus*
कुल (Family)	Cyperaceae
English Name	Nut grass, Chufa, Coco grass, Motha
रस	तिक्त (bitter), कषाय (astringent), कटु (pungent)
वीर्य	शीत
विपाक	कटु (pungent)

कर्म

यह दीपक, वातानुलोमक, पाचक, कफ-पित्त व वायु शामक, स्तन्यवर्धक (इस दृष्टि से पशुओं के लिए भी उपयोगी है) व मूत्रल औषधि-द्रव्य है।

औषधीय प्रयोग

इसे ज्वर, अतिसार, मारक तृष्णा (morbid thirst), चर्म विकार, दाह (burning sensation) यथा-पैर के तलुओं में दाह आदि, रक्तस्राव जैसे रोगों में प्रयोग में लाया जाता है। यह प्रसव के बाद सूतिका-जन्य विकारों में भी लाभप्रद है।

बच्चों के अतिसार व उदर शूल (colic) जैसे उपद्रवों में भी लाभदायक है।

इसके कन्द को पानी में उबाल कर और शहद मिलाकर शर्बत के रूप में सेवन किया जा सकता है।

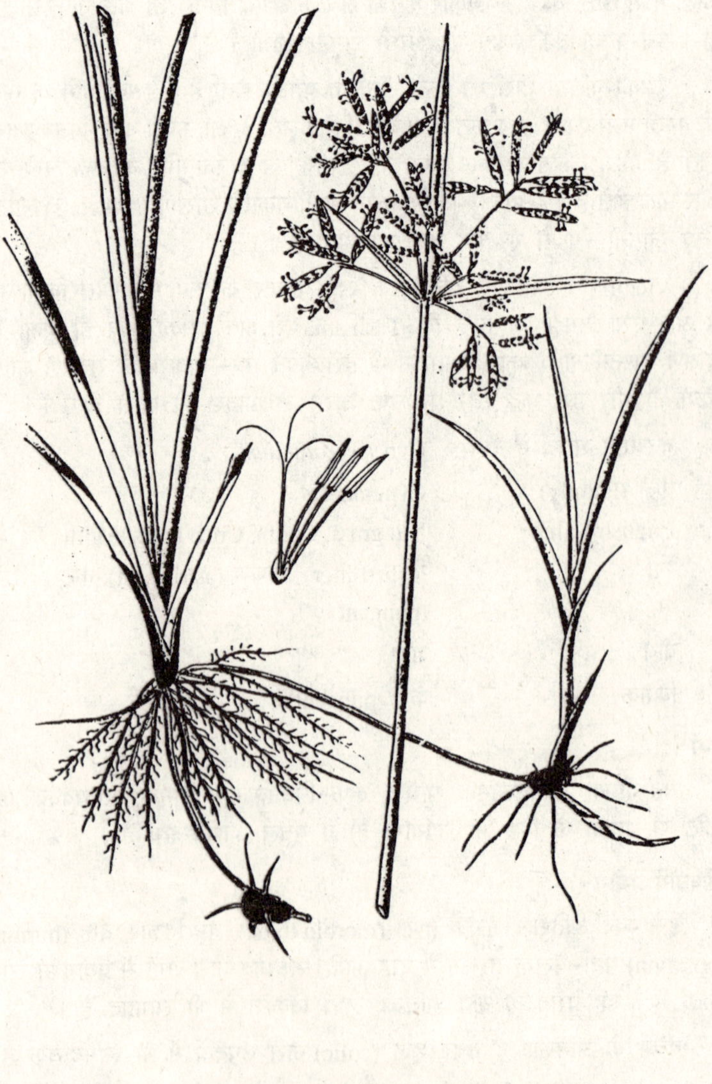

मुस्ता (CYPERUS ROTUNDUS)

इस पौधे से तैयार एक अन्य मद्ययुक्त औषधीय द्रव (alcoholic drink) **'मुस्तकारिष्ट'** भी प्रभावकारी औषधि है ।

मुस्ता स्तम्भक (astringent), पाचन क्रिया को उत्तेजित करने वाला व वायु का अनुलोमन करने वाले द्रव्यों में सर्वश्रेष्ठ है ।

चीनी चिकित्सा में प्रयोग

Hsiang-Fu निरपेक्ष (neutral), स्वाद में खट्टा व हल्का-सा कड़वा तथा सुगन्धित औषधि-द्रव्य है । रक्त प्रवाह की शक्ति को ठीक कर रक्ताधिक्य या रक्तसंकुलता (congestion) को कम करता है । रजःस्राव को नियमित करता है व शूल का शमन करता है । आमाशय को शक्तिशाली बनाता है व आध्मान (distension) को दूर करता है । (*A Barefoot Doctors Manual*, p. 275)

पाश्चात्य चिकित्सा में प्रयोग

Galen के मतानुसार : बिना किसी तीखेपन (कष्ट) के, उष्णता व रूक्षता उत्पन्न करता है । मल को विवृत करता है, शोधक है व मल को बाहर निकालता है ।

Dioscurides के मतानुसार : यह उष्णता प्रदायक है, शिराओं को खोलता है । मूत्रल है, आर्त्तव जनक होने के कारण गर्भस्राव कारक है । Pliny के मतानुसार : मूत्रल है । सिकता कणों एवं छोटी-छोटी अश्मरियों को बाहर निकालता है । मद्य (wine) के साथ लेने पर आमाशय को शक्तिशाली बनाता है । यह वायु का अनुलोमक, पाचन-क्रिया का वर्धक (दीपक) व भ्रम (vertigo) में लाभ करता है ।

Schroeder के मतानुसार : आमाशय, शिर व स्त्री-जननागों के लिए लाभप्रद है । उष्ण है व तीसरे दर्जे की उष्णता व रूक्षता प्रदान करता है । स्वाद में कड़वा (pungent) है, स्रोतों को खोलता है । वायु का अनुलोमन करता है । भ्रम (vertigo), नष्टार्त्तव (amenorrhoea), ठंड व वायु के कारण होने वाले विकारों को नष्ट करता है ।

35. गोक्षुर (Tribulus terrestris)

यह वर्षायु वनस्पति है । यह सड़कों के किनारे, नदी-नालों की मेढ़ों के किनारे जंगली रूप में पाया जाने वाला व प्रायः जंगलों में बढ़ने वाला पौधा है । इसका पूरा पौधा सफेद नर्म रोमों से ढका हुआ रहता है । इसका काण्ड लता की तरह बढ़ता है, जो एक मीटर तक लम्बा होता है । इसमें बहुत सी शाखाएँ होती हैं । इसकी ऊपरी सतह पर उथली नालियाँ जैसी होती हैं । इसकी पत्तियाँ एक दूसरे के आमने-सामने होती हैं व डण्ठल के दोनों ओर नुकीले कांटे होते हैं व 5-7 जोड़े पत्तियाँ अण्डाकार होती हैं, जिनके किनारे समान होते हैं । ग्रीष्म ऋतु में इस क्षुप

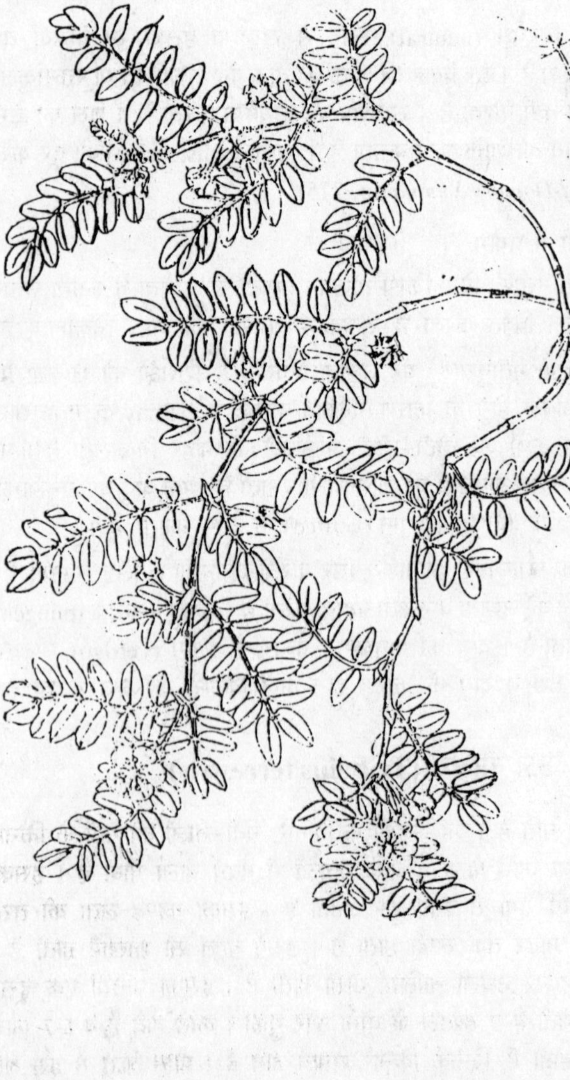

गोक्षुर (TRIBULUS TERRESTRIS)

पर पीले फूल आते है। पश्चात् इन फूलों के स्थान पर 2 से 4 कांटों से युक्त गोलाकार फल निकलते हैं। प्रत्येक फल में 2 से 3 बीज होते हैं। इस फल के कांटे इतने तीखे होते हैं कि ये बाईसिकिल के टायर तक को पंक्चर कर देते हैं। इसी कारण इसे puncture vine भी कहा जाता है।

वनस्पति शास्त्र में नाम	*Tribulus terrestris*
कुल (Family)	Zygophyllaceae

रेतीले इलाकों (sandy deserts) में पायी जाने वाली एक अन्य जाति :

वनस्पति शास्त्र में नाम	*Pedalium murex*
कुल (Family)	Pedaliaceae
English Name	Caltrops, Ground burr-nut, Puncture vine
रस	मधुर
वीर्य	शीत (अत्यन्त शीतल) (इस वनस्पति का पाचक अग्नियों और पाचक रसों (enzymes) पर किसी प्रकार का प्रभाव नहीं पड़ता और न ही यह क्षुधा को बढ़ाती है)
विपाक	मधुर

कर्म

यह मूत्रल, वाजीकर (aphrodisiac), शक्तिवर्धक और पुष्टिकर (nourishing) द्रव्य है। पित्त व वायु का शमन करता है, परन्तु कफ के प्रति उदासीन है।

औषधीय प्रयोग

इसका प्रयोग मूत्र-प्रणाली की अश्मरी को दूर करने के लिये किया जाता है। (अश्मरी में होने वाले तीव्र दर्द को शान्त करने के लिए सर्वप्रथम तीव्र रेचन का प्रयोग करना चाहिए।) मधुमेह में उपयोगी है, क्योंकि यह वृक्क के कार्य को नियमित करता है। कास और श्वास (जब वक्ष में पानी हो) में यह उपयोगी है, परन्तु श्वसनिका श्वास (bronchial asthma) और अलर्जीजन्य श्वास (allergic asthma) में यह प्रभावशाली नहीं है। हृद्रोग, तन्त्रिका प्रणाली की व्याधियों में तथा गर्भाशय के विकारों में भी यह लाभप्रद है। बन्ध्यत्व में गोक्षुर के बीज, तिल और मधु को बराबर मात्रा में मिलाकर बकरी के दूध के साथ सेवन किया जाता है। बन्ध्यत्व में बड़े किस्म का गोक्षुर अधिक लाभकारी है। यह एक तीव्र मूत्रल औषधि है।

गोक्षुर एक अच्छा रसायन भी है।

चीनी चिकित्सा में प्रयोग

यह एक ऊष्मा प्रदायक औषधि है और स्वाद में कड़वी है। यह यकृत् के दोषों को निष्क्रिय (neutralize) करती है और उदरगत वायु का अनुलोमन करती है। फुफ्फुस को साफ करके वहाँ की नमी को दूर करती है। गोक्षुर रक्त के प्रवाह को उत्तेजित करता है।

पाश्चात्य चिकित्सा में प्रयोग

यह स्तम्भक, मूत्रल और स्तन्यवर्धक औषधि के रूप में प्रयुक्त होता है। विशेषतः इसके बीज स्तन्यवर्धक हैं।

36. पाषाण भेद (Berginea)

इसके अन्तर्गत Berginea की दो जातियाँ आती हैं। पाषाणभेद शब्द का अर्थ है – 'पत्थर का भेदन (crack) करने वाला'। मूत्र-प्रणाली की अश्मरी को नष्ट करने के लिए इसके कन्द (rhizome) का प्रयोग किया जाता है।

वनस्पति शास्त्र में नाम	1. *Bergenea ligulata* 2. *Bergenea ciliata*
कुल (Family)	Saxifragaceae
रस	कषाय (astringent), मधुर
वीर्य	शीत
विपाक	मधुर

कर्म

पाषाणभेद को प्रायः गोक्षुर के साथ मिला कर प्रयुक्त किया जाता है। वैसे यह गोक्षुर की तरह मूत्रल नहीं है, परन्तु अश्मरी में अच्छा काम करता है। मूत्र-प्रणाली की अश्मरी की चिकित्सा के लिए इस पौधे का कन्द (rhizome) औषधि में प्रयोग किया जाता है। इसके चूर्ण का एक-एक चम्मच दिन में दो बार लेना चाहिए या इसी चूर्ण का काढ़ा बना कर भी प्रयोग में लाया जा सकता है।

इसके प्रयोग से (oxalate) प्रकार की अश्मरी घुलने में तो अधिक समय लगता है, परन्तु phosphates प्रकार की अश्मरी के घुलने में इससे बहुत शीघ्र सफलता मिलती है।

औषधि रूप में यह tumours और ग्रन्थि वृद्धि (prostate gland enlargement) में भी लाभ करता है।

Cystone नामक औषधि में भी यह एक घटक के रूप में सम्मिलित है। पाषाणभेद इस दृष्टि से उपयोगी है व इसका निर्यात विदेशों में भी किया जाता है।

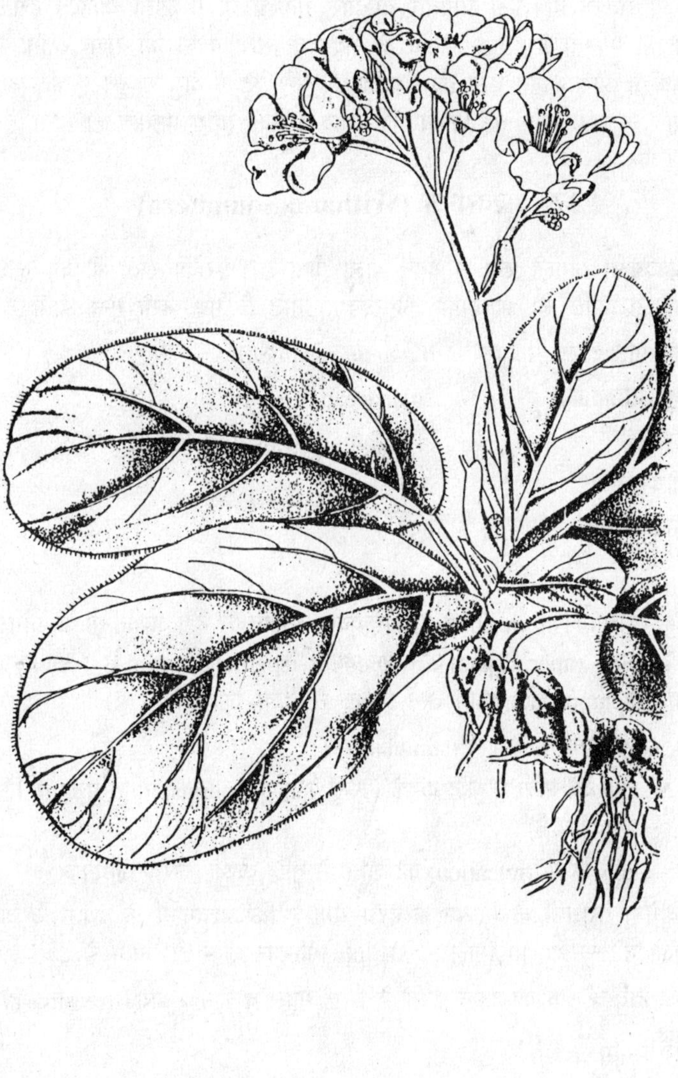

पाषाण भेद (BERGENEA LIGULATA)

इसके ताजे स्वरस का सेवन सर्वोत्तम माना जाता है, परन्तु यह स्वरस निकालना कठिन है। अतः उसका चूर्ण बनाकर एक-एक चम्मच की मात्रा में दिन में दो बार मधु के साथ दें। इसके अतिरिक्त, चाय की तरह बना कर दूध मिला कर भी सेवन किया जा सकता है। इसे लगातार दो मास तक प्रयोग में लाना चाहिए। इसकी गोलियाँ भी मिलती हैं। इस औषधि के सेवन के साथ कोष्ठ को साफ रखना भी आवश्यक है और भोजन ऐसा होना चाहिए जिससे पेट में वायु न बने। यदि पथ्य का ध्यान न रखा जाए तो औषधि का प्रभाव अधिक समय पश्चात् हो पाता है।

37. अश्वगन्धा (Withania somnifera)

अश्वगन्धा जंगली रूप से बढ़ने वाला पौधा है। इसकी खेती भी की जाती है। जंगली जाति की अश्वगन्धा की जड़ से घोड़े के मूत्र जैसी गन्ध आती है।

वनस्पति शास्त्र में नाम	*Withania somnifera*
कुल (Family)	Solanaceae
रस	तिक्त (bitter), कषाय (astringent), मधुर
वीर्य	उष्ण
विपाक	मधुर

कर्म

यह उपचयकारक (anabolic), शक्तिवर्धक व पुष्टिकर है। अश्वगन्धा की जंगली जाति वाजीकर (aphrodisiac) और शुक्रवर्धक (spermatopoetic) है। सामान्यतः वाजीकर (aphrodisiac) प्रभाव तीन प्रकार से देखा जाता है :

1. उत्तेजना के रूप में (stimulant)
2. शुक्र की मात्रा में वृद्धि करके (परन्तु शुक्राणु (sperms) रहित पुरुष के लिए प्रभावहीन है)
3. शुक्र धारण (retention) की शक्ति में वृद्धि करके, जैसे—जायफल।

विभिन्न परीक्षणों के माध्यम से देखा गया है कि अश्वगन्धा के प्रयोग के बाद शुक्राणुओं की संख्या 10 मिलियन से 100 मिलियन तक हो जाती है।

यह वायु व कफ का शमन करती है। यह मूत्रल व शामक औषधि (sedative है)।

औषधीय प्रयोग

इसका प्रयोग शोथ (oedema), श्वित्र (leucoderma), कास व चर्मविकारों की चिकित्सार्थ किया जाता है।

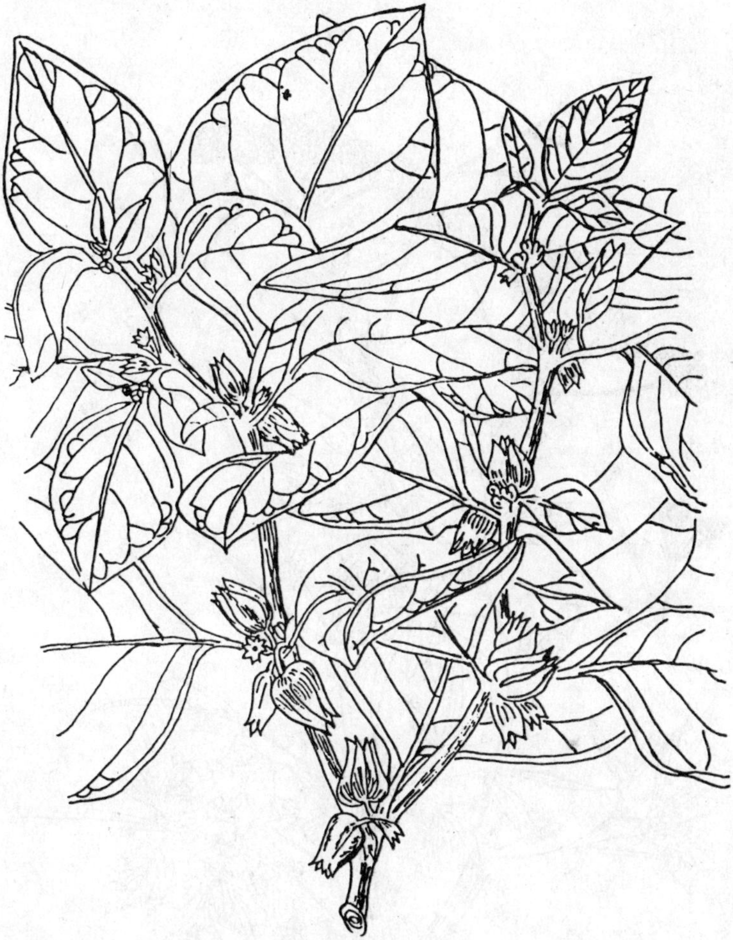

अश्वगन्धा (WITHANIA SOMNIFERA)

38. अजमोदा

इसकी मुख्यतः निम्नलिखित दो जातियाँ हैं

वनस्पति शास्त्र में नाम 1. *Trachyspermum ammi*

2. *Trachyspermum roxburghianum*

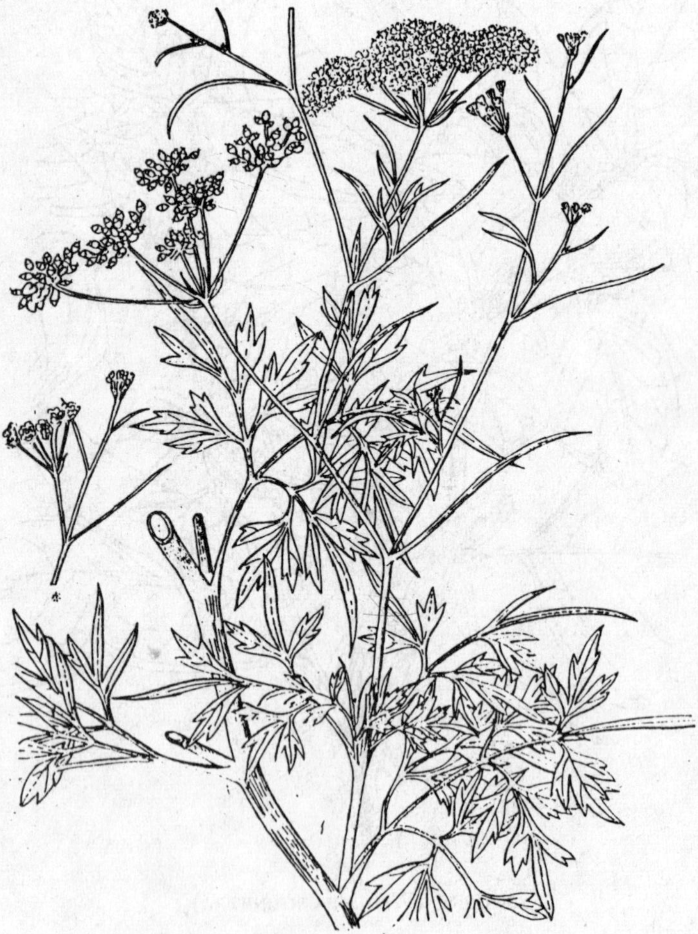

अजमोदा (CARUM ROXBURGHIANUM)

कुल (Family)	Umbelliferae
रस	तिक्त (bitter), कटु (pungent)
वीर्य	उष्ण
विपाक	कटु (pungent)

कर्म

पाचन-क्रिया के लिए उत्तेजक, पाचक, वायु का अनुलोमन तथा कफ व वायु का शमन करने वाली है। यह गर्भाशय को उत्तेजित करती है। उदर शूल (colic pain) में लाभ करती है (इसके लिए अजमोदा को सैंधव नमक के साथ मिलाकर व गर्म करके सेवन करना चाहिए)।

औषधीय प्रयोग

इसका प्रयोग हिक्का (hic-cup), आध्मान, आन्त्रकृमि (intestinal parasites), अतिसार (diarrhoea), प्रवाहिका (dysentery) और मूत्र-विकारों में किया जाता है।

इस क्षुप से thymol बनाया जाता है। कभी-कभी celery के बीजों का प्रयोग अजमोदा के स्थान पर कर लिया जाता है, परन्तु अजमोदा व celery दोनों भिन्न द्रव्य हैं और अजमोदा अपेक्षाकृत अधिक प्रभावशाली है।

39. मधु (Honey)

रस	मधुर, थोड़ा सा कषाय (astringent)
वीर्य	शीत
विपाक	मधुर

मधु शरीर के सूक्ष्मतम धातु-तन्तुओं एवं सूक्ष्म अंगों के अन्दर तक शीघ्र ही पहुँच जाता है। जिस भी औषधि व खाद्य के साथ मिलाकर इसका सेवन किया जाता है, यह उसके गुणों मे वृद्धि करता है। अतः उत्तम प्रकार का **'योगवाही'** द्रव्य है। मधु बुद्धि व शक्ति को बढ़ाता है व इसमें अनेक रोपक गुण पाये जाते हैं, जो अलग-अलग ढंग से शरीर को स्वास्थ्य प्रदान करते हैं।

वैसे तो यह तीनों ही दोषों का शमन करता है, परन्तु विशेष रूप से कफ का शमन करता है। क्योंकि इसमें शोषक गुण पाया जाता है।

यदि मधु दानेदार हो जाये या सूख कर पारदर्शी रूप में जम जाए तो इसके गुणों में कोई न्यूनता नहीं आती। यह एक प्राकृतिक परिवर्तन है।

पुराना मधु अधिक अच्छा माना जाता है। विशेष रूप से मधुमेह में रक्तशर्करा

को कम करने के लिए व कास के लिए यह अधिक उपयोगी है ।

मेदोवृद्धि व मधुमेह रोगों में जहाँ शर्करा सेवन का निषेध किया गया है, वहीं शुद्ध मधु का प्रयोग किया जा सकता है । मेदोवृद्धि अथवा मोटापे में मधु का सेवन उष्ण जल के साथ किया जाता है । केवल मोटापा ही ऐसा रोग है जिसमें मधु को उष्ण जल के साथ प्रयुक्त किया जा सकता है । अन्यथा मधु का उष्ण रूप में या उष्ण पदार्थों के साथ सेवन करना अत्यन्त हानिकारक है ।

औषधीय प्रयोग

मधु का प्रयोग निम्न अवस्थाओं में करना चाहिए :

1. व्रण (आभ्यन्तर प्रयोग के लिए भी उपयोगी है, जैसे—आमाशय व आन्त्रगत व्रणों के लिए)
2. कास (Bronchitis)
3. श्वास (Asthma)
4. हिक्का (Hic-cup)
5. छर्दि (Vomiting)
6. अति तृष्णा (मधु + निम्बूस्वरस या नींबू का पानी)
7. रक्तस्राव (प्राथमिक चिकित्सा के रूप में)
8. मधुमेह
9. नेत्र विकारों में (नेत्र में अञ्जन की तरह लगाने के लिए)
10. योगवाही होने के कारण बहुत-सी औषधियों के साथ अनुपान के रूप में ।

40. घृत (Ghee)

रस	मधुर
वीर्य	शीत
विपाक	मधुर

कर्म

1. तीनों दोषों का शमन करता है, परन्तु मुख्यतः पित्त का शमन करता है ।
2. घृत आयु, वर्ण, बुद्धि, स्मृति, पाचन शक्ति, बल और अच्छी दृष्टि-शक्ति की वृद्धि करता है, परन्तु इस के साथ-साथ यह मोटापे को भी बढ़ाता है ।
3. घृत वायु व पित्त को कम करता है, इसलिए शूल (colic pain) में किसी गर्म द्रव्य

के साथ प्रयोग में लाया जाता है । पाचन-शक्ति को बढ़ाता है ।

4. घृत का प्रयोग उन्माद (insanity), मनोदौर्बल्य (schizophrenia), अपस्मार (epilepsy) (इस में पुराना घृत अधिक उपयोगी है और 5 वर्ष के पश्चात् घी पुराना माना जाता है) में लाभदायक है । इसकी कुछ बूंदें नाक में डालने से या एक चम्मच घी गर्म दूध के साथ सेवन करना लाभदायक है । पुराना घृत अभिष्यन्दि होता है, अतः पाचन-शक्ति को नहीं बढ़ाता है। **'त्रिफला घृत'** (त्रिफला को गाय के घृत के साथ उबाल कर तैयार किया जाता है) नेत्रों के लिए विशेष रूप से लाभदायक है, क्योंकि इस में नेत्रों के लिए उपयोगी द्रव्य-त्रिफला मुख्य घटक है ।

चतुर्थ अध्याय

व्याधियाँ व उनकी चिकित्सा

1. ज्वर

पाश्चात्य चिकित्सा-पद्धति के मतानुसार ज्वर की परिभाषा दो प्रकार से की गयी है, जो निम्न है :

1. ज्वर एक वह अवस्था है, जिसमें शरीर का तापमान सामान्य तापमान से ऊपर चला जाता है । थर्मामीटर द्वारा मनुष्य के मुख से लिया गया शरीर का 37°C तक का तापमान शरीर का सामान्य तापमान माना जाता है ।
2. किसी व्याधि के मुख्य लक्षण के रूप में शारीरिक तापमान का बढ़ जाना।

आयुर्वेद के मतानुसार, ज्वर के सम्बन्ध में दूसरी परिभाषा अधिक उचित जान पड़ती है । वस्तुतः ज्वर के अन्तर्गत कुछ व्याधियों का समूह है, जिनमें ज्वर एक प्रमुख लक्षण है । ज्वर की अवस्था केवल मनुष्यों तक ही सीमित नहीं है, अपितु जानवरों, पेड़ों-पौधों, यहाँ तक कि जलाशयों में भी देखी जाती है । ज्वर आठ कारणों से हो सकता है । अतः निम्न आठ प्रकार का माना गया है :

1. वातज ज्वर
2. पैत्तिक ज्वर
3. कफज ज्वर
4. वात-पित्तज ज्वर
5. वात-कफज ज्वर
6. पित्त-कफज ज्वर
7. वात-पित्त-कफज ज्वर (सान्निपातिक ज्वर)
8. आगन्तुज ज्वर अर्थात् अभिघात, कीटाणु, दैविक प्रकोप, शोक, क्रोध तथा काम आदि बाह्य कारणों द्वारा होने वाला ज्वर ।

इस प्रकार वात, पित्त अथवा कफ के प्रकोप, दो-दो दोषों के प्रकोप से, अथवा तीनों दोषों के एक साथ प्रकोप द्वारा या बाह्य कारणों से ज्वर की उत्पत्ति होती है।

उत्पत्ति

सर्वप्रथम, आमाशय में स्थित अग्नियाँ (पाचक रस) दूषित होती हैं। इस प्रकार ज्वर का उद्भव स्थान (site of origin) आमाशय है। तत्पश्चात् ये दूषित अग्नियाँ (enzymes) रस-वाहिनियों के द्वारा रोग के अभिव्यक्ति स्थान–त्वचा–तक पंहुच जाती हैं।

प्रायः ज्वर के दौरान स्वेदन (sweating) होता ही नहीं या बहुत कम होता है। यदि किसी प्रकार ज्वर में स्वेदन (पसीना) करवा दिया जाए, तो ज्वर कम हो जाता है।

लक्षण

रोगी को सारे शरीर में पीड़ा होती है, भूख नष्ट हो जाती है। आंखों से अश्रुस्राव होने लगता है। भिन्न-भिन्न प्रकार के ज्वरों में लक्षण भी भिन्न होते हैं।

वातिक ज्वर – इसमें सारे शरीर में अत्यधिक पीड़ा होती है।

पैत्तिक ज्वर – इसमें तापमान बहुत अधिक रहता है व शरीर में दाह (जलन) होता है।

कफज ज्वर – इसमें तापमान अपेक्षाकृत कम होता है। परन्तु कास, प्रतिश्याय, कोष्ठबद्धता और भूख न लगना, आदि लक्षण दिखाई देते हैं।

चिकित्सा

1. आमाशय को विश्राम पहुँचना चाहिए। इसलिए उपवास सर्वोत्तम साधन है। रोगी को पूर्ण उपवास रखना चाहिए या एक-दो समय का भोजन नहीं लेना चाहिए। यदि भूख लगे, जैसा कि पैत्तिक ज्वर में होता है, तो हल्का भोजन देना चाहिए। उबला हुआ पानी पीने के लिए देना चाहिए, यह पाचन में हल्का होता है। इस पानी में अदरक, पिप्पली, कालीमिर्च डालकर उबालना चाहिए। अधिक मूत्र आने से आम दोष बाहर निकल जाएगा।
2. पाचकाग्नि की वृद्धि के लिए दीपक औषधियों का सेवन कराना चाहिए (जैसे–शुण्ठी या अदरक, पिप्पली और काली मिर्च अर्थात् **त्रिकटु**)। शुण्ठी के चूर्ण को मधु के साथ तथा हल्दी के चूर्ण को गर्म दूध के साथ लेने से लाभ होता है)।

   ज्वर के समाप्त होने पर हल्का रेचन (light purgative) करवाने से लाभ होता हैं।

ज्वर में दही (yoghurt) का सेवन नहीं कराना चाहिए ।

यदि ज्वर कफ दोष के प्रकोप से हो तो रोगी को दिन में सोने नहीं देना चाहिए । क्योंकि दिन में सोने से कफ और आम दोष में वृद्धि होती है ।

वातवृद्धि से ज्वर होने पर शुण्ठी चूर्ण को घृत के साथ प्रयोग करना चाहिए ।

पित्त वृद्धि के कारण ज्वर होने पर शुण्ठी चूर्ण को नवनीत (मक्खन) के साथ प्रयोग करें ।

कफ वृद्धि से ज्वर हो तो केवल मधु का सेवन करें या मधु के साथ शुण्ठी चूर्ण मिला कर दें या फिर तुलसी व पुदीना (mint) प्रकार के औषधि-द्रव्यों के साथ मधु का का सेवन करना चाहिए ।

विशेष औषधि

मृत्युञ्जय रस — इसके मुख्य घटक पारद, गंधक, वत्सनाभ (aconite) व टंकण (borax) हैं । वत्सनाभ का टंकण के साथ प्रयोग करने से शरीर पर किसी प्रकार का दुष्प्रभाव नहीं होता ।

2. कास (Cough, Bronchitis)

एक ऐसी क्षणिक या चिरकाल तक रहने वाली अवस्था, जिसमें श्वसन सम्बन्धी श्लैष्मिक कला (झिल्ली) में दीर्घस्थायी या अस्थायी क्षोभ (irritation) उत्पन्न हो जाता है और क्षोभ के कारण खांसी की क्रिया उत्पन्न होती है । ऐसी खांसने की अवस्था को **'कास'** कहते हैं । कास पांच प्रकार का है :

1. वातिक कास
2. पैत्तिक कास
3. कफज कास
4. क्षतज कास (चोट लगने के कारण)
5. क्षयज कास (जो शरीर के क्षीण होने से उत्पन्न होती है ।)

चौथे और पांचवे प्रकार का कास तीनों दोषों के एक साथ प्रकुपित होने से उत्पन्न होते हैं ।

कास धुएँ, मिट्टी में अधिक रहने से, अधिक व्यायाम से, लगातार रूक्ष भोजन के सेवन से तथा स्वाभाविक वेगों (natural urges) को जबरदस्ती रोकने से भी हो सकता है।

उद्‌गम स्थान

इसका उद्‌गम स्थान भी आमाशय है। रसस्रोतों द्वारा रस फुफ्फुस व गले में पहुंचता है। यही कास के अभिव्यक्ति स्थान (अधिष्ठान) हैं। इस रोग की सम्प्राप्ति (pathogenesis) में विकृत कफ का योगदान रहता है। नीचे की ओर से आमाशय से फुफ्फुस पर दबाव पड़ने पर टूटे हुए कांसे (bronze) के बर्तन जैसी आवाज उत्पन्न होती है, जो खांसी के रूप में प्रकट होती है। इसी कांस्य से कास शब्द की व्युत्पत्ति हुई है।

लक्षण (Symptoms)

1. **वातिक कास** – हृदय स्थान में पीड़ा, वक्ष में पीड़ा, थका हुआ सा चेहरा, शक्ति क्षय, अधिक बोल नहीं पाना, खांसी का बार-बार व अधिक वेग से होना, जमी हुई श्लेष्मा का न निकलना, ये सब वातिक कास के लक्षण हैं। एक प्रकार से यह कास शुष्क होता है।
2. **पैत्तिक कास** – वक्ष में दाह (burning sensation), मुख का शुष्क होना, बार-बार जल पीने की इच्छा, कभी-कभी पीले से पदार्थ का वमन, चेहरे व शरीर का पीला-पीला नजर आना तथा कभी-कभी सारे शरीर में दाह, ये सब पैत्तिक कास के लक्षण हैं।
3. **कफज कास** – मुख में चिपचिपापन, शिरः शूल (headache), गौरवता (जैसे – सारा शरीर कफ से भरा हुआ हो), गले में खराश (itching), अरुचि या क्षुधानाश, कास वेग का अधिक न होना परन्तु कास के साथ बहुत सारा कफ (phlegm) निकलना, ये लक्षण कफज कास के हैं।
4. **क्षतज कास** – भारी वजन उठाने, अत्यधिक संभोग क्रिया आदि के कारण इस प्रकार का कास उत्पन्न होता है। क्योंकि इन क्रियाओं के दौरान सांस को रोकना पड़ता है, जिसके फलस्वरूप फुफ्फुस में दबाव पड़ने से क्षत हो जाता है। इससे उत्पन्न कास के लक्षणों में लगातार कास वेग, मुख से थूक व श्लेष्मा के साथ खून आना, अंगुलियों के पर्वों (जोड़ों) में पीड़ा, आवाज़ का भारी होना (गला बैठना), अधिक तृष्णा (प्यास), मुख से श्वास आना तथा प्रश्वास के समय कबूतर की तरह की आवाज हैं।
5. **क्षयज कास** – अपथ्य (प्रतिकूल) भोजन, कम भोजन, अपर्याप्त व्यायाम, स्वाभाविक वेगों को रोकने से, घृणित कृत्यों व असभ्य व्यवहार के परिणामस्वरूप शरीर में क्षीणता आने से इस प्रकार का कास उत्पन्न होता है। सारे शरीर में पीड़ा, दाह, शुष्क कास, दुर्बलता, रस-रक्त आदि धातुओं का क्षय तथा थूक में खून व मवाद के लक्षण दिखाई

देते हैं । यह राजयक्ष्मा की प्रारम्भिक सीमा है । अर्थात् इस समय भी यदि रुग्ण चिकित्सा नहीं ले पाता तो राजयक्ष्मा से पीड़ित हो जाता है ।

चिकित्सा

चूंकि कास का उद्‌गम स्थान उदर है, अतः लंघन (उपवास) करना अथवा हल्का भोजन जैसे—जौ (barley) का दलिया (gruel), आदि लेना लाभदायक है । परन्तु क्षयज और क्षतज कास में लंघन नहीं करना चाहिए । इन रोगियों को मांस-यूष दिया जाना चाहिए, जो कि पाचन में लघु व शक्तिवर्धक है ।

आमाशय से उत्पन्न रोगों की चिकित्सा में वमन-चिकित्सा अत्यन्त उपयोगी है । कास रोग में रोगोत्पत्ति के 2 दिन के उपरान्त वमन चिकित्सा दी जा सकती है । कफज कास में यह विशेष रूप से लाभदायक है । क्षतज कास में फुफ्फुस में अभिघात होने के कारण वमन-चिकित्सा नहीं दी जानी चाहिए । क्षयज कास में भी वमन कर्म का प्रयोग नहीं कराना चाहिए । दही, खट्टे फल या इन फलों का स्वरस आदि का सेवन कास में नहीं करना चाहिए । इसके विपरीत मीठे प्रकार के फल, उनका स्वरस, दूध, दलिया, पनीर, डबलरोटी आदि पदार्थ भोजन में दिये जा सकते हैं ।

उबाल कर ठण्डा किया हुआ या हल्का गर्म पानी प्रयोग करना चाहिए । पानी में अदरक या शुण्ठी, पिप्पली अथवा काली मिरच डाल कर भी उबाला जा सकता है ।

वातिक कास में पिप्पली व शुण्ठी से साधित (पकाया गया) घृत का प्रयोग किया जाना चाहिए ।

पैत्तिक कास में औषधियों से तैयार मक्खन (butter) का सेवन करना चाहिए ।

विशेष चिकित्सा

मुनक्का कास में बहुत लाभदायक है । मुनक्का (सूखे द्राक्षा) या अंगूर से बनाये गये आसव-अरिष्ट (जैसे—**द्राक्षासव, द्राक्षारिष्ट**) भी कास में लाभदायक हैं । इनमें मुनक्के के साथ-साथ पिप्पली व काली मिरच आदि द्रव्य भी मिलाये जाते हैं, जो कास रोग के लिए उपयोगी हैं ।

कफज कास में **लक्ष्मीविलास रस, नारदीय लक्ष्मी विलास** या **महालक्ष्मी विलास रस** (जिस में स्वर्ण भी मिलाया जाता है) नामक औषधियाँ लाभदायक हैं । वातिक व पैत्तिक कास में साधारण 'लक्ष्मी विलास रस' लाभदायक है । खदिर व कर्पूर को एक साथ मिलाकर चूसने से भी लाभ मिलता है । ये द्रव्य गले के कोमल तन्तुओं को मुलायम (soft) करते हैं । स्वाद में मिठास लाने के लिए इन द्रव्यों में मुलहठी भी मिलाई जा सकती है ।

एक अन्य औषधि है–**'सितोपलादि चूर्ण'** । इसे तैयार करने की विधि निम्नलिखित है :

1. शर्करा 16 भाग
2. वंशलोचन 8 भाग
   (bamboo salt)
   (यह लवण नहीं, परन्तु एक स्वादहीन पदार्थ है, जो परिपक्व बांस **(bamboo)** में पाया जाता है। यह कैल्सियम की कमी में विशेष लाभदायक है ।
3. पिप्पली 4 भाग
4. तज **(cinnamon)** 2 भाग
5. इलायची (छोटी) दाना 1 भाग

सर्वप्रथम सभी द्रव्यों को अलग-अलग पीस लें । फिर आपस में मिलायें ।

वातिक व पैत्तिक कास में 'सितोपलादि चूर्ण' का सेवन घृत व मधु के साथ करें ।

कफज कास में केवल मधु के साथ सितोपलादि चूर्ण का प्रयोग लाभदायक है । चौथे और पाँचवे प्रकार की (वात-पैत्तिक, वात-कफज) कास में मधु व घृत के साथ इसका प्रयोग करें । (सूखे पाऊडर का प्रयोग नहीं करना चाहिए ।) इसे लगातार 6-7 दिन तक प्रयोग करें ।

कास में हल्दी चूर्ण भी बहुत लाभदायक है । इसे दूध के साथ उबाल कर प्रयोग में लाया जा सकता है ।

3. श्वास रोग (Asthma)

श्वास का वास्तविक अर्थ है – सांस अन्दर लेना व बाहर छोड़ना । परन्तु श्वास रोग से अभिप्राय है कि सांस कठिनाई से लेना व छोड़ना अर्थात् **दमा** या asthma।

आयुर्वेद के मतानुसार श्वास रोग पांच प्रकार का है :

1. महाश्वास
2. ऊर्ध्व श्वास
3. छिन्न श्वास
4. तमक श्वास
5. क्षुद्र श्वास

सभी प्रकार के श्वास रोगों में एक सामान्य समस्या होती है, सांस लेने व छोड़ने में कठिनाई का अनुभव होना ।

उत्पत्ति स्थान (Origin)

श्वास रोग की उत्पत्ति मूलतः आमाशय (stomach) में पाचन-संस्थान की विकृति से होती है । इसके परिणामस्वरूप रस धातु के विकृत होने से कफ विकृत हो जाता है । फलतः यह विकृत रस रसवाहिनियों द्वारा फुफ्फुस में जाकर, श्वास मार्ग का अवरोध करके श्वास रोग की उत्पत्ति करता है । दूषित वायु प्राणवाही स्रोतों में प्रविष्ट हो जाता है व उरःस्थल में कफ की वृद्धि कर श्वास में अवरोध उत्पन्न कर देता है ।

1. महाश्वास (महा या गम्भीर प्रकार का श्वास)

रोगी श्वास लेते व छोड़ते समय अत्यन्त पीड़ा व कष्ट का अनुभव करता है । लम्बा श्वास (deep breathing) लेने पर भी आराम नहीं मिलता, रोगी मूर्च्छित सा होने लगता है । नेत्र बेचैनी से इधर-उधर घूमते हैं, रोगी मुख बन्द नहीं कर पाता, मूत्र व मल के वेग में अवरोध हो जाता है । रोगी बोल नहीं पाता । यह श्वास की अति गम्भीरावस्था है ।

2. ऊर्ध्वश्वास (श्वास का ऊपर की ओर चढ़ना)

रोगी श्वास छोड़ तो पाता है, परन्तु श्वास पूरी तरह अन्दर नहीं ले पाता । परिणामस्वरूप मस्तिष्क व हृदय में ऑक्सीजन की कमी हो जाती है । रोगी ऊपर की ओर देखता है । आंखें बेचैनी से इधर-उधर घूमती हैं। उसके वक्षस्थल और सिर में बहुत पीड़ा होती है। रोगी जीवित नहीं रहना चाहता व न ही कुछ करना चाहता है । यदि रोगी के प्रति लापरवाही की जाए, तो उसकी मृत्यु हो सकती है ।

3. छिन्न श्वास (टूटा हुआ श्वास)

टूटा हुआ श्वास कभी भी यकायक अवरुद्ध हो सकता है । वक्ष में चुभन–जैसा तीव्र दर्द होता है, उदर में वायु के एकत्रित होने से आध्मान हो जाता है, पसीना आता है, नेत्र स्थिर हो जाते हैं, रोगी दुर्बल हो जाता है । स्थान–स्थान पर शिराओं के फट जाने से रक्त जमा हुआ नजर आता है। यथा–नेत्र आदि में रक्तस्राव के लक्षण दिखाई देते हैं ।

4. तमक श्वास (Allergic asthma)

जब वायु की गति नीचे की अपेक्षा ऊपर की ओर होती है, तो यह सिर व गर्दन में जकड़ाहट (stiffness) उत्पन्न कर देती है । कफ प्रकुपित हो जाता है, जिसके कारण नाक की नलिकाओं में शोथ (rhinitis) हो जाता है । इसका प्रारम्भ प्रतिश्याय की तरह होता है । तदुपरान्त श्वास में रुकावट उत्पन्न होती है । इससे श्वास लेते व छोड़ते समय 'घुर्-घुर्' का शब्द होने लगता है । रोगी के वक्ष व शिर

में तीव्र पीड़ा होती है और वह प्रायः मूर्च्छित हो जाता है। इसमें कास शुष्क होता है। थोड़ा बलगम निकल जाने पर रोगी को राहत मिलती है। रोगी का गला प्रायः खराब हो जाता है। रोगी सो नहीं पाता, पीठ के बल तो बिल्कुल नहीं सो पाता है। आगे की ओर थोड़ा झुककर सो पाता है। रुग्ण को उष्ण पदार्थों की इच्छा होती है, जैसे–सिकाई, गर्म पेय पदार्थों को पीना। शीत पदार्थों के सेवन और समुद्र की ओर से आने वाली शीतल वायु से रोग में वृद्धि होती है। यदि रोगी बलवान है, तो प्रारम्भ में यह व्याधि साध्य है। परन्तु जीर्ण हो जाने पर यह कष्टसाध्य है। जीर्णावस्था में रोगी को प्रातः उठने पर बलग़म आता है। कभी-कभी तमक श्वास में पित्त का भी योगदान रहता है। यदि वायु व कफ के साथ पित्त भी मिश्रित हो, तो दाह, मूर्च्छा व अपच जैसी समस्याएँ भी रोगी में देखी जाती हैं। इस प्रकार का तमक श्वास शीतल द्रव्यों, यथा–जल व ठण्डी वायु से कम हो जाता है।

5. क्षुद्र श्वास

अत्यन्त चिकने पदार्थों के सेवन व प्राकृतिक वेगों को दबाने से क्षुद्र-श्वास उत्पन्न हो जाता है। यह हल्के प्रकार का श्वास रोग है, जो सरलतापूर्वक और साधारण चिकित्सा से ठीक हो जाता है।

चिकित्सा

श्वास रोगी की चिकित्सा करते हुए उदर विकार व श्वास की अनियमितता को दृष्टि में रख कर ही चिकित्सा करनी चाहिए अर्थात् रोग की उत्पत्ति का स्थान और अधिष्ठान को ध्यान में रखकर ही चिकित्सा की जानी चाहिए।

हिक्का, कास व श्वास की चिकित्सा लगभग एक ही प्रकार की होती है। यदि कास (bronchitis) या जीर्ण प्रतिश्याय (allergic rhinitis) की चिकित्सा न की जाए तो आगे चल कर यही रोग श्वास रोग में परिवर्तित हो जाते हैं।

श्वास रोग कुछ पैतृक कारणों (hereditary tendencies) से भी हो सकता है। पारम्परिक रूप से यह माना जाता है कि जानवरों की अवाञ्छित हत्याएँ करने वाले अगले जन्मों में श्वास रोग से पीड़ित होते हैं।

इसके पूर्वलक्षणों में, वक्ष में हृदयस्थान पर पीड़ा होना व क़ब्ज मुख्य हैं। यह सब आमाशय और वायु से सम्बन्धित है। क्योंकि प्राणवायु व उदान वायु में कफ द्वारा अवरोध उत्पन्न हो जाता है। इस मार्ग में अवरोध से हृत्शूल का-सा आभास होता है।

अतः चिकित्सा करते हुए कफ व वायु की ओर ध्यान देना चाहिए। कफ व वायु के शमन के लिए 'तीन कटु रस प्रधान द्रव्य' (**त्रिकटु**) बहुत उपयोगी हैं। ये

तीन द्रव्य हैं – शुण्ठी, पिप्पली और काली मिर्च । जीर्ण-श्वास रोगों में पिप्पली का प्रयोग करना चाहिए । श्वास रोग के लिए उपयोगी होने के साथ-साथ शारीरिक शक्ति को बढ़ाने वाली चिकित्सा भी देनी चाहिए । मधु का प्रयोग इस दृष्टि से लाभकारी है, क्योंकि यह कफ को निकालने में भी सहायक होता है । हिंगु (asafoetida) का प्रयोग करने से वायु का अनुलोमन होता है ।

इस रोग की चिकित्सा में सर्वप्रथम उदर विकार व बढ़े हुए कफ को ठीक करना अत्यावश्यक है । यदि आमाशय (यहाँ की वेगस तंत्रिका और अनुकम्पी तंत्रिकाओं सहित) उत्तेजित होता है, तो इसका प्रतिवर्त (sympathetic reflex) प्रभाव फुफ्फुस पर होता है और वह भी अपना कार्य सुचारु रूप से करने लगता है। परिणामतः बलगम बाहर आ जाता है, जिससे रोगी को आराम मिलता है । इसके साथ-साथ स्रोतों में पाई जाने वाली रुकावट को दूर करना भी आवश्यक है ।

इस व्याधि के मूल कारण को दूर करने में वमन करवाना लाभदायक रहता है । दूसरा महत्त्वपूर्ण कदम, इसमें मल का पूरी तरह त्याग होना (अर्थात् रोगी के कोष्ठ का पूर्णतः साफ रहना) आवश्यक है । यदि कब्ज हो तो इसे दूर करने के लिए विरेचन या मृदु रचेक औषधि का प्रयोग किया जा सकता है । चाहे रोगी को कोष्ठबद्धता महसूस न भी हो रही हो, तो भी इन औषधियों का प्रयोग उपयोगी रहेगा। मानसिक शोक, भय, क्रोध, आदि मानसिक विकारों के कारण इस रोग के लक्षणों में वृद्धि होती है । अतः इनसे बचना चाहिए । रोगी को हल्का भोजन लेना चाहिए, ताकि भोजन ठीक से पच जाय। क्योंकि जाठराग्नि पहले से ही कमजोर है, अतः अग्निमान्द्य (अपच) की स्थिति से बचकर रहना चाहिए। मल-त्याग सामान्य अवस्था की अपेक्षा और अधिक अच्छी प्रकार से होना चाहिए ।

विशेष औषधियाँ

मल के अच्छी प्रकार से निर्हरण के लिए रात्रि में सोते समय तीन भाग **हरीतकी चूर्ण** में एक भाग **सैंधव लवण** मिलाकर सेवन करना चाहिए । इससे पेट अच्छी प्रकार साफ हो जाता है (हरीतकी में पांच रस तो विद्यमान हैं ही, लवण रस नहीं होता । अतः छटा रस लवण मिला देने से यह चूर्ण षड्रस से युक्त हो जाता है) । हरीतकी उष्ण होती है । फुफ्फुस व हृदय पर इसका विशेष प्रभाव होने के कारण यह लाभकारी है । इस प्रकार, श्वास रोग शीघ्र ठीक होने में सहायता मिलती है ।

यदि खांसी के साथ बलगम अधिक आ रहा हो, तो हरीतकी चूर्ण को गुड़ के साथ बराबर मात्रा में मिलाकर प्रयोग करना चाहिए । यह गुड़ एक वर्ष या इससे अधिक पुराना होना चाहिए । इसका सेवन प्रातः व रात्रि में सोते समय करना चाहिए ।

यदि कफ बहुत अधिक प्रकुपित हो, तो **शुण्ठी चूर्ण** को बराबर मात्रा में गुड़ के साथ मिलाकर प्रयोग करें। गुड़ स्वयं में भी श्वास के लिए लाभकारी है।

एलर्जी के कारण होने वाले श्वसनिका दमा (bronchial asthma) में हल्दी का विभिन्न प्रकार से सेवन किया जाता है। चार-पांच चम्मच हल्दी को एक चम्मच घी में भून लें और उसमें थोड़ा सा गुड़ या चीनी मिला कर प्रयोग करें। श्वास रोग का तीव्र वेग होने पर 3-5 बार इस का प्रयोग करना चाहिए।

श्वास रोग में **च्यवनप्राश** का प्रयोग भी लाभकारी है।

श्वास कुठार रस (शाब्दिक अर्थ है-श्वास रोग के लिए कुठार या कुल्हाड़े के समान)। इसके घटक निम्न हैं :

1.	पारद	1 भाग
2.	गंधक	1 भाग
3.	वत्सनाभ (मीठा विष) (aconite)	1 भाग
4.	शुद्ध टंकण	1 भाग
5.	मनःशिला (realgar या red arsenic)	1 भाग
6.	काली मिर्च, शुण्ठी, पिप्पली (त्रिकटु)	8 भाग
7.	काली मिर्च	8 भाग

विधि

सर्वप्रथम पारद व गंधक का मर्दन करना चाहिए। ऐसा करने से इसका काला चूर्ण बन जाता है, जिसमें पारद की कोई चमक नहीं रह जाती है। इसे 7 दिन तक मर्दन (घोटना) करना चाहिए। फिर वत्सनाभ की जड़ (जो कि बछड़े रहित गाय के दूध या मूत्र में भिगो कर शुद्ध की गई हो) और टंकण भस्म (जो कि आंच पर फुलाकर (खील करके) शुद्ध करने के पश्चात् पीसी गई हो) को मिलायें। यह थोड़ा चिपचिपा होगा। इसे उपरोक्त चूर्ण (पारद और गंधक की कज्जली) में मिलाकर मर्दन करते जाएँ। फिर इस में मनः शिला (संखिया arsenic) को मिलायें। तत्पश्चात् एक-एक दाना करके काली मिर्च, शुण्ठी व पिप्पली को मिलाकर मर्दन करते जाएँ। इस विधि से सब को मिलाकर मर्दन करने और पूरी तरह से चूर्ण रूप में तैयार होने में लगभग तीन मास लग जाते हैं। इसके बाद शेष द्रव्य मिलाकर मर्दन करें।

मात्रा वयस्क – 125 मि.ग्रा. से 250 मि.ग्रा., दिन में दो से तीन बार।

अनुपान अदरक का स्वरस और मधु के साथ मिला कर लें। इस प्रकार प्रयोग से लाभ होता है। क्योंकि यह कफ को पतला करके निकालने में सहायक होता है।

वासारिष्ट (धत्तूरे से युक्त)

इसे 2 छोटे चम्मच (10 मि.लि.) की मात्रा में लेने से आराम मिलता है, परन्तु यह शरीर में काफी शुष्कता लाता है। अतः यदि शुष्क कास हो तो धत्तूरा रहित वासारिष्ट का प्रयोग करें।

वासा की पत्तियाँ और धतूरे के बीज या पत्तों को मिलाकर श्वास रोगियों के लिए बीड़ी भी बनाई जाती है। इस धूम्रपान से अथवा किसी बर्तन में जलाकर उसके धुएँ को सांस के साथ अन्दर खींचने पर श्वास में कुछ समय के लिए लाभ मिलता है।

चन्द्रामृत रस

अर्थात् चन्द्रमा रूपी अमृत (nectar)। यह कफ (बलगम) निकालने में सहायक है। इसके साथ अभ्रक भस्म को मिलाकर प्रयोग किया जा सकता है। यह **'अभ्रक भस्म'** शतपुटी होनी चाहिए अर्थात् आग पर 100 बार तपाकर यह भस्म तैयार की जाती है। इसे **'श्वास कुठार'** के साथ मिला कर सेवन करें। यदि फिर भी लाभ न हो तो इन दोनों औषधियों में **'मयूरपुच्छ भस्म'** (मोर के पंखों से तैयार भस्म) मिला कर प्रयोग करनी चाहिए।

यदि रोगी अत्यन्त दुर्बल हो तो **'श्वास चिन्तामणि'** का प्रयोग करना चाहिए, जिसमें उपरिलिखित द्रव्यों के अतिरिक्त **स्वर्ण भस्म** मिश्रित है।

नोट – किसी भी रोग की सफल चिकित्सा के लिए निम्नलिखित चार पाद होना आवश्यक है :

1. चिकित्सक
2. औषधि
3. परिचारक
4. रोगी

रोग के उपचार में इन चारों का योगदान समुचित रूप से रहता है।

रोगी की इच्छाशक्ति, धन, आज्ञापालन – चिकित्सा से लाभान्वित होने के लिए रोगी में इन तीनों का होना आवश्यक है।

आहार

कोई भी मधुर या अम्ल रस प्रधान आहार-द्रव्य कफ को बढ़ा देगा। अतः इनका प्रयोग न करें, क्योंकि श्वास रोग की सम्प्राप्ति (उत्पत्ति) में कफ का मुख्य योगदान है।

रोगी को कटु, तिक्त और कषाय रस प्रधान द्रव्यों का सेवन कराना चाहिए ।

स्रोतों व वाहिनियों में किसी प्रकार की रुकावट नहीं होनी चाहिए । अतः दही, खट्टे फल व उनका स्वरस तथा केले का सेवन नहीं करना चाहिए । क्योंकि ये पदार्थ आम दोष को उत्पन्न कर स्रोतों में रुकावट पैदा करते हैं ।

जो मीठे पदार्थ कफ को नहीं बढ़ाते उनका प्रयोग थोड़ी मात्रा में किया जा सकता है, जैसे – चीनी, चावल, चना, आदि ।

श्वास रोगी के लिए गेहूँ सर्वोत्तम भोजन है ।

इस रोगी के लिए गाय का दूध उत्तम है, परन्तु बकरी का दूध इसकी अपेक्षा और भी अधिक अच्छा है । बकरी के दूध का सेवन अधिक मात्रा में कराना चाहिए । शीतल पदार्थों का सेवन नहीं करना चाहिए । सदैव ताजे बने हुए भोजन का ही प्रयोग करें ।

तक्र अथवा छाछ (butter milk) का प्रयोग किया जा सकता है, क्योंकि इसका प्रभाव दही (yoghurt) के विपरीत है अर्थात् यह अभिष्यन्दि नहीं है ।

4. अजीर्ण (Indigestion) एवं अग्निमान्द्य (Suppression of the Power of Digestion)

कारण

विपरीत आहार, पेय-पदार्थों एवं विहार के कारण अजीर्ण व अग्निमान्द्य की उत्पत्ति होती है । इन रोगियों के लिए दिन में सोना निषिद्ध है । भोजन के तुरन्त बाद सोने से आम दोष की उत्पत्ति होती है ।

बहुत से मानसिक कारण भी इस रोग को उत्पन्न करने में सहायक होते हैं । भोजन से पूर्व, भोजन के मध्य, भोजन के पश्चात् की मानसिक अवस्था का प्रभाव पाचन-प्रक्रिया पर पड़ता है । आमाशय में स्थित जाठराग्नि, महाभूताग्नियाँ (यकृत् में स्थित) व सात् धात्वग्नियाँ, ये सभी अग्नियाँ इन मानसिक अवस्थाओं से प्रभावित हैं । जहाँ तक सम्भव हो, भोजन के उपरान्त मन को शान्त ही रखना चाहिए । मानसिक परेशानी, चिन्ता आदि से बचना चाहिए ।

अग्नि की मन्दावस्था में प्रायः कफ दोष अधिक होता है । वैसे साधारणतः अग्निमान्द्य तीनों दोषों के कारण हो सकता है—वातज, पित्तज व कफज ।

वातज अग्निमान्द्य उदर में वायु अधिक होता है व शूल होता है ।

पित्तज अग्निमान्द्य खट्टे डकार (acid eructation), मानसिक बेचैनी तथा

	मुँह का स्वाद कड़वा होता है।
कफज अग्निमान्द्य	आलस्य, काम करने में अनिच्छा व आम दोष का निर्माण होता है।

चिकित्सा

भोजन से पूर्व अदरक व सैंधव लवण का प्रयोग करें।

अम्ल, लवण व कटु पदार्थों का सेवन करना चाहिए। इन तीनों रसों में अग्नि महाभूत का आधिक्य होने से ये अग्नियों को उत्तेजित करते हैं। खट्टे अनार के बीजों (अनारदाने) का चूर्ण इस अवस्था में लाभकारी है। इस चूर्ण को सुखाकर, इसमें जीरे का चूर्ण और सैंधव लवण मिलाकर सेवन करना चाहिए।

हिंग्वष्टक चूर्ण

हींग (asafoetida) व सात अन्य द्रव्यों के योग से तैयार यह चूर्ण लाभकारी है।

पैत्तिक प्रकार के अग्निमान्द्य में थोड़े घृत का प्रयोग करना चाहिए। यह जलन को शान्त करता है व पित्त विकार का भी शमन करता है।

कफज प्रकार के अजीर्ण व अग्निमान्द्य में भोजन से पूर्व अदरक का प्रयोग करना चाहिए।

वातज प्रकार के अजीर्ण व अग्निमान्द्य में हींग का सेवन करना चाहिए। यह वात का अनुलोमन कर लाभ पहुँचाता है।

काली मिर्च व पिप्पली का प्रयोग भी इसमें लाभदायक है।

जीरा, नमक व अदरक डालकर दही का सेवन करें। श्वास, आमवात व प्रतिश्याय (cold) के रोगियों को दही का प्रयोग नहीं करना चाहिए।

कोष्ठबद्धता होने पर रोगी को दोपहर के भोजन में दही में सैंधव नमक व जीरा मिला कर सेवन करना चाहिए, यह अत्युपयोगी रहेगा। रात्रि में दही का सेवन न करें। भोजन से पूर्व या पश्चात्, हरीतकी के साथ नींबू मिला कर चूसने से कब्ज में लाभ होता है।

5. आमवात (Rheumatism)

आमवात की पहली अवस्था (first stage) में बच्चों में ज्वर होता है। तत्पश्चात् जोड़ों में थोड़ा दर्द होता है। धीरे-धीरे हृदय पर इसका प्रभाव होता है।

दूसरी अवस्था (second stage) में, वयस्क व्यक्ति में बहुत से जोड़ इस रोग से प्रभावित हो जाते हैं और उनमें दर्द होता है । अस्थिसंधिशोथ (osteo- arthritis), आमवातजन्य संधिशोथ (rheumatoid arthritis), वातरक्त (gout), कशेरुकसंधि शोथ (spondylosis) आदि इस रोग के अन्तर्गत आते हैं ।

कारण (Causative factors)

विरुद्ध (असात्म्य-अनुचित) आहार-विहार, पाचन शक्ति की दुर्बलता, व्यायाम का अभाव व ऐशो आराम युक्त जीवन, स्निग्ध पदार्थों व मांस आदि का अत्यधिक मात्रा में सेवन करने से आमदोष का निर्माण होता है, जो इस व्याधि का मुख्य कारण है ।

रोग का उद्‌भव स्थान (Site of origin)

मुख्यतया बृहदन्त्र (colon) आमवात की उत्पत्ति का उद्‌भव स्थान माना जाता है । वैसे सम्पूर्ण आन्त्र-प्रणाली (मुख में लार निर्माण से लेकर गुदा में आम निर्माण तक) इसके लिए सामान्य रूप से उत्तरदायी है। मानसिक तनाव व विरुद्धाहार के सेवन के कारण बृहदन्त्र में वायु प्रकुपित हो जाता है । मानसिक (psychic) कारण आमदोष के निर्माण में सहायक होते हैं । यह आम दोष अपने उद्‌भव स्थान से अन्यत्र ले जाया जाता है । यह आम दोष और वृद्ध वायु अग्नियों को दूषित करते हैं । अन्ततः आम दोष सारे शरीर में हर स्तर पर निर्मित होने लगता है । यही आम दोष जोड़ों और हृदय प्रदेश में संचित हो जाता है । इस आम का संचार रसवह स्रोत के माध्यम से होता है अर्थात् आम दोष का संचारमार्ग रसवह स्रोत हैं ।

चिन्ह व लक्षण (Signs and symptoms)

अंगमर्द (सारे शरीर में मर्दन जैसी वेदना (malaise), अरुचि (anorexia) आलस्य (lethargy), ज्वर, अपच (indigestion), शरीर के भिन्न-भिन्न भागों में शोथ इस रोग के मुख्य लक्षण हैं । लगभग सभी संधियाँ, हड्डियाँ, ग्रीवा कशेरुकाएँ (cervical vertebra), वक्ष प्रदेश की कशेरुका (thorasic vertebra), नितम्ब की अस्थियाँ (hip bones), अंस फलक (scapula) व अन्य हड्डियाँ व संधियाँ इस आमदोष से प्रभावित होती हैं ।

इसमें वायु प्रकुपित रहता है जो रूक्ष (ununctuous) होता है । सामान्यतया वृद्ध वायु के शमन के लिए तैल व घृत का प्रयोग किया जाता है । परन्तु तैल व घृत पाचन में गुरु होते हैं । अतः आमवात के विकारों में इनका सेवन करने से आम दोष और बढ़ सकता है । यही कारण है कि ऐसी स्थिति में आम दोष को कम करने के लिए रूक्ष (ununctuous) द्रव्यों का प्रयोग किया जाता है । अतः आम

व वृद्ध वायु, दोनों का शमन करने के लिए ऐसी औषधियों का ही चयन करना चाहिए। विभिन्न दोषों के प्रकोप से होने वाले आमवात में निम्न लक्षण पाये जाते हैं :

वात-जन्य आमवात में जोड़ों में अत्यन्त तीखा दर्द, त्वचा रूक्ष, पेट में अफारा व अजीर्ण होता है।

पित्त-जन्य आमवात में सारे शरीर, विशेष रूप से जोड़ों में दाह की अनुभूति होती है।

कफ-जन्य आमवात में रुग्ण धीरे-धीरे चलने-फिरने में भी असमर्थ (crippled) हो जाता है।

आमवात में प्रातःकाल प्रायः एड़ियों में दर्द होता है, क्योंकि आमदोष प्रातः के समय शरीर में संचार करता है। जबकि अस्थि संधिशोथ में चलने-फिरने या काम-काज करने से ही जोड़ों में दर्द होता है, क्योंकि इसमें आम दोष न के बराबर ही होता है।

चिकित्सा

आमवात में लंघन (fasting) अधिक नहीं करना चाहिए, क्योंकि लंघन से वायु और अधिक बढ़ जाता है।

इसमें तिक्त रस प्रधान औषधियों का प्रयोग करना चाहिए। क्योंकि इस प्रकार की औषधियाँ वायु और आम दोष का शमन करती हैं, हालांकि कुछ हद तक वायु को प्रकुपित (aggravate) भी कर सकती हैं।

कटुरस प्रधान द्रव्यों का प्रयोग करना चाहिए। (कटुरस भी वायु को बढ़ाता है, परन्तु पहले आम दोष का पाचन कर उसे कम करना भी आवश्यक है, जो कटु-द्रव्यों के सेवन से सम्भव है।)

चूंकि आमवात एक ऐसी व्याधि है अथवा व्याधियों का एक समूह है, जिसका उद्गम स्थान बृहदन्त्र है, अतः इसमें विरेचक औषधियाँ या औषध युक्त बस्ति (enema) देनी चाहिए।

इसमें प्रयुक्त औषधियाँ कटु रस युक्त, उष्ण एवं पाचक-रसों (enzymes) को उत्तेजित करने वाली होनी चाहिए। अतः निम्नलिखित औषधीय द्रव्यों का सेवन करना चाहिए :

अदरक – यह कटुरस प्रधान है व आम दोष को कम करता है।

हल्दी – इसे घी में भून कर दें क्योंकि यह प्राकृतिक रूप से ही रूक्ष (ununctuous) है।

अजमोदा – क्योंकि यह कटुरस प्रधान व उष्णवीर्य औषधि है, अतः यह पाचक रसों (enzymes) को उत्तेजित करती है, आम और वात का शमन करती है।

लशुन – यह भी कटुरस प्रधान औषधि है। इसमें पांच रस पाये जाते हैं व उष्ण-वीर्य प्रधान है। यह कफ तथा वायु का शमन करता है। इसके कल्क को थोड़ा गर्म करके आम से प्रभावित संधियों पर लेप करने से लाभ होता है।

हरीतकी – इसका प्रयोग भी लाभकारी है। क्योंकि यह मधुर विपाक होने पर भी एक उष्णवीर्य प्रधान औषधि है व वात, पित्त व कफ-तीनों दोषों का अनुलोमन कर आम दोष का निर्हरण करती है।

भल्लातक – (*Semecarpus anacardium* या Oriental cashew nut) – एक लाभकारी औषधि है। इसका प्रयोग श्वित्र (leucoderma) और कैंसर में भी किया जाता है। यह औषधि कुछ-कुछ विषाक्त (poisonous) होती है व तीक्ष्ण है। कुछ लोगों को इस औषधि से एलर्जी हो जाती है अर्थात् प्रतिकूल प्रभाव डालती है, जिससे कण्डू (खुजली) हो सकती है। अतः इसको अच्छी प्रकार शोधन कर इससे तैयार अवलेह (jam) अथवा चूर्ण को घी के साथ मिलाकर सेवन करना चाहिए, ताकि यह औषधि मुख की श्लैष्मिक कला (mucous membrane) को सीधा स्पर्श करके उत्तेजित न करे। इस प्रकार, इससे होने वाले व्रण व कण्डू (खुजली) से बचा जा सकता है। यदि फिर भी कोई प्रतिकूल प्रभाव दिखाई देता है, तो वह 24 घण्टे के अन्दर समाप्त हो जायेगा।

गुग्गुलु – (*Commiphora mukul*) – यह एक अत्यन्त उपयोगी औषधि है। वृक्ष के तने को छेद कर इसकी गोंद प्राप्त की जाती है। इस गोंद को सुगन्धित धूप और अगरबत्तियों में भी प्रयुक्त किया जाता है। प्रायः हवन में व घर की शुद्धि के लिए जलाया भी जाता है। गुग्गुलु से वास्तविक औषधि निम्न विधि से तैयार की जाती है :

सर्वप्रथम त्रिफला का क्वाथ तैयार किया जाता है और इसमें गोंद को मिला दिया जाता है, जो पिघल जाती है। फिर पूरे द्रव को अच्छी प्रकार छान कर दूसरे बर्तन में डाला जाता है। तब इस तरल द्रव को दुबारा तब तक पकाया जाता है, जब तक यह कुछ-कुछ गाढ़ा न हो जाए। अन्त में इसे धूप में अच्छी तरह सुखा लिया जाता है। देखने में यह बादाम के वृक्ष से प्राप्त गोंद के समान होता है।

यह गोंद रक्तगत वसा (cholesterol) की अधिक मात्रा को कम करने, मूत्र-सम्बन्धी विकारों, जनन-प्रणाली की व्याधियों व आमवात में लाभकारी है। यदि इसमें किसी रेचक (purgative) औषधि को भी मिला लिया जाए, तो यह अधिक प्रभावी

व लाभकारी हो सकती है। उदाहरण के तौर पर, यदि इस गोंद को एरण्ड के कच्चे तैल (क्योंकि एरण्ड का शुद्ध (refined) किया तैल कम प्रभावकारी होता है) के साथ घोटा (triturated) जाए या मर्दन किया जाए तो यह अधिक लाभकारी होगी। यह औषधि एक तीव्र रेचक का कार्य करेगी। इस प्रकार, यह आम दोषों का निर्हरण कर कोष्ठ की शुद्धि करती है। इस औषधि के साथ शुद्ध गन्धक और शुण्ठी का चूर्ण मिला कर सेवन करने से इसके गुण और बढ़ जाते हैं।

'सिंहनाद गुग्गुलु' भी इसी प्रकार की औषधियों में से है। इस योग को तैयार करने की विधि अग्रलिखित है:

त्रिफला	150 ग्राम
शुद्ध गन्धक	50 ग्राम
शुद्ध गुग्गुलु	50 ग्राम
एरण्ड तैल	50 ग्राम
शुण्ठी चूर्ण	50 ग्राम

इसको उपरलिखित विधि के अनुसार लोहे के पात्र (कढ़ाई आदि) में ही पकाना चाहिए। क्योंकि इस योग में लोह पात्र का विशेष रूप से निर्देश है। गुग्गुलु के कुछ योगों में अल्प मात्रा में लोहे को भस्म के रूप में मिलाकर भी प्रयोग में लाया जाता है, विशेष रूप से जहाँ आमवात के साथ पाण्डु (anaemia) भी होता है। क्योंकि लोह भस्म रक्ताल्पता को दूर करती है। गुग्गुलु के कुछ अन्य योग **'योगराज गुग्गुलु'** या **'महायोगराज गुग्गुलु'** एरण्ड तैल के बिना ही तैयार किये जाते हैं। कमजोर व कोमल प्रकृति के रोगियों के लिए इस प्रकार के योग अनुकूल पड़ते हैं।

पेड़ पर लगे एरण्ड के हरे-हरे ही बीजों का सेवन दूध के साथ कराया जा सकता है। ये एक रेचक औषधि का कार्य करते हैं।

आहार-विहार

रोगी को दिन में, विशेष रूप से भोजन के उपरान्त, नहीं सोना चाहिए।

गरिष्ठ (पचने में भारी) भोजन का सेवन न करें। अधिक स्नेह या वसा युक्त पदार्थों का भी सेवन न करें। दालों और चावल का प्रयोग न करें। इनके स्थान पर जौ (barley), जई (oats), गेहूँ (wheat) आदि का प्रयोग करें। विशेष कर पत्ते वाली सब्जियाँ व तिक्त रस प्रधान सब्जियाँ अधिक लाभकारी हैं। लशुन व हल्दी का प्रयोग करवाना चाहिए। दही (yoghurt) और समुद्री मछली (sea fish) का सेवन न करें। अधिक ठण्डी हवाओं से रोगी को बचायें। मानसिक तनाव से बचें, विरुद्ध आहार व पेय पदार्थों का सेवन न करें, जैसे— मधु को उबाल कर या गर्म करके सेवन करना। प्राकृतिक वेगों (urges) को न रोकें।

औषधीय (medicated) तैल द्वारा रोग से प्रभावित संधियों पर मालिश करनी चाहिए । इनमें कुछ तैलों में धत्तूरा (belladonna) या वत्सनाभ (aconite) पाये जाते हैं । ये तैल वाहिका विस्फार (vaso-dilaters) द्वारा रक्त संचार को बढ़ा कर शूल को कम करते हैं ।

पंचकर्म चिकित्सा

पंचकर्म चिकित्सा से पूर्व स्नेहन (oleation) व स्वेदन (sweating) कर्मों का निर्देश किया गया है । स्नेहन के लिए औषध युक्त घृत (mediacted ghee) का पान कराया जाता है । यह आम को अपने स्थान से हटा कर नर्म करता है । तदुपरान्त स्वेदन देना चाहिए । यह स्वेदन 13 प्रकार का है ।

एक बार अपने स्थान से हटा हुआ आम दोष आन्त्रप्रणाली (intestine etc.) में आ जाता है । इसके पश्चात् कुछ ऐसी व्यवस्था करनी चाहिए कि कोष्ठ में आये हुए आम दोष बराबर बाहर निकलते रहें । इसके बाद पंच कर्म चिकित्सा दी जाती है । इस चिकित्सा द्वारा रुग्ण कमजोर हो जाता है। अतः इस चिकित्सा के मध्य सात दिन तक विशेष आहार-विहार का सेवन कराया जाता है ।

रुग्ण को पूर्ण विश्राम दिया जाता है । क्योंकि इस पंचकर्म चिकित्सा द्वारा रुग्ण का सम्पूर्ण तंत्रिका तंत्र (नाड़ीमण्डल व स्नायु—nervous system) प्रबल रूप से कंपित हो जाता है और व्यक्ति कोई भी कार्य करने में सक्षम नहीं रह जाता । यह पांच प्रकार की (पंचकर्म) चिकित्सा निम्नलिखित है :

1. **वमन (Emetic)** कफ, पित्त आदि दोषों को मुख के मार्ग से उल्टी द्वारा बाहर निकालना वमन कर्म कहलाता है । इसे तब तक किया जाता है जब तक पित्त (bile) वमन द्वारा बाहर न आ जाये । हृद्रोगों (heart problems) में इसे नहीं देना चाहिए ।
2. **विरेचन (Purgative)** अधोमार्ग से मल द्वारा दोषों का निर्हरण विरेचन कहलाता है । जब श्लेष्मा (mucus) मल द्वारा बाहर आ जाए, वह विरेचन चिकित्सा उचित मानी जाती है ।
3. **निरूहण बस्ति (a type of Enema)** यह बस्ति क्वाथ द्वारा तैयार औषधियों से दी जाती है । इसका प्रयोग तब किया जाता है, जब वायु आम से मिश्रित हो ।
4. **अनुवासन बस्ति (another type of Enema)** यह बस्ति तैल, आदि स्नेह द्वारा दी जाती है । इसका प्रयोग निराम (आम रहित) वायु की स्थिति में किया जाता है ।

5. **नस्य (Inhalation therapy)** नाक में डाली गई औषधियों को श्वास द्वारा ऊपर की ओर खींचना नस्य कहलाता है ।

स्थायी या विशेष परिस्थितियों में इन पांचों प्रकार की चिकित्सा में भिन्न-भिन्न योगों का प्रयोग किया जाता है ।

6. प्रमेह
(Obstinate Urinary Diseases including Diabetes)

प्रमेह के अन्तर्गत मूत्र-सम्बन्धी सभी गम्भीर रोग आते हैं, जिनमें **मधुमेह** भी शामिल है ।

प्रमेह को कभी-कभी सामान्य रूप से मेह के नाम से भी जाना जाता है । यह 20 प्रकार के कष्ट-साध्य (obstinate) मूत्र रोगों का एक समूह है । इन 20 प्रकार में से 10 प्रकार के प्रमेह कफज हैं । अर्थात् इनमें मुख्यतया कफ दोष प्रकुपित होता है ।

इन 20 प्रकार में छः प्रकार के प्रमेह पित्तज हैं । अर्थात् इनमें मुख्यतया पित्त दोष प्रकुपित होता है ।

अन्य चार प्रमेह वातज हैं अर्थात् इनमें मुख्यतः वायु दोष प्रकुपित होता है ।

कारण (Causative factors)

अत्यन्त आराम से रहने वालों में तथा कोई भी शारीरिक श्रम न करने वालों में प्रायः यह रोग देखा जाता है ।

सोने में असमर्थता (बिलकुल न सो पाना— अनिद्रा) या अत्यधिक सोने से ।

दही (व दही से बने भोजन) का अधिक मात्रा में सेवन करने से ।

पानी व दलदल में रहने वाले जानवरों के मांस का अधिक सेवन करने से ।

नये चावल, गेहूँ आदि धान्यों के प्रयोग से, क्योंकि नये चावल आदि में जल महाभूत की अधिकता होती है ।

अधिक स्टार्च, विशेषकर परिष्कृत (refined) भोजन में पाये जाने वाले स्टार्च के अधिक प्रयोग से मधुमेह हो जाता है । इसी कारण भारत में इसे धनिकों की व्याधि माना गया है ।

मानसिक चिन्ता और अत्यधिक तनाव भी मधुमेह को उत्पन्न करते हैं ।

इस रोग की सम्प्राप्ति (pathogenesis) में शरीर के अन्दर स्थित मेदस् धातु, मांस धातु तथा चिपचिपे पदार्थ (sticky material – जिनमें स्वेद भी सम्मिलित हैं)

प्रभावित होते हैं और इसी के परिणामस्वरूप प्रमेह के साथ मधुमेह (diabetes) की उत्पत्ति होती है ।

दस प्रकार के **कफज प्रमेहों** की चिकित्सा करना सुगम है । इनमें काली मिर्च व हल्दी का प्रयोग करना चाहिए । यह योग कफ, वसा (fat) व मांस धातु को कम करता है ।

छः प्रकार के **पैत्तिक प्रमेह** (कफज प्रमेह की अपेक्षा) कष्टसाध्य हैं । उष्णवीर्य व कटु विपाक वाली औषधियों का प्रयोग करना चाहिए । इन पैत्तिक प्रमेहों में मुख में गन्दगी का एहसास बना रहता है व दुर्गन्ध आती है । हमेशा दांत व मुख साफ करने की इच्छा बनी रहती है, क्योंकि इनमें चिपचिपापन महसूस होता रहता है । सारे शरीर में अथवा केवल त्वचा में दाह (burning) का अनुभव होता है, प्यास अधिक लगती है और मुख में मधुर रस का स्वाद बना रहता है ।

चार प्रकार के **वातिक प्रमेह** कृच्छ्रसाध्य या याप्य (बहुत कठिनाई से ठीक होने वाले) हैं । चूंकि वात रूक्ष गुण प्रधान है। अतः इसके शमन के लिए तैल व मधुर रस प्रधान द्रव्यों का सेवन कराया जाता है, परन्तु इन द्रव्यों के सेवन से कफ प्रकुपित हो जाता है । वात व कफ, इन दोनों का एक साथ शमन करने वाली औषधियाँ संख्या में अपेक्षाकृत कम हैं । परन्तु हल्दी व आमलकी वायु और कफ दोनों का ही शमन करते हैं ।

दस प्रकार के कफज प्रमेह निम्न हैं :

1. **उदक मेह** (Water-*meha* – जल मेह) – वस्तुतः यह एक बहुत ही क्षुद्र (साधारण) प्रकार का प्रमेह (diabetes insipidus) है । इसमें मूत्र अपेक्षाकृत अधिक मात्रा में आता है, जो पानी की तरह श्वेत, अपेक्षाकृत शीतल एवं गन्ध रहित होता है ।
2. **इक्षु मेह** (Sugar cane-*meha*) – इसमें मूत्र ईख के रस जैसा मधुर आता है । यह मुख्यतया यकृत् विकार के कारण उत्पन्न होता है ।
3. **सान्द्र मेह** (Sensity-*meha*) – इस प्रकार के मेह में मूत्र अपेक्षाकृत गाढ़ा आता है, परन्तु इसमें शर्करा नहीं पायी जाती ।
4. **सुरा मेह** (Alcohol-*meha*) – इस मेह में मूत्र सुरा के समान दिखाई देता है व इसमें सुरा जैसी ही गन्ध आती है ।
5. **पिष्टमेह** (Paste or Dough-*meha*) – इसमें उड़द की पीठी के पानी जैसा श्वेत व गाढ़ा मूत्र आता है । ऐसा मालूम पड़ता है, जैसे मूत्र में पीठी या गोबर जैसा ठोस पदार्थ मिला हुआ है । मूत्र में नीचे बैठा हुआ गाढ़ा पदार्थ पाया जाता है । इस प्रकार के मूत्र में एल्ब्युमिन (albumen) व फास्फेट (phosphates) पाये जाते हैं ।

6. **शुक्रमेह** (Semen-*meha*) – देखने में ऐसा मालूम पड़ता है जैसे मूत्र में शुक्र मिला हुआ हो । कभी-कभी इसमें शुक्र विद्यमान भी होता है । इस प्रकार की स्थिति में पुरुषों में कभी-कभी प्रोस्टेट अथवा पुरःस्थ ग्रन्थि (prostate gland) का विकार तथा स्त्रियों में प्रदर की शिकायत देखी जाती है ।
7. **सिकता मेह** (Sand or Small gravel-*meha*) – प्रमेह के इस प्रकार में मूत्र में रेत के कण या चिकने कंकड़ (sand or gravel) दिखाई देते हैं । मूत्र के साथ अनेक प्रकार के ठोस पदार्थों का स्राव देखा जाता है ।
8. **शीत मेह** (Cold-*meha*) – इसमें मूत्र अत्यधिक शीतल होता है ।
9. **शनैर्मेह** (Small-*meha*) – इस प्रकार के मेह में रोगी थोड़ा-थोड़ा मूत्र बार-बार त्यागता है ।
10. **लालामेह** (Saliva-*meha*) – इसमें मूत्र श्लेष्मा (mucus) अथवा लालास्राव (saliva) जैसा आता है ।

छः प्रकार के पैत्तिक प्रमेह निम्न हैं

1. **क्षारमेह** (Caustic or Salty-*meha*) – इसमें मूत्र की संरचना और स्वाद क्षारीय होते हैं ।
2. **हरिद्रामेह** (Turmeric-*meha*) – मूत्र हरिद्रा (हल्दी) के समान बहुत पीला होता है । परन्तु हरिद्रा मेह में यकृत् (liver) विकृत नहीं होता है । जबकि पीलिया (jaundice) में यकृत् विकारग्रस्त होता है ।
3. **माञ्जिष्ठ मेह** – इस में मूत्र मञ्जिष्ठा (मंजीठ) के समान लाल होता है । कभी–कभी इसमें रक्त भी मिश्रित होता है व इस प्रकार के मूत्र में दुर्गन्ध आती है ।
4. **रक्त मेह** (Haematuria) – इस मूत्र में रक्त विद्यमान होता है ।
5. **नील मेह** (Blue-*meha*) – इसमें मूत्र नीलापन लिए अथवा नील (indigo) के रंग का आता है ।
6. **कालमेह** (Black-*meha*) – इसमें मूत्र कालिमा से युक्त होता है ।

इन छः प्रकार के प्रमेहों की चिकित्सा कठिनाई से होती है ।

चार प्रकार के वातिक मेह निम्न हैं

1. **वसा मेह** (Liquid fat-*meha*) – इस प्रकार के प्रमेह में मूत्र में वसा आती है । यह एक भयंकर प्रकार का प्रमेह है ।
2. **मज्जा मेह** (Marrow-*meha*) – इस प्रकार के प्रमेह में मूत्र के साथ यूरिक अम्ल (uric acid), यूरेट्स (urates), आदि तत्त्व अधिक मात्रा में आते हैं ।

3. **मधुमेह** (Honey *meha* या Diabetes mellitus) – इस प्रमेह में अग्न्याशय या क्लोम (pancreas) में स्थित कोशिका द्वीपिकाएँ या लाँगेरहन्स द्वीपिकाएँ [islets of langerhans की कोशिकाएँ (cells)] नष्ट हो जाती हैं। इसके फलस्वरूप इन्सुलिन (insulin) निर्माण की सामान्य यान्त्रिक प्रक्रिया अस्त-व्यस्त हो जाती है। (इसकी विस्तृत जानकारी आगे मधुमेह व्याधि का वर्णन करते हुए दी जा रही है)। यह मधुमेह तीनों दोषों के एक साथ प्रकुपित होने से उत्पन्न होता है।
4. **हस्ति मेह** (Elephant-*meha*) – इसमें इतनी अधिक मात्रा में मूत्र आता है, जिसे हम जलप्रपात (waterfall) तक कह सकते हैं, परन्तु इसमें शर्करा (sugar) की मात्रा बिलकुल नहीं होती। यह गम्भीर प्रकार का प्रमेह (diabetes insipidus) है। यह ठीक तो हो जाता है, परन्तु बहुत कठिनाई से।

मधुमेह वंशानुगत भी है और मिथ्याहार विहार से भी उत्पन्न हो सकता है। पतले लोगों की अपेक्षा मोटे लोगों में यह रोग आसानी से हो सकता है। वंशानुगत मधुमेह यदि तीव्र प्रकार का हो तो वह प्रायः असाध्य ही होता है।

मधुमेह से 10 प्रकार की पीडिकाएँ या फोड़े (carbuncles) उत्पन्न होते हैं।

(मधुमेह एक ऐसा रोग है, जिसके लक्षणों में अधिक मात्रा में मूत्रत्याग और अत्यधिक प्यास प्रमुख हैं)। यह मधुमेह दो प्रकार का होता है:

1. **हस्तिमेह** (Diabetes insipidus)
2. **मधुमेह** (Diabetes mellitus)

हस्तिमेह (diabetes insipidus) में मूत्र तो अधिक मात्रा में आता है, परन्तु उसमें शर्करा नहीं होती। मधुमेह (diabetes mellitus) में क्लोम से उत्पन्न होने वाले इन्सुलिन (insulin) के निर्माण की यान्त्रिक अव्यवस्था के कारण कार्बोहाइड्रेट्स के चयापचय (metabolism) की प्रक्रिया जीर्ण रूप से अव्यवस्थित हो जाती है।

शर्करा के चयापचय की अव्यवस्था के कारण शरीर की ऊतक कोशिकाओं (tissue cells) को पर्याप्त मात्रा में तत्त्व नहीं मिल पाते हैं, जिससे ऊर्जा का निर्माण नहीं हो पाता। परिणामतः रोगी दुर्बलता का अनुभव करने लगता है। अधिक पुष्ट लोग इस रोग से प्रायः अधिक प्रभावित हो जाते हैं। रक्त में शर्करा सीमा से अधिक होने पर शरीर में कई प्रकार के उपद्रव उत्पन्न हो जाते हैं, जैसे – मूर्च्छा (coma), पीडिकाएँ (carbuncles), आदि।

क्लोम, वृक्क व यकृत् – ये अंग मधुमेह में विकृत हो जाते हैं।

मधुमेह में चिकित्सा-विधि (Line of treatment)

सर्वप्रथम रोगी के शरीर की वसा (fats) को कम करना चाहिए और क्लोम के कार्य को व्यवस्थित करना चाहिए, जिससे शर्करा का चयापचय अधिकाधिक मात्रा में हो सके ।

भोजन में तिक्तरस प्रधान द्रव्यों का, विशेष रूप से करेला (bitter gourd), मेथी आदि का सेवन करवाना चाहिए । करेले के फल व पत्तियों के स्वरस को एक औंस (6 छोटे चम्मच या 30 मि.लि.) की मात्रा में दिन में दो बार यदि खाली पेट लिया जाए, तो बहुत लाभ करता है । तिक्त द्रव्य वसा, कफ व मांस धातु (muscle tissue) पर अपना प्रभाव डालते हैं । क्योंकि तिक्त रस वायु व आकाश महाभूतों के प्राधान्य से बना है ।

रोगी को अपने रहने-सहने के ढंग व आदतों में परिवर्तन करना चाहिए । उसे तनाव व मानसिक चिन्ता से दूर रहना चाहिए ।

कॉफी (coffee) का प्रयोग किया जा सकता है, हालांकि कॉफी भी अवसाद (stress) उत्पन्न करती है, फिर भी इस स्थिति में चाय व शराब की अपेक्षा अच्छी है ।

चना (chick peas), रूक्षाहार व अत्यल्प मात्रा में शर्करा का प्रयोग करें, परन्तु सैकेरिन (saccharine) का प्रयोग नहीं करना चाहिए । संक्षेप में :

1. वृक्क, क्लोम व यकृत् के कार्यों को नियमित करना चाहिए । इन्हें स्वस्थ और शक्तिशाली बनाना आवश्यक है ।
2. हल्दी (turmeric), आमलकी (आँवला), गुग्गुलु व शिलाजीत का प्रयोग करें।

आधा चम्मच शिलाजीत दूध में मिला कर खाली पेट दें । शिलाजीत पर्वतीय क्षेत्रों के शिलाखण्डों से निकलने वाला एक गाढ़ा निर्यास (exudate) है, जो सूर्य की तीव्र गर्मी द्वारा पिघलने पर प्राप्त होता है। वस्तुतः यह एक प्रकार का पत्थरों से निकलने वाला गोंद (निर्यास) है। अंग्रेजी में इसे **asphalt** कहते हैं। हिमालय से प्राप्त होने वाला शिलाजीत बहुत प्रसिद्ध है, इसे चूहे और बन्दर भी खाते हैं।

इसको प्राप्त करने के लिए पत्थरों को तोड़ कर पानी में उबाला जाता है। उबालने पर एक प्रकार का गाढ़ा क्रीम-जैसा पदार्थ पानी की ऊपरी सतह पर एकत्रित हो जाता है। इसे निकाल कर धूप में सुखा लेते हैं। जो पत्थर इसके लिए प्रयोग में लाए जाते हैं वे चिकने और काले होते हैं। शिलाजीत में से गोमूत्र की-सी गन्ध आती है ।

यदि इन पत्थरों में स्वर्ण विद्यमान हो, तो उनमें से प्राप्त शिलाजीत को स्वर्ण शिलाजीत के नाम से जाना जाता है । जिनमें ताम्र होता है, उनसे प्राप्त शिलाजतु

को **ताम्र शिलाजतु** कहते हैं। शिलाजतु मधुमेह के लिए एक बहुत अच्छी व लाभदायक औषधि है। यह एक तीव्र वाजीकर (aphrodisiac) औषधि भी है। शिलाजतु को गुग्गुलु के साथ मिलाकर अस्थिभग्न में (हड्डी टूटने पर) सेवन किया जाता है। यह संधियों में पहुँच कर शीघ्र ही अस्थि जोड़ने का कार्य करती है। इन दोनों औषधियों का प्रयोग संधिगत शोथ (osteo-arthritis) और कशेरुकासंधि शोथ (spondylosis) में भी किया जाता है ।

'चन्द्रप्रभा वटी' में कर्पूर, शिलाजतु व गुग्गुलु का सम्मिश्रण होता है । यह भी मधुमेह में लाभकारी है ।

अपथ्य

मधुमेह में चीनी, अधिक माण्ड (स्टाच) वाले पदार्थ, जैसे–चावल, आलू, केला, अधिक कार्बोहाइड्रेट वाले अनाज, तैल व अन्य वसा युक्त पदार्थों का सेवन नहीं करना चाहिए । नीम की पत्तियाँ भी मधुमेह के लिए उपयोगी हैं । प्रातः खाली पेट इनका सेवन किया जाए, तो रक्तशर्करा कम हो जाती है । कुछ योगासन भी मधुमेह की प्रारम्भिक स्थिति में लाभकारी हैं। **सप्तरंग** एक प्रकार का काष्ठ है, जिसमें अलग-अलग तहें होती हैं । भारत में इस लकड़ी पर बहुत से वैज्ञानिक अनुसन्धान कर रहे हैं । यह भी रक्तशर्करा को कम करने में अत्यधिक सहायक है ।

गुडमार (*Gymnema sylvestrae*) और **बिल्व** (*Aegle marmelos*) भी इस रोग के लिए लाभदायक औषधियाँ हैं । यदि शुद्ध मधु उपलब्ध हो (जो चीनी से न बना हो), तो मधुमेह में इसका प्रयोग किया जा सकता है । क्योंकि यह मधुमेह के रोगियों को किसी प्रकार की हानि नहीं पहुँचाता ।

गम्भीर प्रकार के मधुमेह में **'वसन्त कुसुमाकर'** नामक औषधि का प्रयोग किया जाता है । यह योग निम्न द्रव्यों के मिश्रण से तैयार किया जाता है :

1. स्वर्ण (पुनर्जीवनदायी औषधि) 2 भाग
2. चांदी 2 भाग
3. वंग (tin) 3 भाग
4. सीसा (lead) 3 भाग
5. लोह 3 भाग
6. पारद 4 भाग
7. अभ्रक 4 भाग
8. मूंगा 4 भाग
9. मोती 4 भाग

इन सभी द्रव्यों को निम्न द्रव्यों व स्वरसों से भावना दी जाती है :

1. गाय का दूध
2. गन्ने का स्वरस
3. वासा (*Adhatoda vasica*)
4. कमल का फूल
5. हल्दी
6. गुलाब
7. चमेली
8. कर्पूर
9. केले का कन्द (**rhizome**)
10. कस्तूरी तथा अन्य 7 द्रव्य

पहली सूची में उल्लिखित सभी 9 द्रव्यों को गाय के दूध, आदि प्रत्येक द्रव्य के साथ (एक के पश्चात् दूसरे द्रव्य के साथ) सात-सात दिन तक मर्दन किया जाता है।

पुराने मधुमेह के लिए यह औषधि सर्वश्रेष्ठ है । इसका प्रयोग छः मास तक करना चाहिए । एक मास के बाद यह औषधि रक्तशर्करा को कम करना प्रारम्भ कर देती है । इस औषधि का शरीर पर बहुत उष्ण प्रभाव पड़ता है ।

7. मेदो रोग (Adiposity)

कारण

व्यायाम की कमी, दिन में सोना, कफकारक भोजन अथवा पदार्थों का निरन्तर सेवन, मीठे व वसायुक्त भोज्य पदार्थों का सेवन और आनुवंशिक तत्त्व मोटापा बढ़ाने के मुख्य कारण हैं ।

रोग की सम्प्राप्ति

अधिक मात्रा में भोजन के सेवन के साथ-साथ किसी भी प्रकार का व्यायाम न करने के कारण मेदोवह स्रोतों में स्थित पाचक रस (अग्नियाँ) काम करना बन्द कर देते हैं । इस कारण मेदस् (वसा) अस्थि, मज्जा और शुक्र में परिवर्तित न होकर उसी रूप में एकत्रित होने लग जाता है, जिससे इसकी (वसा की) मात्रा बढ़ जाती है ।

इस रोग में प्यास अधिक लगती है, कमजोरी महसूस होती है, पसीना बहुत आता है और शरीर में एक विशेष प्रकार की दुर्गन्ध आती है। काम करने की शक्ति व क्षमता में कमी आ जाती है। कूल्हों, उदर व स्तनों पर मेदस् (चर्बी) एकत्रित होने लग जाता है।

मेदस् की अधिकता से अन्य व्याधियाँ भी उत्पन्न हो जाती हैं। जैसे–भगन्दर, अर्श, मधुमेह, यकृत्-विकार, त्वचा रोग, श्लीपद, आदि।

चिकित्सा

वसा एवं चीनी का कम मात्रा में तथा दही (क्योंकि अभिष्यन्दि होने के कारण यह स्रोतों अथवा वाहिनियों की संचार क्रिया में अवरोध उत्पन्न करता है) का प्रयोग बिल्कुल नहीं करना चाहिए। स्रोतों में स्थित पाचक-रसों (enzymes) को उत्तेजित करना अत्यावश्यक है, जिससे मेदस् का पाचन ठीक प्रकार से हो सके।

जौ, गेहूँ और जई (buck wheat) नामक अन्न का प्रयोग करना चाहिए, परन्तु चावल का प्रयोग न करें। चीनी के स्थान पर गुड़ का प्रयोग उचित है। मधु को थोड़े गुनगुने पानी में मिलाकर सेवन कराया जा सकता है। मधु को सामान्यतः गर्म पदार्थों में मिला कर सेवन नहीं करना चाहिए। इस रूप में अत्यन्त शोषक होता है। अतः केवल मेदोवृद्धि या मेदोरोग में ही इसका गर्म जल के साथ प्रयोग किया जा सकता है, अन्यथा नहीं।

सभी कटु व तिक्त रस युक्त द्रव्य इस रोग में लाभकारी होते हैं। विशेष रूप से **त्रिकटु** व **त्रिफला** अत्यन्त लाभकारी हैं। वैसे मेदोरोग के प्रायः सभी प्रभावकारी योगों में त्रिकटु, त्रिफला और मधु का सम्मिश्रण पाया जाता है।

मेदस् (adiposity) को कम करने के लिए **त्रिमद** – मुस्ता (*Cyperus rotundus*), चित्रक (*Plumbago zeylanica*) और विडंग (*Embelia ribes*) का मिश्रण लाभकारी औषधि है।

गुग्गुलु मेदस् (adipose element) को कम करता है। इसका एक प्रसिद्ध और लोकप्रिय योग **'नवक गुग्गुलु'** है, जिसमें नौ द्रव्य (तीन-तीन द्रव्यों के तीन समूहों (group) का योग) मिश्रित किए जाते हैं। ये द्रव्य निम्नलिखित हैं :

1. त्रिमद — मुस्ता, चित्रक, विडंग
2. त्रिफला — हरीतकी, बिभीतकी, आमलकी
3. त्रिकटु — शुण्ठी, मरिच, पिप्पली
4. गुग्गुलु (परिशोधित)

भस्म के रूप में **लोह** भी लाभकारी है। यह भस्म अत्यन्त रूक्ष होती है व अनेक रूक्ष द्रव्यों के स्वरस, कषाय आदि में भी इसे भावित किया जाता है। **शिलाजीत** व मधु भी मेदस् को कम करने में सहायक होते हैं।

मेदस् के रोगी को थका देने वाले व्यायाम करने चाहिए व उसे अपने आप को कार्य में व्यस्त रखना चाहिए। दिन में कभी नहीं सोना चाहिए व रात्रि में भी देर तक जागते रहना चाहिए। भोजन में चावल व मैदे से बने पदार्थों का सेवन सर्वथा बन्द कर देना चाहिए।

8. अर्श (Piles or Haemorrhoids)

जो व्याधि अरि (शत्रु) के समान सदा परेशान करती रहती है, उसे अर्श कहते हैं। यह छः प्रकार का है :

1. वातिक
2. पैत्तिक
3. कफज
4. सान्निपातिक
5. सहज (जन्मजात या आनुवंशिक, जो कष्टसाध्य है)
6. रक्तज

इस रोग में गुदा के निचले भाग की शिराएँ सूज कर फूल (varicosed) जाती हैं। इससे अर्श की उत्पत्ति होती है। नाक में होने वाला मस्सा (polyp) भी इसी प्रकार उत्पन्न होता है, नाक के अन्दर की शिराओं के सूज जाने से। सभी प्रकार के मस्से (polyps, warts) अर्श के अन्तर्गत ही आते हैं।

बाह्य अर्श की चिकित्सा सुगमता से हो जाती है। जबकि आन्तरिक (गुदा के अन्दर होने वाला) अर्श कृच्छ्रसाध्य है।

उद्भव स्थान

अर्श का मूल उद्भव स्थान बृहदन्त्र है। यहाँ से रस (chyle) यकृत् व हृदय में जाता है।

रोग का अधिष्ठान

मलाशय (rectum) व गुदा (anus) इस रोग के अभिव्यक्त स्थान हैं। इस रोग की उत्पत्ति में वायु की मुख्य भूमिका है। शिराओं में रक्त एकत्रित हो जाता है और उनमें सूजन आ जाती है। इस प्रकार नलिकाकार शिराएँ फूल कर गोल आकार

धारण कर लेती हैं। शिराओं के साथ गुदा के आसपास की चर्बी और मांस तन्तु (tissues) भी वायु से प्रभावित होते हैं।

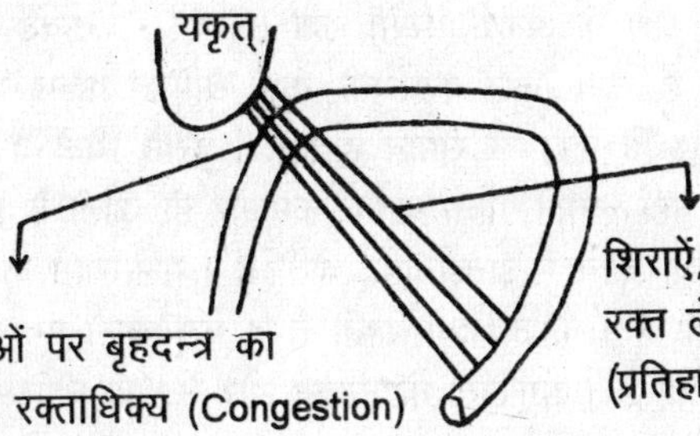

कारण

1. **वातिक अर्श** – कटु, तिक्त व कषाय रस प्रधान व रूक्ष भोज्य-पदार्थों के अधिक सेवन से, ठण्डे व तीक्ष्ण (तीखे-sharp) पदार्थों व मद्य का अत्यधिक मात्रा में सेवन से, भोजन के तुरन्त बाद व अधिक सम्भोग करने से, अधिक व्रत-उपवास करने से तथा मानसिक परेशानी से वातिक प्रकार के अर्श की उत्पत्ति होती है।
2. **पैत्तिक अर्श** – भोजन के रूप में कटु, अम्ल व उष्ण-पदार्थों के अधिक सेवन करने से, अधिक धूप या आग के सेवन से, क्रोध करने से, गरिष्ठ और कठिनता से पचने वाले आहार व अधिक उष्ण पेय-द्रव्यों के सेवन से पैत्तिक अर्श उत्पन्न होता है।
3. **कफज अर्श** – मधुर, स्निग्ध व भारी भोजन के अधिक मात्रा में सेवन से, व्यायाम न करने से, दिन में सोने से, गैर जिम्मेदार ढंग से जीवन जीने पर कफज प्रकार का अर्श उत्पन्न होता है।
4. **सान्निपातिक अर्श** – ऊपर कहे गये सभी कारणों के एक साथ होने पर सान्निपातिक प्रकार का अर्श होता है।
5. **रक्तज अर्श** – पैत्तिक अर्श में उल्लिखित कारणों से ही रक्तज अर्श भी उत्पन्न होता है।

पूर्वरूप (Premonitory signs)

आध्मान, शिथिलता (आलस्य), पेट के निचले भाग में अफारा, क्षीणता, डकार आना, कम मात्रा में मल त्याग, अतिसार होने जैसा लगना, पेट का खराब होना, भूख न लगना, गुदा में व इसके आस-पास खुजली होना और प्रायः कटिवेदना (lumbago) का होना–ये सब अर्श के पूर्व लक्षण हैं।

अर्श के भिन्न प्रकार

वातिक अर्श

इस प्रकार के अर्श में अर्श के अंकुर (मस्से) रूक्ष (खुरदरे — ऊबड़-खाबड़) व भिन्न-भिन्न तरह के होते हैं, जैसे—कुछ दरारयुक्त, कुछ खण्डित प्रकार के होते हैं और कुछ देखने में खजूर के फल के समान होते हैं। इसमें छींकें व डकार (eructation) आते हैं, भूख नहीं लगती, पाचन-शक्ति कमजोर हो जाती है। कमर व उदर में पीड़ा होती है तथा कान में झनझनाहट होती है। मल-त्याग के समय अधिक आवाज व पीड़ा होती है। कोष्ठबद्धता रहती है व मल काले रंग का या नीलाभ कृष्ण वर्ण का हो जाता है। अंगुलियों के नाखून और नेत्र भी नीलिमा लिए हुए होते हैं।

पैत्तिक अर्श

अर्श का मस्सा कुछ नीला, लाल या पीलापन लिए हुए होता है। मस्सों (warts) में से रक्तस्राव भी होता है। यह वातिक अर्श की तरह सूखा नहीं होता है। अर्श के मस्से यकृत् के टुकड़ों के समान और लटके हुए होते हैं। इसमें दाह होता है। ज्वर, पसीना आना, प्यास और आलस्य इसके प्रमुख लक्षण हैं। मल पतला और रंग में काला-पीला या लालिमा लिए हुए होता है और छूने में गर्म होता है, आंखों में पीलापन होता है और मूत्र सामान्य से अधिक पीला होता है।

कफज अर्श

कफज अर्श के मस्से स्पर्श में सख्त व चिकने होते हैं। आकार में गोल, भारी व स्थिर होते हैं। इन मस्सों में चिपचिपा-सा पदार्थ होता है और इनमें शीतलता की अनुभूति होती है। इनमें खुजली, बस्ति प्रदेश (मूत्राशय) के निचले भाग में पीड़ा, भूख न लगना, लालास्राव का आधिक्य, इस प्रकार से मल का विसर्जन जैसे कि उसके साथ श्लेष्मा या कफ मिला हुआ हो व रोगी में रक्ताल्पता आदि लक्षण दिखाई देते हैं।

वंशानुगत अर्श वातिक, पैत्तिक, कफज या सान्निपातिक किसी भी प्रकार का हो सकता है। कफज प्रकार का अर्श आसानी से ठीक हो जाता है, जबकि सान्निपातिक अर्श कठिनाई से ठीक होता है, यहाँ तक कि असाध्य भी हो सकता है।

इस रोग में अपान वायु विकृत हो जाता है।

चिकित्सा

अर्श रोग में निम्नलिखित पदार्थों का सेवन लाभदायक माना गया है:

1. गुड़ (jaggery) (चीनी नहीं)

2. गुग्गुलु
3. तिल
4. हरीतकी
5. शुण्ठी (अदरक – केवल कफज प्रकार के अर्श में)
6. जिमीकन्द – सूरण (*Amorphophallus campanulatus*)
7. पेठा – (**white pumpkin**—*Benincasa hispida*)

सफेद पेठा (जिससे पेठे की मिठाई बनाई जाती है) का गूदा रक्तस्राव में, विशेष रूप से अर्श में होने वाले रक्तस्राव में उपयोगी है।

गुड़ और तिल को पीस कर उसका कल्क बना लें। फिर उसमें थोड़ा सा हरीतकी का चूर्ण मिलाकर दूध के साथ सेवन करें। गुड़ और तिल में थोड़ा अदरक (ginger) भी मिलाया जा सकता है। इसके प्रयोग से अर्श में लाभ होता है।

अभयारिष्ट

हरीतकी, गुड़ व अन्य सुगन्धित द्रव्यों के मिश्रण द्वारा बनायी गयी यह मद्य-युक्त औषधि है, जो सभी छः प्रकार के अर्शों में लाभदायक है। इसे एक औंस (30 मि. लि. या छः छोटे चम्मच) की मात्रा में, दिन में दो बार भोजन के बाद समान मात्रा में जल मिला कर लेना चाहिए।

कासीसादि तैल

इसमें मुख्य औषधि-द्रव्य कासीस (iron sulphate) है। यह बाह्य रूप से प्रयोग में लाया जाता है। इसे लगाने से अर्श के मस्सों के सिकुड़ने में मदद मिलती है व स्थानिक कण्डू दूर होती है। यह पीड़ा व रक्तस्राव को भी बन्द करता है।

आहार-विहार

दही में नमक व जीरा का चूर्ण मिलाकर खाने से लाभ होता है।

दही को मथ कर तैयार की गयी तक्र (लस्सी) में सैंधव नमक व जीरा मिलाकर लेने से अर्श में लाभ होता है।

वे सब खाद्य-पदार्थ जो यकृत् के लिए उपयोगी हैं और कोष्ठबद्धता को दूर करते हैं, अर्श में लाभदायक हैं। तला हुआ भोजन, जो यकृत् की क्रिया-प्रणाली को अव्यवस्थित करता है, प्रयोग में नहीं लाना चाहिए। शराब व मादक द्रव्यों का सेवन नहीं या कम से कम करना चाहिए।

द्राक्षासव

सूखे अंगूरों से तैयार यह आसव एक मद्ययुक्त औषधि है, जो अर्श में लाभदायक है। इसमें ईसबगोल (*Plantago ovata*) के बीज मिलाकर लेने से अधिक लाभ होता है।

बकरी का दूध और मांस, कांजी एवं छाछ अर्श के लिए उपयोगी पथ्य पदार्थ है।

कफज अर्श में अदरक व काली मरिच विशेष रूप से लाभदायक हैं।

बाह्य प्रयोग

इसमें मनुष्य के बालों या सांप की केंचुली से धूनी (fumigation) देनी चाहिए और तिल के तेल को कासीस (iron sulphate) के साथ मिलाकर लगाने से लाभ होता है।

अपथ्य

इस रोग में घुड़सवारी, कठोर आसन पर बैठना तथा अधिक सम्भोग करना हानिकारक माने गये हैं।

बार-बार उपवास रखना या खाली पेट रहना अर्श में हानि करता है। क्योंकि यह वायु को बढ़ाता है तथा इससे मल-निर्माण भी ठीक मात्रा में नहीं हो पाता।

दही (yoghurt) व बर्फ में रखकर ठण्डे किए गये या जमाये गये (frozen) खाद्य-पदार्थों को विशेष रूप से नहीं लेना चाहिए। क्योंकि दही अभिष्यन्दी है व ठण्डे खाद्य-पदार्थों में अग्नि महाभूत अल्प मात्रा में होता है। अतः ये पदार्थ स्रोतों और वाहिनियों की संचार-क्रिया में रुकावट पैदा करते हैं।

दही का प्रयोग संन्यासी लोगों के लिए अच्छा है। क्योंकि यह सम्भोग की इच्छा को दबाता है, अतः उनके ब्रह्मचर्य-पालन में सहायक है। इसके विपरीत, दूध सम्भोग की इच्छा को उत्तेजित करता है।

खट्टे पदार्थ हृद्य हैं। दही को मथ कर उसमें से मक्खन निकाल पर चार गुणा पानी (1 : 4) मिलाकर तैयार की गयी छाछ भी लघु व पाचक हो जाती है तथा यह अर्श में अति उपयोगी है।

9. दृष्टि दोष (Eye-sight Disturbances, Refraction Errors)

कारण

1. कोष्ठबद्धता – विशेष रूप से बच्चों में दृष्टिदोष या आंखों के विकारों को पैदा करती है।

2. प्रतिश्याय (common cold), जीर्ण प्रतिश्याय (rhinitis) और पीनस (sinusitis) रोग।
3. सामान्य दुर्बलता (general weakness)।
4. अनुचित आसन (posture) अर्थात् ठीक आसन में न बैठना व कम रोशनी में पढ़ना।

इन उपरोक्त कारणों को देखते हुए, दृष्टि-विकारों की चिकित्सा में शक्तिवर्धक (health promoting), रसायन औषधियों तथा प्रतिश्याय व कोष्ठबद्धता दूर करने वाले औषधीय द्रव्यों का प्रयोग करना चाहिए।

चिकित्सा

त्रिफला बहुत लाभदायक एवं प्रभावशाली औषधि है। त्रिफला चूर्ण को रात्रि में एक गिलास पानी में भिगो दें। अगले दिन सुबह ही पानी को छान कर शहद मिला कर पियें। यह बच्चों के लिए बहुत लाभदायक है। इसके सेवन से प्रारम्भ में तो असमय मल त्याग हो सकता है परन्तु धीरे-धीरे यह कोष्ठबद्धता को दूर करता है। प्रतिश्याय व पीनस को ठीक करने में सहायता करता है। दुर्बलता को दूर करता है व दृष्टि (नेत्रों की रोशनी) बढ़ाता है। यदि आंखों में मोतियाबिन्द (cataract) हो, तो 3-4 मास तक निरन्तर त्रिफला का सेवन करने से लाभ होता है।

त्रिफला घृत – त्रिफला से तैयार घृत 'त्रिफला घृत' भी नेत्रों के लिए बहुत उपयोगी है। गाय के घी को त्रिफला व कुछ अन्य औषधियों के साथ पकाकर यह औषधीय घृत तैयार किया जाता है। इसका सेवन एक छोटे चम्मच की मात्रा में गाय के गर्म दूध के साथ करना चाहिए।

सप्तामृत लौह – यह निरन्तर बढ़ती हुई निकटदृष्टि (myopia) की स्थिति में बहुत लाभदायक है। सप्तामृत का अर्थ है–'सात अमृतों का समूह' अर्थात् इसमें अमृत के सदृश सात द्रव्य पाये गये हैं। ये द्रव्य हैं:

1. हरीतकी, 2. बिभीतक, 3. आमलकी, 4. यष्टीमधु (liquorice — जो नेत्र-दृष्टि व जोड़ों के लिए उत्तम औषधि है), 5. लोहभस्म, 6. मधु, और 7. गाय का घी।

इनमें से 1-5 द्रव्यों को बराबर मात्रा में लेकर मिला लें और इसके एक चम्मच चूर्ण को मधु व गोघृत में मिलाकर सेवन करें। यह जीर्ण प्रतिश्याय और पीनस आदि में भी लाभ करता है।

दृष्टिपटल-सम्बन्धी रक्तस्राव (Retinal Haemorrhage)

दृष्टिपटल में होने वाले रक्तस्राव (retinal haemorrhage) में **'प्रवाल भस्म'** को 2-3 मास तक लगातार सेवन करना चाहिए। इससे रक्तस्राव बन्द हो जाता है।

गुलाब जल बहुत ठंडक पहुँचाने वाला द्रव है । इसमें यदि थोड़ा-सा कर्पूर मिलाकर आंखों में डाला जाए, तो यह अनेक प्रकार के नेत्र-विकारों में लाभ करता है ।

स्रोतोंजन को घी के साथ मिलाकर सुरमे के रूप में नेत्रों में लगाने से भी अनेक विकारों में लाभ मिलता है । इसके अभाव में, एरण्ड के तैल का दीपक जलाकर उसके धुएँ से तैयार काजल भी नेत्र विकारों में अच्छा कार्य करता है । आखों में अच्छा व शुद्ध मधु लगाने से नेत्र श्लेष्मा (conjunctiva) में बहुत लाभ मिलता है । दिन में केवल एक बूंद एक बार डालनी चाहिए । कमल के फूलों से तैयार मधु नेत्रों के लिए विशेष रूप से लाभदायक होता है ।

10. शिरःशूल (Headache)

शिरःशूल निम्नलिखित आठ प्रकार का है:

1.	वातिक	(चाल (gait) में अस्थिरता)
2.	पैत्तिक	(दाह)
3.	कफज	(कास, प्रतिश्याय व पीनस के साथ)
4.	सान्निपातिक	
5.	अनन्तवात (migraine)	इसमें सारे सिर में दर्द के साथ-साथ जी मिचलाना व चक्कर आना जैसे लक्षण भी होते हैं ।
6.	शंखक	इसमें शंखक (कनपटी के) भाग में अधिक पीड़ा होती है । इस भाग में सूजन आ जाती है और यह लाल हो जाता है ।
7.	अर्धावभेदक	आधे सिर में दर्द होता है ।
8.	सूर्यावर्त	सूर्य के उदय के साथ-साथ शिरःशूल प्रारम्भ होता है। सूर्य के ताप के समान धीरे-धीरे बढ़ता हुआ सूर्यास्त के साथ समाप्त हो जाता है ।

कारण

सिर दर्द के लिए शारीरिक कारणों के साथ-साथ मानसिक कारण भी उत्तरदायी माने जाते हैं । दृष्टि-दोष, नासारन्ध्र की अन्दर की नालियों में सूजन, उच्च रक्तचाप, अनिद्रा, मस्तिष्क में विद्रधि (brain tumour), अधिक परिश्रम करना, भावनात्मक अथवा मानसिक तनाव, सिर में अधिक सर्दी व गर्मी लगना अथवा धूप लगना, अजीर्ण, कोष्ठबद्धता, आध्मान (अफारा) तथा शरीर के किसी अंग में शोथ एवं परिवर्तन होने से शिरःशूल हो सकता है । ज्वर, इन्फ्लूएँजा (influenza), कास (bronchitis) आदि

रोगों के एक लक्षण के रूप में भी शिरःशूल हो सकता है । इसके चिन्ह व लक्षण दोषों की प्रधानता के अनुसार भिन्न-भिन्न होते हैं ।

चिन्ह व लक्षण (Signs and symptoms)

1. **वातिक शिरःशूल** – चक्कर आना, अनिद्रा, आंखों में सूखापन (शुष्कता), रूक्षता व सिर के विभिन्न भागों में अलग-अलग प्रकार से शूल का होना वातिक प्रकार के शिरःशूल के लक्षण हैं ।
2. **पैत्तिक शिरःशूल** – इस प्रकार के शिरःशूल में दाह और शोथ होता है । कभी–कभी नाक से खून भी आ जाता है ।
3. **कफज शिरःशूल** – सिर में गौरवता (भारीपन), आंखों से पानी आना, मध्य कर्ण (middle ear) में सूजन होना, नाक से पानी बहना, नाक की श्लैष्मिक कला (mucous membrane) में सूजन व नाक में मस्सो (polyps) का पाया जाना कफज शिरःशूल के लक्षण हैं ।
4. **अनन्तवात** – इस प्रकार में सिर के पिछले भाग से शूल प्रारम्भ होकर सिर के अग्रभाग (forehead) व शंखक भाग में फैल जाता है ।
5. **सूर्यावर्त** – इसमें शिरःशूल प्रातः शुरु होता है व सूर्य की बढ़ती गर्मी के साथ दोपहर तक बढ़ता जाता है । फिर जैसे-जैसे सूर्य अस्त होता है, सिर दर्द भी कम होता जाता है ।

चिकित्सा

चूंकि इसका उद्‌गम स्थान बृहद् आन्त्र (colon) है, अतः पूरी तरह से पेट का साफ (मल त्याग) होना आवश्यक है । इसके लिए रेचक औषधि का प्रयोग करना चाहिए ।

इस रोग में बस्ति (medicated enemas) चिकित्सा लाभदायक है । बादाम रोगन (almond oil) के साथ औषधि तैयार करके बस्ति देनी चाहिए । रोगी को चाहिए कि बस्ति द्वारा दी गई औषिधि को आधे घण्टे तक रोक कर रखे । यदि इस अवधि में बस्ति का अवशोषण (absorption) हो जाता है तो यह बहुत लाभकारी होगा क्योंकि स्निग्धता के कारण वायु का प्रकोप नहीं हो पाता । अतः दर्द का स्वतः शमन हो जाता है। यदि कोष्ठबद्धता अधिक हो, तो एरण्ड तैल का प्रयोग करना चाहिए ।

यदि पित्त वृद्धि हो, तो बस्ति में मक्खन या घी मिला लेना चाहिए ।

यदि कफ वृद्धि हो, तो बस्ति में शुण्ठी चूर्ण या मधु मिलाना चाहिए ।

यदि तीनों दोष एक साथ प्रकुपित हों, तो त्रिफला क्वाथ द्वारा बस्ति देनी चाहिए ।

अनन्तवात में प्रायः पित्त शामिल होता है। इसमें बादाम रोगन को थोड़ी देर के लिए उबाल कर उसका जलांश खत्म होने दें। इसे हल्का गर्म ही नाक में डालना चाहिए (नस्य देनी चाहिए)।

'गोदन्ती भस्म' (calcium sulphate) एक ग्राम की मात्रा में दिन में 2-3 बार देनी चाहिए। यह asprin का ही काम करती है।

यदि कफ प्रधान हो तो **'लक्ष्मी विलास रस'** (जिसमें पारद + गंधक + वत्सनाभ आदि सम्मिलित हैं) को मधु के साथ सेवन कराना चाहिए।

यदि पित्त प्रधान हो, तो **'सूतशेखर रस'** (इसमें आमलकी मिश्रित है) का सेवन करें।

यदि वात प्रधान हो, तो **'लक्ष्मी विलास रस'** और **अभ्रक भस्म** मिला कर प्रयोग करें। अभ्रक को 100 बार तपा कर भस्म तैयार करनी चाहिए। इसको घी, दूध या मक्खन के साथ प्रयोग करवाना चाहिए।

सान्निपातिक शिरःशूल में स्वर्ण योगों का प्रयोग करना चाहिए। इनमें स्वर्ण का प्रयोग भस्म के रूप में किया जाता है। जिन योगों में स्वर्ण होता है, उनके नाम के आगे अधिकतर 'महा' विशेषण का प्रयोग किया जाता है। 'महा' का अर्थ है—बड़ा, श्रेष्ठ या महान्। उदाहरण के तौर पर, **'महा लक्ष्मी विलास'**, जिसमें स्वर्ण एक मुख्य घटक है।

यदि पित्त दोष अत्यधिक मात्रा में प्रकुपित हो, तो **'स्वर्ण सूतशेखर'** का प्रयोग किया जाता है। यह उदर रोगों और आमाशयिक व्रण के लिए भी प्रभावशाली औषधि है।

यदि वातदोष अत्यधिक मात्रा में प्रकुपित हो, तो **'बृहत् वात चिन्तामणि'** का प्रयोग करें, इसमें भी स्वर्ण है। यह वायु का शमन करता है।

पथ्य

आहार लघु होना चाहिए तथा कोष्ठबद्धता करने वाला न हो। दही, शीतल आहार और अधिक मधु का प्रयोग नहीं करना चाहिए।

शिरःशूल के अनेक प्रकारों में ध्यान व यौगिक व्यायाम बहुत लाभदायक हैं।

11. अश्मरी (मूत्रमार्ग में पत्थरी)

मूत्रमार्ग की पत्थरी का निर्माण प्रायः कैल्शियम (calcium), फास्फेट्स (phosphates) या आक्सलेट्स (oxalates) आदि लवणों के एकत्रित होने से होता

है । यह पत्थरी मूलतः वृक्क में बनती है और एक लम्बे अरसे तक बिना किसी प्रकार का कष्ट उत्पन्न किए पड़ी रहती है । अतः इसका पता ही नहीं चलता । किन्हीं विशेष कारणों व हालात में ये पत्थरियाँ घुल जाती हैं और अपने स्थान से हट कर मूत्र मार्ग में आ जाती हैं । चूंकि मूत्रमार्ग बहुत तंग होता है, अतः इन पत्थरियों के यहाँ स्थित होने से बहुत तीव्र पीड़ा होती है ।

कारण

पत्थरी वायु की अधिकता के कारण बनती है । वायु शरीर में रूक्षता उत्पन्न करती है, जिसके कारण शरीर के रासायनिक तत्त्व एक केन्द्र या नाभिक (nucleus) पर एकत्रित होने लगते हैं । और अन्ततः एक पत्थरी का रूप धारण कर लेते हैं । इसमें कभी-कभी ऐसा हो जाता है कि पूरा वृक्क ही कैल्शियम से प्रभावित हो जाता है व calcified हो जाता है या बहुत सारी पत्थरियाँ (multiple stones) बन जाती हैं ।

अश्मरी चार प्रकार की होती है :

1. वातिक 2. पैत्तिक 3. कफज 4. शुक्रज ।

अश्मरी की सामान्य सम्प्राप्ति में तो कफ दोष का हमेशा योगदान रहता ही है । प्रकुपित कफ का वायु द्वारा शोषण हो जाता है । इस प्रकार, अश्मरी की सम्प्राप्ति में मुख्य रूप से वात व कफ दोनों ही उत्तरदायी हैं । यह वायु बृहद् आन्त्र (colon) से उत्पन्न होता है ।

उद्‌गम स्थान (Origin)

अश्मरी का उद्‌गम बृहद्‌आन्त्र में होता है । बृहद् आन्त्र से उत्पन्न हुआ दूषित रस जब रसवह स्रोतों के माध्यम से गमन करता हुआ वृक्क, बस्ति (मूत्राशय) व मूत्रप्रणाली (uretera) से जाता है, तो इन स्थानों में स्थित होकर अश्मरी का निर्माण करता है । वृक्क में पत्थरी होने पर इसका आकार बड़ा हो जाता है । और कई बार धीरे-धीरे इनके काम में रुकावट आने लगती है या काम बन्द ही हो जाता है । परिणामतः रक्त में यूरिया (urea) व यूरिकाम्ल (uric acid) की मात्रा बढ़ जाती है । प्रभावित वृक्क के कार्य की पूर्ति करने के लिए स्वस्थ वृक्क को अधिक काम करना पड़ता है । इससे यह स्वस्थ वृक्क भी आकार में बड़ा (enlarged) हो जाता है । कभी-कभी दोनों वृक्को में भी पत्थरी पायी जाती है ।

शुक्रजाश्मरी

इस प्रकार की अश्मरी में पौरुष ग्रन्थि (prostat gland) का स्राव बस्ति (मूत्राशय) में जाकर पत्थरी बनाता है । इस स्राव में शुक्राणु नहीं होते ।

चिन्ह व लक्षण

कुक्षि, नाभिप्रदेश, कटि प्रदेश और बस्ति के भाग में पीड़ा, मूत्र-सम्बन्धी विकार, यथा--मूत्र कठिनाई से आना, कभी-कभी मूत्र के रंग का परिवर्तित हो जाना और मूत्र के साथ रक्त का आना इसके प्रमुख लक्षण हैं। पीड़ा उदर से प्रारम्भ होकर नीचे जनन अंगों की ओर जाती है। इसमें ज्वर, छर्दी, क्षुधा नाश, अनिद्रा व मूत्रप्रवाह में पीड़ा जैसी समस्याएँ भी हो सकती हैं।

वातिक अश्मरी

इसमें बहुत तीव्र शूल होता है व अत्यधिक कष्ट होता है। मूत्र बूंद-बूंद करके आता है और इसका रंग पीला होता है।

पैतिक अश्मरी

इसमें मूत्र बड़ा गर्म आता है व बस्ति प्रदेश में दाह होता है। अश्मरी प्रायः काले रंग की होती है।

कफज अश्मरी

इसमें मूत्र अधिक मात्रा में तथा दूधिया रंग का होता है। इस मूत्र का विशिष्ट गुरुत्व (specific gravity) अपेक्षाकृत अधिक होता है।

शुक्रज अश्मरी

मूत्र में बहुत सा मल या तलछट (sediment) पाया जाता है। क्योंकि शुक्र शरीर के अन्दर रुका हुआ होता है। बस्ति प्रदेश में भयंकर पीड़ा होती है, अण्डकोशों में सूजन, मूत्र में शर्करा अथवा कण (graveluria) पाये जाते हैं। अत्यधिक थकावट (fatigue) की अनुभूति, अरुचि, क्षीणता, दुर्बलता, रक्ताल्पता के विकार, अधिक प्यास, हृदय भाग (cardiac region) में पीड़ा होना (क्योंकि हृदय व वृक्क में सीधा सम्बन्ध है) आदि सब लक्षण शुक्राश्मरी में पाये जाते हैं। हृदय, मस्तिष्क और वृक्क – ये तीनों मर्म अंग हैं। इन्हें **मर्म त्रय** के नाम से जाना जाता है।

चिकित्सा

इसमें सबसे पहले कोष्ठबद्धता को दूर करना अत्यावश्यक है। यदि रोगी कमजोर है, तो उसके लिए तीक्ष्ण रेचक औषधियों का प्रयोग नहीं किया जा सकता है। यदि शरीर में अपान वायु प्रभावित न हो, तो रोगी को शूल नहीं होगा।

एरण्ड तैल से बस्ति (medicated enema) देनी चाहिए, इससे कोष्ठ में चिकनाहट आती है व मल निसृत हो जाता है। हालांकि यह भी एक अस्थायी साधन है, परन्तु कभी-कभी इससे तुरन्त आराम भी मिल जाता है।

इससे अगला कदम है कि अश्मरी को घुला कर या शल्य-क्रिया द्वारा बाहर निकाल दिया जाये। यदि पत्थरी छोटी व घुलने योग्य है, तो अश्मरी को घुलाने वाली व मूत्र-मार्ग को शुद्ध रखने वाली औषधियों का सेवन कराना उचित रहेगा और यदि अश्मरी बड़ी हो या घुलने योग्य न हो तो शल्य क्रिया (surgical operation) द्वारा निकाल देना उचित रहेगा। आयुर्वेद में बस्ति से अश्मरी निकालने के लिए शल्य क्रिया के सम्बन्ध में उल्लेख भी मिलता है। अश्मरी को घुलाने वाली औषधियाँ निम्नलिखित हैं:

1. **पाषाणभेद** (*Bergenia ligulata* or *Bergenia ciliata*) – पाषाणभेद की जड़ (कन्द–rhizome) का चूर्ण या क्वाथ बना कर प्रयोग करें।
2. **गोक्षुर** (*Tribulus terrestris*) – इसका क्वाथ या चाय बना कर दिन में दो बार दें। यह एक अच्छी मूत्रल (diuretic) औषधि है।
3. **शिलाजतु** (Asphalt) – मूत्रप्रणाली व प्रजनन अंगों के लिए एक तीव्र लाभकारी औषधि है।
4. **वरुण** (*Cretiva religiosa*)
5. **गुग्गुलु** (*Commiphora mukul*) – यह प्रकुपित वायु का शमन करता है।
6. **बदर पाषाण**

सिस्टोन (Cystone) एक ऐसी पेटेंट (patent) औषधि है, जिसमें ऊपर बताये गये सभी छः द्रव्य सम्मिलित हैं।

कुलत्थ (*Dolichos biflorus*) एक दाल है, जिसका काढ़ा या यूष बना कर प्रयोग करना चाहिए। पत्थरी (stone) निकल जाने के बाद भी कुछ दिन लगातार इसका प्रयोग करवाना चाहिए।

पथ्यापथ्य

इस रोग में यव (जौ), जौ का पानी (barley water), मरुस्थल (arid zone) में पाये जाने वाले जानवरों का मांस, सफेद पेठे (white pumpkin) व अदरक (ginger) का प्रयोग लाभकारी है।

ऐसे भोजन का सेवन न करें जिससे पेट में वायु बने या कोष्ठबद्धता हो। इस दृष्टि से सेम व दालों का सेवन नहीं करना चाहिए।

पालक का साग कुछ लोगों के पेट में वायु उत्पन्न करता है, वे पालक न खायें। परन्तु कुछ लोगों में यह रेचन का कार्य करता है, उनके लिए इसका सेवन उचित है।

फूल गोभी वायु उत्पन्न करती है, अतः इसमें लशुन व अदरक मिला कर प्रयोग में लाना चाहिए।

अश्मरी यदि ऑक्सेलेट (oxalates) रसायन द्वारा निर्मित हो, तो टमाटर का प्रयोग नहीं करना चाहिए। कच्ची मूली (raw radish) व आलू भी उदर में वायु बनाते हैं, अतः इनका सेवन न करें या कम करें। फलों का रस अधिक मात्रा में लेना चाहिए।

वायु को कम करने के लिए हींग (asafoetida), लशुन व अदरक का प्रयोग करना चाहिए। इस स्थिति में *Aloe vera* के रस का सेवन भी हितकर है।

रोगी को बहुत देर तक लगातार बैठे नहीं रहना चाहिए। भोजन के तुरन्त बाद कुछ मिनिटों तक या तो टहलना चाहिए या कुछ देर लेट जाना चाहिए। एक घण्टा बैठकर काम करने के बाद कुछ मिनिटों के लिए टहल लेना चाहिए। कोष्ठबद्धता न होने पाये, इसके लिए प्रतिदिन किसी रेचक औषधि का सेवन करना चाहिए। जल अधिक मात्रा में लेना चाहिए, ताकि मूत्र अधिक मात्रा में आता रहे। इससे मूत्र-मार्ग साफ रहेगा। यदि रोगी की चिकित्सा उचित प्रकार से की जाय, तो अश्मरी छोटे-छोटे टुकड़ों में विभक्त होकर अपने आप निकल जाती है।

12. रक्तचाप वृद्धि या उच्च रक्तचाप (High Blood Pressure)

कारण

लगातार वायुवर्धक पदार्थों का सेवन करने से और मानसिक तनाव व चिन्ता से वायु प्रकुपित हो जाता है। यह वृद्ध वायु रक्तवाहिनियों की लचक (elasticity) को शुष्क करके कम कर देता है। कोष्ठबद्धता तथा मूत्र व मल के वेग को रोकने से अपान वायु कुपित हो जाता है। यह कुपित वायु हृदय व रक्तवाहिनियों को प्रभावित करता है। (हृदय व वृक्क का परस्पर सीधा सम्बन्ध है।) रक्तचाप की वृद्धि सीधे हृदय से प्रारम्भ हो सकती है। यदि रोगी अधिक चिन्ताग्रस्त हो, तो यकृत् व वृक्क भी प्रभावित होते हैं।

उद्गम स्थान (Origin)

चूंकि यह व्याधि बृहद् आन्त्र (colon) से भी उत्पन्न होती है, अतः पेट साफ रखने पर विशेष ध्यान देना चाहिए। मानसिक स्थितियाँ इस रोग के लिए बहुत हद तक उत्तरदायी हैं। अतः मानसिक तनाव को कम करना चाहिए।

चिकित्सा

रक्तचाप को कम करने वाली औषधियाँ कुछ विषैला प्रभाव उत्पन्न कर सकती हैं और इनके सेवन से केवल अस्थायी रूप से ही लाभ होता है। इसलिए इसके स्थान पर 2–4 औंस (50 मि. लि.–100 मि. लि.) की मात्रा में तिल तैल की हर तीसरे दिन बस्ति देने से लाभ होता है। नियमित रूप से **त्रिफला चूर्ण** का सेवन करना चाहिए। एक छोटा चम्मच त्रिफला चूर्ण एक गिलास पानी में रात को भिगो दें। सुबह छान कर प्रतिदिन सेवन करें। इससे रक्त में मिश्रित आम दोष रक्त से अलग हो जाता है और मल के साथ बाहर आ जाता है। इस औषधि को कम से कम तीन मास तक लगातार सेवन करना चाहिए।

रोगी को रात्रि में अच्छी नींद आये, इसका ध्यान रखना चाहिए। एक तरफ वातवृद्धि के कारण नींद नहीं आती, तो दूसरी ओर रात्रि में निद्रा न आने से वायु और बढ़ जाती है। इस प्रकार नींद न आना और वायु की वृद्धि का चक्र चलता रहता है।

उच्च रक्तचाप के अनेक रोगियों को ब्राह्मी के सेवन से लाभ होता है व नींद आने लगती है। तैल व पानी को बराबर मात्रा में मिलाकर पैरों के तलुओं (soles) पर मालिश करने से लाभ होता है। सिर पर तैल की मालिश से भी नींद में लाभ होता है। पिप्पली मूल (root of *Long pepper*) के प्रयोग से भी अच्छी नींद आती है।

एक अन्य योग – पके केले को बीच में से चीरकर इसमें जीरे का चूर्ण डालकर रात्रि में सोने के समय खाने से भी नींद में लाभ मिलता है।

उपयोगी औषधि द्रव्य

1. **ब्राह्मी** - बहुत से रोगियों को इसके लेने से नींद आ जाती है। इसके साथ पानी व ब्राह्मी तैल बराबर-बराबर मिला कर पैरों के तलवों की मालिश करें व शिरोऽभ्यंग भी करें।
2. **वचा** (*Acorus calamus*)
3. **जटामांसी** (*Nardostachys jatamansi*)
4. **तगर** (*Valeriana wallichii*)
5. **सर्पगन्धा** (*Rauwolfia serpentina*)—इसकी जड़ दूसरी औषधि द्रव्यों के साथ मिला कर सेवन करें।

एक बनी बनायी (patent) औषधि बाजार में उपलब्ध है Santab, जिसमें सर्पगन्धा को छोड़ कर उपरिलिखित सभी औषधि-द्रव्य सम्मिलित हैं। और इससे अधिक प्रभावशाली औषधि है —**Santab Forte** जिसमें सर्पगन्धा भी शामिल है।

16वीं शताब्दी में एक जर्मन चिकित्सक श्री Rauwolf ने आयुर्वेदिक ग्रन्थों को पढ़ कर सर्पगन्धा की खोज की थी । अतः इस औषधि का नाम उसी चिकित्सक के नाम पर *Rauwolfia serpentina* रखा गया । इसे **सर्पबूटी** (snake root) भी कहा जाता है । इसकी उपलब्धि के बाद रक्तचाप कम करने वाली अनेकों पाश्चात्य औषधियों का प्रयोग बन्द हो गया । सर्पगन्धा में पाया जाने वाला रिसर्पाइन (reserpine) नामक तत्त्व (alkaloid) रक्तचाप कम करने (antihypertensive) तथा नींद लाने के लिए शामक (sedative) के रूप में बहुत प्रभावशाली औषधि है । पश्चिम चिकित्सा जगत् में अकेले इसी रासायनिक तत्त्व का प्रयोग होता है । परन्तु आयुर्वेदिक औषधियों में सम्पूर्ण सर्पगन्धा का प्रयोग किया जाता है । जब किसी भी वनस्पति में अनेक तत्त्वों का सम्मिश्रण होता है, तो इन तत्त्वों का विश्लेषण करके उन्हें अलग-अलग प्रयुक्त करना उसकी पूर्णता को नष्ट करना है । यह प्रक्रिया आयुर्वेद में प्रयुक्त नहीं होती । अर्थात् आयुर्वेदीय औषधियों की निर्माण-प्रक्रिया में किसी भी द्रव्य के प्रयोज्य अंश में से रासायनिक तत्त्वों को पृथक् नहीं किया जाता । उसे सम्मिश्रण के उसी मौलिक रूप में ही प्रयुक्त किया जाता है । इससे रिसर्पाइन (reserpine) जैसे क्षाराभ (alkaloid) में विद्यमान विषाक्त प्रभाव शरीर को दूषित नहीं कर पाता । क्योंकि द्रव्य में पाये जाने वाले दूसरे तत्त्व इस विषाक्त प्रभाव को स्वयमेव नष्ट कर देते हैं । आवश्यकतानुसार विषाक्त द्रव्यों को अन्य द्रव्यों की भावना आदि देकर केवल विशुद्ध और विषरहित बना लिया जाता है ।

13. विचर्चिका (Eczema)

विचर्चिका (eczema) एक चर्म रोग (skin disease) है । यह तीव्र प्रकार का हो अथवा जीर्ण (chronic) हो, कण्डू और शोथ से युक्त होता है । यह स्पर्श से फैलने वाली व्याधि नहीं (non-contagious) है । इस रोग में त्वचा में लालिमा होती है और यह लालिमा रोग से प्रभावित स्थान के चारों ओर स्वस्थ त्वचा तक फैल जाती है । पाश्चात्य चिकित्सा के अनुसार इस रोग का कारण अज्ञात है । कई बार रासायनिक औषधियों के अत्यधिक सेवन से, अथवा खुजली, जलन आदि स्थानीय उत्तेजक तत्त्वों (irritants) के कारण भी त्वचा पर विचर्चिका (eczema) के समान ही फफोले या चकत्ते (eruptions) हो जाते हैं, जिसे चिकित्सा-शास्त्र की भाषा में (dermatitis medicamentosa, contact dermatitis अथवा dermatitis venenata) कहा जाता है ।

कारण

विरुद्ध आहार व पेय-पदार्थों का सेवन ।

अत्यन्त गरिष्ठ पदार्थों का निरन्तर सेवन ।

प्राकृतिक वेगों को, विशेषतया वमन के वेग को रोकना ।

भोजन के तुरन्त बाद शारीरिक श्रम करना ।

यकायक ठण्डे से गर्म व गर्म से ठण्डे वातावरण में जाना ।

नवीन (नये) धान्य व अन्न आदि का, खट्टे पदार्थों व मांस-मछली आदि का अधिक मात्रा में सेवन ।

भोजन के पाचन से पूर्व ही सम्भोग करना ।

आदर के योग्य व्यक्तियों को आदर न देना ।

चयापचय क्रिया का विकृत होना ।

लसीका वाहिनियों का विकृत होना ।

आवश्यकता होने पर दोषों के संशोधन के लिए **'पंचकर्म'** चिकित्सा का प्रयोग न करना ।

विचर्चिका रोग की सामान्य सम्प्राप्ति में तीनों ही दोष प्रकुपित होते हैं । इसकी चिकित्सा करते समय त्वचा, मांस, लसीका अथवा रस वाहिनियों के विकारों को दूर करना व प्रभावित स्थान पर उपस्थित कीटाणुओं को नष्ट करना अत्यावश्यक है ।

चिकित्सा विधि

आहार की अनुचित आदतों व अनुचित क्रिया-कलापों में परिवर्तन लाकर सुधार करना चाहिए । शोधन कर्म द्वारा दोषों व मलों का शुद्धिकरण करें । अनेक प्रकार के चर्म विकार मनोदैहिक (शारीरिक व मानसिक (psycho-somatic) कारणों से उत्पन्न होते हैं, अतः चिकित्सा करते हुए तन व मन दोनों को ध्यान में रखना आवश्यक है । इस रोग को नष्ट करने के लिए मलों को शरीर से निकाल कर शरीर का शोधन करना अत्यन्त आवश्यक है । अतः कोष्ठ के शुद्धिकरण का उपाय करना चाहिए । इसके लिए :

1. रोगी को तीव्र रेचक औषधि का प्रयोग करवाना चाहिए ।
2. रक्त व रस के विकारों को नष्ट करना चाहिए । रसवाहिनियों को व्यवस्थित रखने का कार्य यकृत् करता है । अतः ऐसी औषधियों का भी प्रयोग करना चाहिए, जो यकृत् के कार्य को सुचारु रूप से चलाने में सहायक हों । इसके

लिए तिक्त रस प्रधान द्रव्यों का सेवन करवाना चाहिए । तिक्त पदार्थ रक्त से अशुद्धियों (impurities) को दूर करके यकृत् की कार्य व्यवस्था को ठीक करते हैं ।

3. दही का प्रयोग नहीं करना चाहिए, क्योंकि यह अपने अभिष्यन्दि गुण के कारण वाहिनियों में रुकावट पैदा करता है ।
4. चर्म विकारों में नमक का सेवन नहीं करना चाहिए, क्योंकि यह क्लेदक होता है । यदि नमक का प्रयोग करना ही हो तो सैंधव नमक का प्रयोग करना चाहिए ।

औषधि

इसमें दो प्रकार की औषधियों का प्रयोग किया जाता है :

1. **बाह्य प्रयोग** – कीटाणुओं के नाश तथा त्वचा की विक्षति की पूर्ति व व्रण आदि को भरने के लिए ।
2. **आभ्यन्तर प्रयोग** – रक्त शोधन, रेचन व यकृत् की कार्यप्रणाली में सुधार हेतु तिक्त रस प्रधान औषधीय द्रव्यों का प्रयोग करायें । इस प्रकार के द्रव्यों में प्रमुख व अत्युपयोगी द्रव्य हैं :

खदिर (*Acacia catechu*)

निम्ब (*Margosa indica*)

बहुत से योगों में दोनों औषधि-द्रव्यों का एक साथ प्रयोग किया गया है ।

हरिद्रा (turmeric)

घृतकुमारी (*Aloe vera*)

बाह्य प्रयोग के लिए भी ये बहुत लाभदायक औषधियाँ हैं ।

आयुर्वेद में वर्णित विधि के अनुसार **गन्धक** को शुद्ध करके प्रयोग में लाया जाता है । इसको vaseline या शहद के छत्ते की मोम (bee's wax) के साथ मिला कर मरहम बनाई जाती है । यह कीटाणुओं (germs) को नष्ट करने वाली अच्छी औषधि है । शुद्ध गन्धक का प्रयोग खाने में भी किया जाता है । यह यकृत् के विकारों को दूर करने, दोषों के शमन के लिए, उच्छिष्ट पदार्थों (मलों) को शरीर से बाहर निकालने के लिए और रक्त के शुद्धिकरण के लिए काफी उपयोगी औषधि है । 100 मि.ग्राम शुद्ध गन्धक मधु के साथ, खाली पेट दिन में दो बार दें । इस प्रकार की अनेक तैयार औषधियाँ बाजार में उपलब्ध हैं ।

गन्धक उष्णवीर्य औषधि है । अतः इसके प्रयोग के दौरान रोगी को गर्मी या धूप में अधिक समय तक नहीं रहना चाहिए । यदि गंधक का प्रयोग अधिक मात्रा में किया

जाए, तो यह रक्त के साथ मिलकर त्वचा पर विस्फोट (फफोले) या चकत्ते उत्पन्न कर सकती है । इन **rashes** को ठीक करने के लिए नारियल की गिरि (**pulp**) का सेवन अत्युपयोगी है । शुद्ध गन्धक के सेवन से विस्फोट की उत्पत्ति बहुत ही कम होती है, फिर भी इसकी सम्भावना तो बनी रहती ही है । कफज प्रकृति के लोगों के लिए शुद्ध गन्धक साधारणतः अच्छी औषधि है । परन्तु पैत्तिक प्रकृति वालों को इसका सेवन सावधानी से करना चाहिए, क्योंकि उष्णवीर्य होने के कारण इन्हीं लोगों में हानिकर प्रभाव उत्पन्न करती है ।

इस रोग में वमन करवाना भी उपयोगी है । वमन खाली पेट में ही करवाना चाहिए । वमन के बाद निम्नलिखित पथ्य देना चाहिए :

प्रथम दिन	पेया (पतला)
दूसरे दिन	पेया (गाढ़ा)
तीसरे व चौथे दिन	सब्जियों का यूष (**vegetable soup**)
पांचवें व छठे दिन	मांस यूष (**meat soup**)
सातवें दिन	सामान्य भोजन

वमन के बाद का पहला भोजन तो बहुत हल्का होना चाहिए ।

गंधक रसायन

यह गन्धक द्वारा बनायी गयी पुष्टिकारक औषधि (**tonic**) है । एक-एक छोटा चम्मच दिन में दो बार उष्ण दूध या मधु के साथ दें ।

यदि विचर्चिका इससे भी ठीक न हो, तो **संखिया** (**arsenic**) के योगों का प्रयोग करना चाहिए । संखिया तीन प्रकार का है – सफेद संखिया, पीला संखिया (**orpiment**) व लाल संखिया (**realgar**) । पीला संखिया तैयार करने के लिए इसे कूष्माण्ड (सफेद पेठा-**white pumpkin**) के स्वरस में सात दिन तक भिगो कर रखें । कूष्माण्ड का स्वरस संखिया के विषैले प्रभाव को दूर करने में भी प्रयुक्त किया जाता है। संखिया को सात दिन तक भिगोने के पश्चात् मर्दन करके सुखाया जाता है। इस पूरी विधि को सात बार दोहराया जाता है । इस शुद्ध संखिया के चूर्ण को अभ्रक के दो पत्रों के बीच में रख कर भट्टी में तपाना चाहिए । इसमें से उठने वाला धुआँ विषैला होता है । अतः उसे सांस के द्वारा अन्दर नहीं जाने देना चाहिए, क्योंकि यह हानि पहुँचाता है । अभ्रक के इन पत्रकों (**sheets**) को चिमटे की सहायता से पलटते रहना चाहिए । इससे और अधिक धुआँ निकलेगा । जब धुआँ आना बन्द हो जाए, तो इसे ठण्डा होने दें । इससे एक सुन्दर लाल रंग की तह तैयार हो जाती है, जिसे **'रस माणिक्य'** कहते हैं । 100 मि.ग्रा. 'रस माणिक्य' को मधु व घृत

के साथ मिलाकर सेवन करना चाहिए । ग्रीष्म ऋतु में इस औषधि का सेवन नहीं करना चाहिए । इस औषधि के साथ दूध, घी व मधु का सेवन अधिक मात्रा में करना चाहिए । जहाँ तक हो सके नमक बन्द कर देना चाहिए । यदि नमक बन्द न कर सकें, तो केवल सैंधव नमक (rock salt) का प्रयोग करना चाहिए।

चण्ड मारुथम्

यह एक सिद्ध चिकित्सा का योग है । यह पारद व संखिया के योग से बनाई जाती है । (इस औषधि के नाम का वास्तविक अर्थ है—भयानक क्रुद्धावस्था में हनुमान ।) इस औषधि का प्रयोग गर्मी के दिनों में नहीं करवाना चाहिए । हो सकता है कि रोगी को इस औषधि के 2 या 3 कोर्सों के देने की आवश्यकता पड़े । इस औषधि के कुछ अन्य आनुषंगिक प्रभाव (side effects) भी हो सकते हैं । जैसे—लालास्रावा का आधिक्य, मुख व मूत्रमार्ग (urethra) में व्रण, मल त्याग में कठिनाई, सभी श्लैष्मिक संधियों व पलकों में व्रणों का होना । इन सभी उपद्रवों व दुष्प्रभावों को ठीक करने के लिए नारियल की गिरि (pulp) का सेवन कराना चाहिए, जैसा कि गन्धक प्रयोग के विषय में कहा गया है ।

विचर्चिका व अन्य चर्म विकारों में साबुन का प्रयोग नहीं करना चाहिए, क्योंकि साबुन में मिले रासायनिक तत्त्व हानिकारक होते हैं । इसके स्थान पर शरीर को साफ करने के लिए बेसन (chick pea powder) का प्रयोग करना चाहिए ।

14. हृदय रोग (Heart Diseases)

हृदय मन का आश्रय स्थान है और प्राण वायु का स्रोत भी है । शरीर के तीन मुख्य मर्म स्थानों में (vital organs—हृदय, वृक्क, मस्तिष्क) हृदय भी शामिल है ।

हृदय से सम्बन्धित रोग निम्नलिखित पांच प्रकार के हैं :

1. वातिक
2. पैत्तिक
3. कफज
4. सान्निपातिक
5. कृमिज (caused by infection)

हृदय रोग सर्वाधिक गम्भीर प्रकार के विकार हैं । अतः इनकी सफलता-पूर्वक चिकित्सा करने के लिए पर्याप्त ज्ञान का होना आवश्यक है । इसकी चिकित्सा में प्रयुक्त होने वाली केवल कुछ सहायक औषधियों की ही यहाँ चर्चा करेंगे :

1. **अर्जुन (*Terminalia arjuna*)**

यह एक बड़ा वृक्ष है। इसकी छाल की चाय या अरिष्ट (alcoholic drink) बना कर प्रयोग में लाया जाता है। अरिष्ट का प्रयोग सदा भोजन के बाद करना चाहिए।

2. **अभ्रक (Mica)**

यह हृदय रोग के लिए एक अच्छा खनिज औषधि-द्रव्य है। इसकी भस्म बना कर प्रयोग में लाई जाती है।

3. **स्वर्ण**

स्वर्ण अग्निमहाभूत प्रधान होने पर भी शीतवीर्य है और हृदय के लिए उत्तम औषधि है।

अभ्रक और स्वर्ण भस्म से मिश्रित अनेक योग हैं, जिनका प्रयोग हृदय रोगों में किया जाता है। इनमें एक प्रमुख प्रचलित योग है—**'योगेन्द्र रस'**। यह तंत्रिका तंत्र (nervous system) के विकारों में भी उपयोगी है। इसकी 125 मि.ग्रा. की एक-एक गोली दिन में दो बार मधु के साथ देनी चाहिए।

4. **मुक्ता**

हृदय की मांसपेशियों को शक्ति प्रदान करता है। आन्तरिक रूप से सेवन करने के साथ-साथ बाह्य रूप से मुक्ताधारण करना भी लाभप्रद है।

5. **नागार्जुनाभ्रक**

यह भी हृदय रोगों के लिए लाभकारी औषधि है। इसमें अभ्रक व अर्जुन मुख्य द्रव्य हैं। इसकी 125 मि. ग्रा. की दो-दो गोलियाँ सुबह व शाम को देनी चाहिए।

ऊपर कही गयी सभी औषधियाँ जन्मजात हृदय विकारों (congenital heart defects) को ठीक नहीं कर सकतीं। उदाहरण के तौर पर, हृदय के पर्दे का छेद (foramen) दवाइयाँ खाने से बन्द नहीं हो सकता।

हृदय रोगों में वायु मुख्य रूप से प्रवृद्ध होता है। वायु में भी प्राण वायु और उदान वायु दोनों प्रकुपित होते हैं। अतः वातवर्धक पदार्थों का सेवन नहीं करना चाहिए।

मानसिक व शारीरिक दोनों प्रकार के तनावों से दूर रहना चाहिए। आहार नियमित रूप से लेना चाहिए व पेट में वायु को नहीं बनने देना चाहिए। क्योंकि यह हृदय पर दबाव डाल कर कष्ट को बढ़ा सकता है।

केवल मृदु रेचन का प्रयोग करना चाहिए। ऐसे द्रव्यों का सेवन करना चाहिए, जिससे वायु का अनुलोमन होता रहे।

15. शूल (Colic Pain)

शूल कई कारणों से हो सकता है। जैसे—आमाशय शोथ, व्रण, वृक्काश्मरी, क्षुद्रान्त्रपुच्छ शोथ (appendicitis), पित्ताशयगत अश्मरी, आन्त्र में ऐंठन (intestinal spasm) आदि के कारण।

सर्वप्रथम इस शूल (colic) के लक्षणों को दूर करने के लिए तुरन्त चिकित्सा की जाती है। तदुपरान्त शूल के मूल कारण के रूप में व्याधि की खोज की जाती है। इसके लिए आवश्यकतानुसार तुरन्त परीक्षणों की आवश्यकता होती है।

शूल में वायु का शमन पहले किया जाता है। क्योंकि दर्द का मुख्य कारण वायु का प्रकोप है। इसमें तैल और घी का आवश्यकतानुसार प्रयोग कराया जाता है तथा रेचन और बस्ति (enema) भी तैल के द्वारा दी जाती है। हल्के हाथ से रोगी के उदर पर मालिश करनी चाहिए।

इसमें **शंख** (conch-shell) **भस्म** और **कौड़ी भस्म** के द्वारा तैयार योग लाभदायक हैं। कौड़ी भस्म के लिए पीताभ व वजन में भारी कौड़ी औषधीय दृष्टि से उत्तम मानी गई है।

कौड़ी के द्वारा औषधि बनाने की विधि

एक बोतल में लगभग 4 औंस (120 मि.लि.) नींबू के स्वरस (lemon juice) में एक कौड़ी डाल दें। कौड़ी इसमें घुल जायेगी। इसमें थोड़ा सैंधव नमक मिला दें। इस मिश्रण का आधा चम्मच रोगी को पीने को दें। यह औषधीय मिश्रण 6 मास तक प्रभावशाली रहता है।

शंख भस्म बनाने की विधि

शंख को सिरके के साथ मर्दन (triturate) करते हैं और फिर आग पर तपाते हैं। इस प्रकार सात बार मर्दन (घोट) कर आग पर तपाया जाता है। तत्पश्चात् इसका क्षारीय, तीखा या दाहक (caustic) प्रभाव समाप्त हो जाना चाहिए। यदि क्षारीय प्रभाव समाप्त न हो, तो इसे दूध की भावना देनी चाहिए। इस भस्म को 1 ग्राम की मात्रा में शहद या पानी में मिलाकर दिन में दो-तीन बार रोगी को देना चाहिए।

यदि शूल सारे शरीर में है, तो वह वातप्रधान स्थिति है।

यदि शूल के साथ दाह (burning sensation) हो, रोगी क्षीण होता जा रहा हो, तो वह अवस्था पित्तप्रधान है।

यदि शूल के साथ छर्दि व हृल्लास (nausea-जी मिचलाना) के लक्षण हों, तो यह शूल कफप्रधान है ।

शूल में वायु और पित्त की प्रधानता होने पर कौड़ी का सेवन अधिक प्रभावशाली होता है, जबकि कफ प्रधान शूल में शंख अधिक लाभदायक होता है ।

कभी-कभी शंख और कौड़ी भस्म का एक साथ ही प्रयोग किया जाता है । ये दोनों उष्णवीर्य हैं । अतः तुरन्त अपना प्रभाव उत्पन्न कर शूल का शमन करते हैं । पित्त प्रधान शूल की अवस्था में कौड़ी भस्म के साथ **प्रवाल** व **मुक्ता** पिष्टी को मिलाकर देना चाहिए । क्योंकि मुक्ता, प्रवाल और मुक्ताशुक्ति (सीप) शीतल प्रभावकारी औषधियाँ हैं ।

प्रवाल (coral) व मुक्ता (pearl) का एक मास तक गुलाब जल के साथ मर्दन किया जाता है । भस्म के रूप में इनका शीतल प्रभाव (cooling effect) अपेक्षाकृत कम होता है ।

सभी प्रकार के शूल में **ईसबगोल** के बीज गर्म दूध के साथ रात को सोने से पूर्व सेवन कराये जा सकते हैं । ईसबगोल के बीजों का छिलका इस रोग में विशेष रूप से अधिक प्रभावशाली है । ईसबगोल का यह छिलका अतिसार और प्रवाहिका में भी लाभ करता है, परन्तु इस अवस्था में इसे दूध की अपेक्षा दही या छाछ के साथ लेना चाहिए ।

16. प्रतिश्याय (Common Cold)

प्रतिश्याय हल्का या तीव्र प्रकार का एक विषाणुजन्य संक्रमण है, जो संसर्ग से फैलता है व श्वसन प्रणाली के ऊपरी अंगों को प्रभावित करता है । यह संक्रमण अल्प समयावधि तक रहता है तथा इसमें नाक की श्लैष्मिक झिल्ली में सूजन (coryza), आंखों से पानी बहना, खांसी और कभी-कभी बुखार होना—ये प्रमुख लक्षण पाये जाते हैं ।

वर्द्धक कारण (Precipitating causes)

ठण्ड में अधिक रहना, ठण्डे पेय पदार्थों का सेवन, वातावरण के तापमान में सहसा परिवर्तन आदि प्रतिश्याय वृद्धि के कारण हैं । प्रतिश्याय चार प्रकार का होता है :

1. वातिक,
2. पैत्तिक,
3. कफज,
4. सान्निपातिक ।

1. **वातिक प्रतिश्याय**

इसमें सारे शरीर में पीड़ा होती है । खास तौर पर सिर में अधिक पीड़ा होती है।

2. **कफज प्रतिश्याय**

बहुत छींकें आती हैं, आंख, नाक से श्लेष्मा युक्त पानी आता है व सिर में भारीपन होता है ।

3. **पैत्तिक प्रतिश्याय**

नाक में रुकावट मालूम पड़ती है अर्थात् नाक बन्द रहता है । नाक में जलन महसूस होती है और सूखी छींकें आती हैं ।

4. **सान्निपातिक प्रतिश्याय**

यह अधिक गम्भीर प्रकार का प्रतिश्याय है । इसमें ज्वर व खांसी भी होते हैं ।

उद्भव स्थान (Site of origin)

प्रतिश्याय का उद्भव स्थान आमाशय है । यदि प्रतिश्याय की चिकित्सा न की जाये तो यह साइनोसाइटिस (**inflammation of sinus**) में बदल जाता है । इस अवस्था में भी यदि इसकी चिकित्सा न हो पाये, तो फिर यह रोग जीर्ण कास या श्वास (asthma), विशेष रूप से श्वसनिका दमा (**bronchial asthma**) में परिवर्तित हो जाता है ।

चिकित्सा

इस रोग में रोगी को लंघन (उपवास) अथवा हल्का भोजन करना चाहिए । दिन में रोगी को सोने नहीं देना चाहिए । शुण्ठी/अदरक, काली मिर्च (**black pepper**) और पिप्पली (**long pepper**) के चूर्ण को बराबर-बराबर मिला कर (इस मिश्रण का नाम **त्रिकटु** है) ¼ चम्मच की खुराक में थोड़े से मधु के साथ मिलाकर दें । यह आमाशय को दोषरहित करता है, जो कि इस व्याधि का उद्भव स्थान है ।

यूक्लिप्टस के तैल को उबलते पानी में डाल कर उस भाप को नासा द्वारा अन्दर खींच कर लेने से भी लाभ होता है । यदि प्रतिश्याय बार-बार होता है या पुराना हो जाय, तो सरसों के तैल की दो-दो बूंदें नाक में डालने से जल्दी आराम मिलता है । प्रारम्भ में यह थोड़ी सी जलन करता है ।

हल्दी (turmeric) के चूर्ण को एक-एक चम्मच की मात्रा में दूध के साथ उबाल कर अथवा गर्म दूध में मिला कर दिन में दो-तीन बार दें ।

प्रारम्भ में रेचक औषधियों का प्रयोग नहीं करना चाहिए । कुछ दिन बाद जब आम दोष कोष्ठगत हो जाए तो रेचक द्रव्यों का प्रयोग किया जा सकता है, जिससे

इसका शरीर से सुविधापूर्वक निर्हरण हो जाता है । यूष में '**त्रिकटु चूर्ण**' को मिलाकर सेवन करें । इसके पश्चात् कफ के शमन के लिए औषधि का सेवन करना चाहिए । इसके लिए रेचक अथवा वामक औषधियाँ उपयोगी रहेंगी । इस उद्देश्य से यौगिक क्रियाओं में उल्लिखित क्रिया '**कुंजल**' विशेष लाभदायक है । कुंजल के लिए 5-6 गिलास गुनगुने पानी में नमक डाल कर या **मधुयष्टी चूर्ण** का क्वाथ बना कर खाली पेट में पिलाया जाता है और वमन द्वारा बाहर निकाला जाता है । इसके द्वारा कोष्ठगत कफ व आमदोष भी बाहर आ जाते हैं ।

औषधीय योग

लक्ष्मी विलास रस

यह पारद, गंधक, काली मिर्च, वत्सनाभ (aconite) व टंकण (borax) का एक योग है ।

नारदीय लक्ष्मीविलास रस

यह 'लक्ष्मी विलास रस' से अधिक प्रभावशाली योग है । इसमें वत्सनाभ के स्थान पर धतूरा (कनक) मिलाया जाता है । यह अत्यधिक रूक्ष प्रभाव उत्पन्न करता है व कफ को सुखाता है ।

महालक्ष्मीविलास रस

यदि प्रतिश्याय बहुत पुराना हो गया हो व बार-बार हो, तो इन स्थितियों में 'महालक्ष्मीविलास रस' का प्रयोग कराया जाता है । यह लक्ष्मीविलास रस और स्वर्णभस्म का योग है । स्वर्ण भस्म से लक्ष्मीविलास रस अधिक प्रभावशाली हो जाता है । अतः जीर्ण प्रतिश्याय (rhinitis व sinusitis) में अधिक लाभकारी है ।

अमृतधारा

यह कर्पूर, सत्त पुदीना (menthol) और सत्त अजवायन (thymol) को मिला कर तैयार की गई औषधि है, जो प्रतिश्याय में लाभदायक है ।

च्यवनप्राश

च्यवनप्राश भी इस अवस्था में बहुत उपयोगी है ।

प्रतिश्याय की तीव्रावस्था में हरीतकी का सेवन अधिक लाभकारी सिद्ध नहीं होता ।

17. अभ्यंग (Massage-मालिश)

'**पंचकर्म**' चिकित्सा से पूर्व रोगी को स्नेहन (oleation) व स्वेदन (fomentation) कराना अत्यावश्यक है । इस आधार पर 'पंचकर्म' चिकित्सा को निम्न क्रम से करना चाहिए ।

पूर्वकर्म (preparation)
1. स्नेहन (oleation) जिस में मालिश भी सम्मिलित है
2. स्वेदन (fomentation)

पंचकर्म
1. वमन (emesis)
2. विरेचन (purgation)
3. निरूहण बस्ति (औषधियों के क्वाथ द्वारा दी गयी बस्ति)
4. अनुवासन (तैल अथवा अन्य स्निग्ध औषधियों से तैयार स्नेह युक्त बस्ति)
5. नस्य (inhalation therapy)–नासिका द्वारा औषधियों को अन्दर खींचना ।

स्निग्ध (तैलीय) द्रव्य
1. विभिन्न प्रकार के तेल और घी।
2. पशुओं से प्राप्त चर्बीयुक्त पदार्थ (वसा)।
3. मज्जा से प्राप्त चर्बी (मज्जा) ।

तैल – स्निग्ध द्रव्यों में तैल सबसे कम चिकना (greasy) होता है ।

घृत – तैल की अपेक्षा घृत अधिक चिकना होता है ।

वसा – जानवरों से प्राप्त चर्बी घृत से अधिक चिकनी होती है ।

मज्जा – इन सभी द्रव्यों से अधिक चिकनी होती है ।

इन सभी द्रव्यों में अपने-अपने विशिष्ट गुण हैं । यदि तैल या घृत को भिन्न-भिन्न औषधीय द्रव्यों के साथ उबाला जाय तो, उस योग में उन सभी द्रव्यों के औषधीय गुण भी सम्मिलित हो जाते हैं ।

मालिश (massage) के लिए प्रायः तैल का प्रयोग किया जाता है । यह सस्ता होने के साथ-साथ वायु का शमन करने वाला अत्युपयोगी स्नेहन द्रव्य है । अत्यधिक शीतप्रधान देशों, जैसे मंगोलिया में वसा अर्थात् जानवरों की चर्बी (animal fats) का प्रयोग किया जाता है ।

तिल तैल के अभ्यंग से वायु का शमन होता है । बादाम का तैल (बादाम रोगन) नाड़ियों (nerves) अर्थात् तंत्रिका-तंत्र को शक्ति प्रदान (tones up) करता है ।

अभ्यंग के तैलों से सम्बद्ध कुछ सामान्य नियम

1. श्रान्त (थके हुए) और अधिक शक्ति (strength) के इच्छुक रोगी के लिए '**नारायण तैल**' द्वारा अभ्यंग उचित है । इस तैल में अनेक जड़ी-बूटियाँ सम्मिश्रित हैं ।

2. जिनके सारे शरीर में दर्द हो, साधारण दर्द हो अथवा निराम-वात (आम दोष रहित प्रकुपित वायु होने पर) रोगी के लिए '**नारायण तैल**' या '**महा नारायण तैल**' द्वारा अभ्यंग करना चाहिए। 'महानारायण तैल' 'नारायण तैल' की अपेक्षा अधिक चिकना व अधिक प्रभावकारी है।
3. संधियों में शूल, आमवात (अर्थात् वायु + आम दोष) या गठिया का प्रकोप होने पर '**सैंधवादि तैल**' से अभ्यंग करनी चाहिए।
4. दाह (burning sensation), निद्रानाश (sleeplessness) तथा पित्त वृद्धि होने पर '**भृंगराज** (*Eclipta alba*) **तैल**' या '**ब्राह्मी तैल**' का प्रयोग करना चाहिए।

   यदि अनिद्रा में सामान्य रूप से मालिश करनी हो, तो तिल तैल में पानी मिलाकर हाथों व पैरों के तलवों में मालिश करनी चाहिए। परन्तु भृंगराज के साथ पकाया गया तैल बहुत लाभदायक है।
5. चर्म विकारों में '**कुष्ठराक्षस तैल**' का प्रयोग करना चाहिए। तन्त्रिकाओं (नाड़ियों nerves) को शक्ति प्रदान करने के लिए बादाम के तैल (बादाम रोगन) से अभ्यंग हर स्थिति में उपयोगी है। यह उन्माद की स्थिति, मनोदौर्बल्य, भावनात्मक अथवा सांवेदनिक समस्याओं (emotional problems) व औषधियों के सेवन से उत्पन्न तंत्रिका विकारों (drug addiction) में भी बहुत लाभदायक है।

   यदि पीड़ा अधिक हो तो प्रतिदिन अभ्यंग की जा सकती है।

अभ्यंग केन्द्र से बाहर (centre to periphery), हृदय से बाहर की ओर, ऊपर से नीचे की ओर करना चाहिए, आधुनिक और भौतिक चिकित्सा (physio therapy) के सदृश नीचे से ऊपर की तरफ नहीं।

हृदय से विपरीत दिशा की ओर अभ्यंग करने से रक्त में चयापचय के द्वारा उत्पन्न हुए मल पसीने के साथ बाहर निकल जाते हैं।

अभ्यंग करने से शरीर में ऊष्मा उत्पन्न होती है। अतः इसके तुरन्त बाद स्नान करना अथवा हवा लगना हानिकारक है। आधा घण्टा आराम करने के बाद गर्म जल से स्नान या फव्वारा (shower) लिया जा सकता है। सिर को बहुत हल्के गर्म पानी से धोना चाहिए। अधिक गर्म पानी से सिर धोना हानिकारक है।

स्वेदन के उद्देश्य से अवगाहन (hot bath) के लिए पानी में **एरण्ड के पत्ते** उबाल कर ही पानी गर्म करना चाहिए।

अभ्यंग के बाद शरीर में लगे हुए अधिक तैल को बेसन (chick pea flour) मलकर हटाना चाहिए। इसके लिए साबुन का प्रयोग उचित नहीं है।

पीली मिट्टी (मुलतानी मिट्टी) स्नान के लिए बहुत उत्तम है। यह नाड़ियों (तंत्रिकाओं) को मृदुता और शीतलता प्रदान करती है।

18. कुछ श्रेष्ठ औषधि-द्रव्य एवं आचार-विहार

1. मृदु प्रभावोत्पादन के लिए जल सर्वश्रेष्ठ द्रव्य है ।
2. थकावट दूर करने के लिए मद्य उत्तम है ।
3. बलकारक पदार्थों में दूध सर्वोत्तम (whole some) है ।
4. मांस उत्तम पुष्टिकर पदार्थ है, परन्तु हृष्ट-पुष्ट लोगों के लिए मांस का सेवन आवश्यक नहीं है । अतिपोषण (over nourishment) से बचें ।
5. मांस-यूष ताजगी देने के लिए उत्तम है ।
6. भोजन में स्वादोत्पत्ति के लिए नमक सर्वश्रेष्ठ है ।
7. मुर्गे का मांस अत्यन्त शक्तिवर्धक है । (chicken नहीं)
8. कफ-शमन के लिए मधु उत्तम द्रव्य है ।
9. वायु-शमन के लिए तिल तैल उत्तम औषधि है ।
10. पित्त-शमन के लिए मक्खन (butter) उत्तम द्रव्य है ।
11. कफ के शमन के लिए वमन उत्तम चिकित्सा है ।
12. पित्त के शमन के लिए विरेचन उत्तम है ।
13. वायु के शमन के लिए बस्ति उत्तम है ।
14. स्वेदन (13 प्रकार के) शरीर को मृदुता (कोमलता) प्रदान करने के लिए सर्वोत्तम साधन है । (इसमें sauna bath, नमक को गर्म करके सेंकना आदि सम्मिलित हैं।)
15. शारीरिक व्यायाम (जिसमें यौगिक आसन भी सम्मिलित हैं) शरीर में दृढ़ता लाने के लिए श्रेष्ठ है । यौगिक आसन मेरुदण्ड में लचक पैदा करने में भी सहायक है ।
16. क्षार नपुंसकता पैदा करते हैं । हालांकि ये पाचन-शक्ति में वृद्धि करते हैं, फिर भी इन्हें दीर्घ काल तक प्रयोग में नहीं लाना चाहिए ।
17. बकरी का दूध क्षय रोग और रक्तस्राव में उत्तम है ।
18. ऊँटनी का दूध जलोदर रोग में पेट में होने वाले जल के संचय को रोकने के लिए तथा लिवर सिरोसिस (liver cirrhosis) के लिए सर्वोत्तम है ।
19. गाय का दूध सर्वाधिक स्वास्थ्यवर्धक है । इससे बनाया गया मक्खन सर्वोत्तम मक्खन है । इसके दूध से बनाया गया पनीर भी श्रेष्ठ है ।
20. भैंस का दूध निद्रा के लिए श्रेष्ठ है ।
21. मदनफल (*Randia dumetorum*) वमनकारक द्रव्यों में सर्वोत्तम है । पानी में इसका थोड़ा-सा चूर्ण मिला कर दें ।

22. त्रिवृत् (*Operculina turpethum*) एक श्रेष्ठ पीड़ारहित रेचक द्रव्य है, जो कि बिना किसी पीड़ा के शोधन करता है ।
23. आरग्वध (*Cassia fistula*) एक उत्तम मृदु रेचक द्रव्य है । इसकी फलियों के गूदे में से बीज निकाल कर प्रयोग करें । यह गर्भवती स्त्रियों को भी दिया जा सकता है ।
24. अपामार्ग (*Achyranthes aspera*) एक उत्तम शिरोरेचक द्रव्य है । यह सिर में से कफ का निःसरण करता है । इसकी जड़ का नस्य भी पीनस (sinusitis) में दिया जाता है ।
25. शिरीष (*Albizia lebbeck*) की छाल का क्वाथ प्रयोग में लाया जाता है । यह विषनाशक (anti toxic) औषधियों में सर्वश्रेष्ठ है ।
26. यव अथवा जौ (barley) मल (faeces) की वृद्धि के लिए सर्वोत्तम है ।
27. खदिर (*Acacia catechu*) रक्तशुद्धि के लिए एक सर्वोत्तम औषधि है । इसको पान के पत्ते के साथ प्रयोग में लाना चाहिए । मधुमेह में इसका भी प्रयोग किया जाता है।
28. रास्ना (*Pluchea lanceolata*) वात-शमन के लिए श्रेष्ठ औषधि है ।
29. आमलकी (*Emblica officinalis*) एक सर्वोत्तम रसायन (rejuvenator) है ।
30. हरीतकी (*Terminalia chebula*) पथ्यकारक (wholesome) औषधियों में सर्वश्रेष्ठ औषधि है ।
31. चित्रक (*Plumbago zeylanica*) उत्तम पांचक औषधि (digestive) है । इसकी जड़ (root) प्रयोग में लाई जाती है ।
32. एरण्ड (*Ricinus communis*) आमवात-नाशक द्रव्यों में उत्तम औषधि है ।
33. पुष्करमूल (*Inula racemosa*) श्वास के लिए उत्तम औषधि है ।
34. मुस्ता (*Cyperus rotundus*) की जड़ में स्थित छोटी-छोटी गांठों (nodules) का प्रयोग किया जाता है । अतिसार को रोकने के लिए यह सर्वोत्तम स्तम्भक औषधि है ।
35. अतिविषा (*Aconitum heterophylla*) एक कषाय रस प्रधान औषधि होने के कारण उत्तम स्तम्भक है ।
36. प्रियंगु (*Callicarpa macrophylla*) अत्यधिक मासिक स्राव को रोकने के लिए श्रेष्ठ द्रव्य है ।
37. कुटज (*Hollarhena antidysenterica*) ज्वर और जीर्णातिसार की उत्तम औषधि है ।
38. गोक्षुर (*Tribulus terrestris*) मूत्रदाह (burning micturition) तथा मूत्र विकारों के लिए उत्तम है ।

39. जायफल (*Myristica fragrans*) दांत निकालने वाले बच्चों के लिए अच्छी औषधि है । इसके ऊपर का कठोर छिलका निकाल कर चूर्ण बना लें । इसे 125 मि. ग्रा. की मात्रा में दिन में दो बार दूध या शहद के साथ देना चाहिए ।
40. शुद्ध वायु (fresh air) एक उत्तम जीवनवर्द्धक प्राकृतिक वरदान है ।
41. समय पर भोजन करना एक श्रेष्ठ स्वास्थ्यप्रद व्यवहार (healthy practice) है ।
42. शान्त चित्त रहना एक उत्तम आचरण है ।
43. ब्रह्मचर्य धारण करना (celibacy) दीर्घायु के लिए सर्वोत्तम साधन है ।
44. उदास अथवा दुःखी रहना (unhappiness) पौरुषत्व को नष्ट करने में सर्वाधिक महत्त्वपूर्ण कारण है ।
45. शोक (grief) सभी व्याधियों की वृद्धि के लिए सर्वाधिक महत्वपूर्ण कारण है ।
46. आनन्द (chearfulness) पुष्टि व खुशी देने वालों में सर्वश्रेष्ठ तत्व है ।
47. चिन्ता (worry) क्षय, कृशता अथवा दुर्बलता लाने के लिए सबसे अधिक महत्वपूर्ण कारण है ।
48. पुराना (पुराण) घृत (old ghee), जो पांच वर्ष या इससे अधिक पुराना हो, उन्माद (insanity) के लिए उत्तम औषधि है ।
49. अदरक (ginger या *Zingiber officinale*) का सेवन सैंधव लवण के साथ यदि भोजन से पांच मिनट पूर्व किया जाये, तो यह पुराने अजीर्ण (chronic indigestion) अथवा अग्निमान्द्य के लिए सर्वश्रेष्ठ औषधि है । इसका सेवन लगातार दो मास तक करना चाहिए ।

19. दिन व रात्रि के लिए कुछ श्रेष्ठ विधान

(The Classical Regimens for Day and Night)

सुखार्था : सर्वभूतानां
यतः सर्वे प्रवृत्तयः ।
सुखं च न विना धर्मात्
तस्मात् धर्मपरो भवेत्'

(मनुष्य के सभी प्रयास सुख-प्राप्ति के लिए होते हैं और धर्म के बिना सुख की प्रप्ति नहीं होती । अतः प्रत्येक मनुष्य को धर्म का आचरण करना चाहिए ।)

उपरिलिखित इस विचारधारा के अनुरूप भारतीय जीवन में रात्रि व दिन के लिए कुछ विशेष नियमों का निर्धारण किया गया था, जिनका पालन अभी भी किया जाता है ।

उदाहरणयता

प्रातःकाल उठकर सर्वप्रथम परम पिता परमात्मा व साधु लोगों का स्मरण व ध्यान करना।

तत्पश्चात् शीतल जल से मुँह धोना और मुँह धोते समय मुख में पानी भर कर रखना।

फिर खाली पेट (**empty stomach**) एक गिलास जल पीना।

तत्पश्चात् शरीर के शुद्धिकरण हेतु शौच के लिए जाना।

दांत साफ करना

मसूढ़ों की अच्छी प्रकार से मालिश करनी चाहिए। यह नेत्र-दृष्टि बढ़ाने के लिए लाभदायक है। दांत साफ करने के लिए किसी औषधीय गुण युक्त वृक्ष की शाखा, औषधीय द्रव्य का चूर्ण (मंजन) या टूथ-पेस्ट प्रयोग में लाना चाहिए। कषाय रस प्रधान द्रव्य इसके लिए उत्तम हैं। दांतों को सुबह-शाम दोनों समय साफ करना चाहिए।

जिह्वा साफ करना

इससे जिह्वा की गन्दगी दूर होती है। यह नेत्र-दृष्टि के लिए भी लाभदायक है। जिह्वा साफ करने वाले स्क्रैपर (**tongue cleaner**) सोने, चांदी, स्टील, प्लास्टिक और एल्म्युनियम से बने मिलते हैं। तिल तैल को खदिर (*Acacia catechu*) के साथ पका कर गर्म पानी में मिलाकर प्रयोग करें। यह हिलते हुए व कमजोर दांतों के लिए उत्तम औषधि है। तम्बाकू व गुड़ से बना मंजन भी ढीले दाँतों और मसूढ़ों के लिए उत्तम है। यह दाँतों को दृढ़ कर देता है। दांतों व हड्डियों के लिए **प्रवाल भस्म** और **शंखभस्म** भी उत्तम हैं।

शंखभस्म बनाने के विधि

शंख को धोकर साफ कर लें फिर इसे टुकड़ों में काटकर नींबू के स्वरस में 7 दिन के लिए भिगोयें। फिर इसका मर्दन करें। मर्दन करने से बने कल्क (paste) से छोटी-छोटी गोलियाँ बना लें। इन गोलियों को मिट्टी की प्लेट या चपटे चौड़े बर्तन में रखें। उसी आकार व प्रकार की दूसरी प्लेट या बर्तन से इसे ढक कर किनारों को पीली मिट्टी या मुलतानी मिट्टी से लिपटे कपड़े से सील बन्द कर दें। इस बर्तन को आग पर रख कर 12 घण्टे तक तपायें। तत्पश्चात् उसे ठण्डा होने के लिए पूरी रात पड़ा रहने दें। अगले दिन फिर चार घण्टे तक पकायें, फिर उससे अगले दिन औषधि को निकाल कर पुनः एक दिन तक निम्बु के स्वरस में भिगो दें। तत्पश्चात् मर्दन करदें इसकी गोलियाँ बना कर पहले की भांति आग पर पकायें।

यह पूरी प्रक्रिया तीन बार दोहरायें। कुछ विद्वानों के अनुसार, यह प्रक्रिया सात बार दोहरानी चाहिए। यह भस्म दांतों के लिए अच्छा कैल्शियम है।

यकृत्-विकारों के लिए शंख को पहली बार तो नींबू के स्वरस में भिगोना चाहिए व भावना देनी चाहिए। तत्पश्चात् निम्बू के स्थान पर कुमारी (*Aloe vera*) के स्वरस में तीन या सात बार भावित करके पकायें।

कोष्ठबद्धता में रेचन प्रभाव के लिए शंख को अर्क (आक–*Calotropis gigantea*) के क्षीर (**milky-discharge**) की भवना दी जाती है।

यदि शंख की यह भस्म अब भी तीक्ष्ण अथवा दाहक (**caustic**) है, तो इसे एक दिन दूध में भिगो कर रखना चाहिए। इससे इसका दाहक प्रभाव नष्ट हो जाता है तथा यह भस्म मृदु हो जाती है।

दांत साफ करने के बाद मालिश करनी चाहिए। यह मालिश प्रायः तैल से की जाती है। यह थकावट को दूर करती व शरीर को दृढ़ बनाती है। इससे बढ़ती हुई आयु के कुप्रभावों से भी बचा जा सकता है। गर्मियों में तिल तैल से मालिश करें व सर्दियों में उष्ण-प्रभावी तैल, जैसे—सरसों का तैल अधिक उपयोगी है। नारियल का तैल अधिक चिकना नहीं है। अतः मालिश के लिए विशेष उपयोगी नहीं है।

तत्पश्चात् स्नान करें। सिर के लिए जहाँ तक हो सके, गर्म पानी का प्रयोग न करे। हमेशा शीतल जल से ही सिर धोयें। यह नेत्र-दृष्टि व नींद को ठीक करता है।

स्नान के पश्चात् ऋतु के अनुकूल वस्त्र (जो साफ हों) धारण करने चाहिए।

फूल व फूलों की माला धारण करें। सुगन्धि के लिए विभिन्न फूलों से तैयार सुगन्धित तैल या इत्रों का प्रयोग किया जाना चाहिए। फिर आभूषणों को धारण करें। स्वर्ण हार, कर्णफूल (कान के आभूषण), आदि धारण करने चाहिए। ये स्वास्थ्य के लिए अच्छे होते हैं।

तत्पश्चात् प्रातः का अल्पाहार करें। नौकर-चाकर, मेहमानों (**guests**) तथा पालतू जानवरों आदि को अपने से पूर्व ही भोजन प्रदान करना चाहिए। भोजन, अल्पाहार आदि यथासम्भव परिवार के सदस्यों (पति या पत्नी, बच्चे, माता-पिता) के साथ लें तो अच्छा है। खाते समय अन्य समस्याओं के बारे में चर्चा नहीं करनी चाहिए।

दिन में नहीं सोना चाहिए। दिन में निम्नलिखित 10 कार्य जो निन्दनीय हैं, नहीं करने चाहिए

1. हिंसा, उपद्रव (**violence**) करना;
2. अस्वाभाविक तथा अप्राकृतिक वस्तुओं की इच्छा करना;

3. निन्दा करना (back biting);
4. कर्कश बोलना;
5. झूठ बोलना;
6. असंगत व्यवहार एवं असंगत बातचीत;
7. दूसरों के लिए बुरा सोचना;
8. दूसरों के धन की इच्छा करना;
9. दूसरे के पति या पत्नी की कामना करना;
10. शत्रु या मित्र के साथ दुर्व्यवहार (अनुचित व्यवहार) ।

रात्रि में सम्भोग के बाद बादाम, गाय का दूध मीठा (शक्कर या चीनी) डाल कर सेवन करना चाहिए ।

अनुक्रमणिका

ENGLISH INDEX